Omar Antonio Gomez Valdes
Alejandro Mendez Viveros
Gerardo Taylor Ortega

Neuro Oncología Pediátrica - Temas Selectos Parte I

Omar Antonio Gomez Valdes
Alejandro Mendez Viveros
Gerardo Taylor Ortega

Neuro Oncología Pediátrica - Temas Selectos Parte I

Editorial Académica Española

Publisher:
Editorial Académica Española
is a trademark of
Dodo Books Indian Ocean Ltd., member of the OmniScriptum S.R.L Publishing group
str. A.Russo 15, of. 61, Chisinau-2068, Republic of Moldova Europe
Printed at: see last page
ISBN: 978-620-3-87298-9

TEMAS SELECTOS EN

NEURO ONCOLOGÍA PEDIÁTRICA

PARTE I

-OMAR ANTONIO GOMEZ VALDES, M.D.

-ALEJANDRO MENDEZ VIVEROS, M.D. NEUROCIRUJANO.

-GERARDO TAYLOR ORTEGA, M.D. MSC. NEUROCIRUJANO.

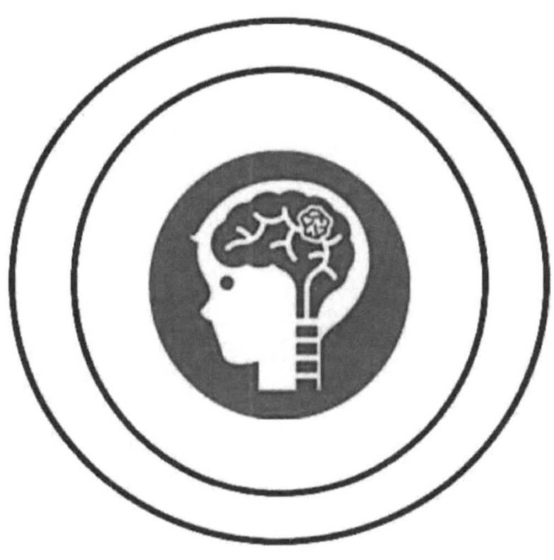

NEURO ONCOLOGÍA PEDIÁTRICA

DEDICATORIA

"Dedicado a mi Madre Patricia y mi padre Antonio, así como a mi querida hermana Daniela y a mi mentor Alejandro coautor de este libro, por el apoyo incondicional y enseñanzas"

Con amor y la bendición de Dios

Omar Antonio Gomez Valdes M.D.

El abordaje y tratamiento de los tumores del Sistema Nervioso Central , Sistema Nervioso Periférico y lesiones metastásicas extra e intra craneales , así como aquellas que afectan a nivel espinal, extra dural e intra dural y variantes, que se presentan en los pacientes pediátricos, siempre han representado un enorme reto clínico y quirúrgico para el diagnóstico y tratamiento adecuado de los mismos y en algunos casos con la intención de aumentar la sobrevida de estos pacientes y mejorar su calidad de vida. Actualmente el gran avance en las ciencias médicas, médico quirúrgicas, así como a nivel molecular y genético, ha favorecido la comprensión del origen de estos tumores , su grado y tendencia a la malignidad y la decisión en cuanto al tratamiento complementario con quimioterapia, radioterapia , o radiocirugía, favoreciendo que estos pacientes reciban posterior a el tratamiento quirúrgico (si este lo requiere) un tratamiento médico dirigido a nivel molecular que favoreca la cura, sobrevida y mejora en calidad de vida de los pacientes pediátricos afectados.

El objetivo principal de esta obra es dar a conocer de forma concreta la mayoría de los tumores de Sistema Nervioso Central, Periférico y lesiones metastásicas que comprometan la función del sistema nervioso, dando a conocer a su vez un aspecto epidemiológico más actual de estos padecimientos en la Unión Europea y En los Estados Unidos de América, así como las alteraciones genéticas asociadas, y el tratamiento médico complementario más reciente y concreto. Esta obra incluye además aspectos de la preparación de los pacientes pediátricos desde el punto de vista de la Neuro anestesiología pediátrica y los aspectos nutricionales que estos pacientes requieren previo y posterior a recibir tratamiento Neuroquirúrgico y médico oncológico, lo cual hace aún más completa a esta obra y amplia el panorama del abordaje multi disciplinario que se requiere.Se incluye una sección dedicada al diagnóstico por imagen de estos tumores, con la finalidad de aumentar el conocimiento neuro radiológico del lector. Por ello se incluyeron expertos médicos de las áreas de Neurocirugía y Neurocirugía pediátrica, Neurología pediátrica, Anestesiología pediátrica y Genética médica entre otros con la finalidad de otorgar una obra médica completa y de referencia para aquellos médicos encargados del tratamiento del paciente pediátrico neuro oncológico e interesados en el tema.

OMAR ANTONIO GOMEZ VALDES, M.D., RESIDENTE DE NEUROCIRUGÍA.

SON (Society for Neuro Oncology), Active Member, ID:750486

ISPN-International International Society for Pediatric Neurosurgery, Active Member, 2020 membership. American Association of Neurological Surgeons – AANS Online Education Subcommittee Member. Term Start; 2020-05-04. Term End; 2022-05-04.CNS (Congress of Neurological Surgeons), ID: 98419.Servicio de Neurocirugía del Hospital Regional "Dr. Manuel Cárdenas de la Vega", ISSSTE, Culiacán Sinaloa. México

Autores Principales:

1. **Omar Antonio Gomez Valdes, M.D., Residente de Neurocirugía.**

SON (Society for Neuro Oncology), Active Member, ID:750486/ ISPN-International International Society for Pediatric Neurosurgery, Active Member, 2020 membership.

American Association of Neurological Surgeons (AANS) ID:483085.

American Association of Neurological Surgeons – AANS Online Education Subcommittee Member. Term Start; 2020-05-04. Term End; 2022-05-04.

CNS (Congress of Neurological Surgeons), ID: 98419.

Servicio de Neurocirugía del Hospital Regional "Dr. Manuel Cárdenas de la Vega", ISSSTE, Culiacán Sinaloa. México. Email: hunters_omar@hotmail.com. Teléfono: +5215513864258.

Sección I/Capítulo 4,7. Sección II/Capítulo 13,14,16,17,18,19.

Sección IV/Capítulo 25,26,27,28,29 Sección V 33,34, Sección VII Capítulo 39.

2. **Alejandro Méndez Viveros, M.D. Neurocirujano**

Neurocirujano y Profesor Adjunto de Alta especialidad en Cirugía de Columna del Hospital General de México "Dr. Eduardo Liceaga", Ciudad de México, México. Maestría en administración Hospitalaria, Avalado por la Universidad Chapultepec. Ciudad de México, concluido el 10 de octubre del 2018. Email: alex68neuro@gmail.com. Teléfono: +521558580742.

Sección II/Capítulo 09. Sección III/Capítulo 19. Sección IV/Capítulo 31.

3. <u>Gerardo Taylor Ortega, M.D. MSc. Neurocirujano</u>

Egresado de la Universidad de San Carlos de Guatemala –Universidad Estatal. Egresado de la Especialidad de Neurocirugía en el Hospital San Juan de Dios, Guatemala. Fellowship de Cirugía de Base de Cráneo en el Hospital 20 de Noviembre del Instituto de Seguridad y Servicios Sociales de los Trabajadores del Estado, Ciudad de México, México, con inicio el 1o de Marzo del 2020. Email: gtaylormet@hotmail.com. Teléfono: +502 55110955

Sección II/Capítulo 20,22 Sección III/Capítulo 23. Sección IV/Capítulo 24.

<u>COLABORADORES INVITADOS</u>

Nilufar Turaeva Erkinovna , M.D., Pediatric Neurosurgeon.

Observership program in pediatric neurosurgery department in Tel Aviv Sourasky Medical Center, under the guidance of Prof. Shlomi Constantini.

Tashkent Pediatric Medical Institute – Neurosurgery residency program- Certificate of specialization. № AA005624. Email: nilyut@yandex.ru .Teléfono: +998974640337

Sección III/Capítulo 15.

Luis Azmita M.D., PhD. Departamento de Neurocirugía del UK-SH Kiel,Alemania

Actualmente residente del departamento de neurocirugía del UK-SH Kiel, Alemania Actualmente científico colaborador del laboratorio de biología integral, ZIP/UK-SH Kiel, Alemania Doctorado por la Universidad Albert-Ludwigs de Friburgo de Brisgovia, Alemania MD, por la Universidad de San Carlos de Guatemala, Guatemala. Email: luisazmita@gmail.com.Teléfono: +4917631542273

Sección II Capítulo 22, Sección III/Capítulo 23.

Carlos Castillo Rangel M.D., Neurocirujano avalado por la Universidad Autónoma de México y por el Consejo Mexicano de Cirugía Neurológica.

Fellowship en Cirujía de Base de Cráneo realizado y avalado por Wayne State University,Detroit),Fellowship en ouriCirugía de Columna realizado y avalado por Saint Louis Missouri University. Maestría en Neurociencias realizado y avalado por la Universidad de Barcelona,España. Jefe del servicio de Neurocirugía del Hospital 1º de Octubre, ISSSTE, Ciudad de México.

Sección III/Capítulo 17.

Yunuem Astrid Ríos Hernandez M.D. Médico Especialista en Genética Médica

Egresada de el Instituto Nacional de Nutrición Salvador Zuvirán.Ciudad de México, México. Email: yuniro28@outlook.com. Teléfono: +52 1 5532850042

Sección I/Capítulo 1.

Omar Castillón Benavides, M.D., Neurocirujano

Egresado de la especialidad de Neurocirugía en el Hospital 1ºde Octubre del Instituto de Seguridad y Servicios Sociales de los Trabajadores del Estado, Ciudad de México, México.Email:castillón_omar@hotmail.com Teléfono: +5213248151

Sección II/Capítulo 8.

De la Paz Ponce Yosselin Guadalupe M.D., Residente de Neurocirugía

Hospital General de México "Dr. Eduardo Liceaga", servicio de Neurocirugía.Ciudad de México. Teléfono: +525584234319. Email: delapaz_yoss@hotmail.com.

Sección II/Capítulo 10.

Everardo Escamilla Gutiérrez M.D., Neurocirujano.

Especialista en Neurocirugía, Egresado del Hospital Civil de Nuevo Guadalajara, Jalisco, México. Email: drescamilla@neurocare.com.mx Teléfono: +52 4774493961

Sección I/Capítulo 2,5.

Cindy Marcela Niño Rodriguez, Fellow de Radiología Pediátrica

Nacionalidad Colombiana, Egresada de la Fundación Universitaria Juan N. Corpas, Colombia. Email: cindymarcel13@hotmail.com .Teléfono: +5215580958144

Sección VII/Capítulo 39

Abrahan Alfonso Tafur Grandett , M.D., Residente de Neurocirugía

Centro Médico Licenciado Adolfo López Mateos – ISEM. Email:atafur.grandett@hotmail.com.Tel: 5536503558

Sección II/Capítulo 12. Sección IV/ Capítulo 30. Sección V/Capítulo 32

Víctor Hugo Loza Gómez, M.D., Especialista en Otorrinolaringología y Cirugía de Cabeza y Cuello.

Egresado del Hospital General de México "Dr. Eduardo Liceaga". Ciudad de México.México. Jefe de Quirófanos La Unidad de Cirugía Pediátrica Del Hospital General de México "Dr. Eduardo Liceaga", Ciudad de México, México.

Email: vhlozag@yahoo.com.mx Teléfono: +52 1 55 2859 2731

Sección II/Capítulo 10.

Joel Granados Álvarez, M.D. Médico Pediatra y Residente de Neurología Pediatría. Hospital General Centro Médico Nacional, la Raza "Dr., Gaudencio González Garza", IMSS.Email:jga_ying89@gmail.com Teléfono: +525543819123

Sección I/Capítulo 3.

Alejandra García Mani, M.D. Especialista en Anestesiología Pediátrica. Egresada del Hospital de Especialidades "Dr., Bernardo Sepúlveda G" Centro Médico Nacional Siglo XXI., Especialista en Anestesiología pediátrica, Egresada del Hospital Dr. Gaudencio González Garza", Centro Médico Nacional "La Raza". IMSS. Ciudad de México. Email: alegmani93@gmail.com. Teléfono: +52 2441171124.

Sección VI/Capítulo 37.

Jenny Cristina Osoya Murillo M.D., Residente de Anestesiología

Hospital Regional de Alta Especialidad "Dr. Juan Graham Casaus". Secretaría de Salud.Villa Hermosa Tamaulipas. México. Email: jennyoyosa@gmail.com Teléfono;+529932088084.

Sección VI/Capítulo 35,36.

Ana Cristina Maldonado Flores, M.D. Médico General

Egresado de la Universidad Justo Sierra – Facultad de medicina.

E-mail: anna.malf91@gmail.com Teléfono: +5215533328905

Sección II/Capítulo 7.

Karen Maciel Reyes Castillo, D.D.M., Residente de Cirugía Máxilo Facial y Oral

Cirugía Oral y Máxilo Facial. Universidad Autónoma de México, Ciudad de México.

Email: kren_93_14@hotmail.com Teléfono: +52 1 9931030747

Sección II/Capítulo 6.

Marquelle Zerecero Morcksharpe

Estudiante de Medicina, Universidad Anahuac Norte. México.

Presidenta de AANS Medical Student Chapter , Anahuac. Agosto 2020-Mayo2021

Email: marquellezerecero@gmail.com Teléfono: +52 1 5540555649

Sección III/Capítulo 15. Sección V/Capítulo 33,34.

Samanta Ruiz López. Médico Interno de pregrado.

Egresada de la Facultad de Medicina de la Universidad Anáhuac Norte, México. Miembro de AANS/Medical Student Chapter, U. Anahuac. Mexico.

Email:samanta.ruizl@hotmail.com. Teléfono: +52 1 55 29081574

Sección I/Capítulo 4.

Beatriz Huiyu Li Gómez. Médico General.

Egresada de la Facultad de Medicina de la Universidad Anáhuac Norte México.

Email: bety.hlig.5@gmail.com. Teléfono: +5215539398099

Sección I/Capítulo 4.

Georgina Medina Reynoso, Lic. En Nutrición clínica.

Maestra en ciencias de la Salud avalada por la Universidad Autónoma de México.

Nutrióloga clínica del departamento de Neurología y Psiquiatría del Instituto Nacional de Ciencias Médicas y Nutrición Salvador Zuvirán. Email: ginamedinar@gmail.com

Teléfono: +527223705294

Sección VI/Capítulo 38.

Arslanova Zera Enverovna,M.D.

Republican Scientific Center of Neurosurgery, Tashkent. Usbekistan. E-mail: arslanovazera@gmail.com

Sección III/Capítulo 15

Prof. Usmankhanov Odikhon Ayubkhanovich.

Republican Scientific Center of Neurosurgery, Tashkent. Usbekistan.

Sección III/Capítulo 15

TABLA DE CONTENIDO

NEURO ONCOLOGÍA PEDÍATRICA PARTE I

EPIDEMIOLOGÍA, GENÉTICA Y BASES MOLECULARES DE LOS TUMORES DEL SISTEMA NERVIOSO CENTRAL

Los tumores del sistema nervioso central (SNC) son el tumor sólido más común en pacientes pediátricos, representan la principal causa de mortalidad infantil relacionada con cáncer (29). Es importante señalar que los tumores pediátricos de cerebro y columna representan el cáncer infantil más común con una incidencia de 5. 57 por 100 000 individuos, anualmente y son una de las principales causas de muerte relacionada con cáncer en pacientes menores de 19 años (49). De acuerdo con el programa de Vigilancia, Epidemiología y Resultados Finales (SEER) del Instituto Nacional de Cáncer de los Estados Unidos, la incidencia de tumores del SNC en el grupo de edad de 15 a 39 años ocupó el quinto lugar en comparación con otros tipos de tumores y representa el 6% de todas las neoplasias (50).

Se han descrito diferencias en la incidencia de tumores pediátricos del SNC, con una tasa menor en niños de raza negra, asiáticos e hispanos en comparación con niños caucasicos, lo que podría atribuirse a factores genéticos (32).

Los datos del SEER para 2008-2012 muestran que la incidencia de los tumores benignos del SNC aumenta de manera constante con la edad, mientras que los tumores malignos del SNC son menos frecuentes en los jóvenes adultos.

La proporción de todos los tumores del SNC benignos, aumentó de manera constante con la edad, lo que representa el 54% de los tumores cerebrales a los 15 años. y el 74% a los 40 años. En las mujeres, el incremento fue dramático en comparación con los varones, aumentando a 84% a los 39 años (50).

Numerosos factores nutricionales y ocupacionales, así como la exposición a productos químicos e infecciones virales han sido estudiados como posibles factores de riesgo para el desarrollo de tumores del sistema nervioso central. Entre ellos, solamente las radiaciones ionizantes han mostrado evidencia consistente como factor de riesgo para tumores cerebrales (45).

La Radioterapia (RT) incluida la radiación profiláctica del SNC como parte del tratamiento para la leucemia infantil, aumenta el riesgo de tumores del SNC en personas jóvenes. Los tipos de tumores predominantes son meningiomas y astrocitomas de alto grado. También existe evidencia que respalda la radiación relacionada con los estudios diagnósticos de imagen, incluida la tomografía computarizada, como riesgo. Una exposición acumulada> 70 mg / m 2 de metrotexato intratecal se asocia con un mayor riesgo de meningioma (50).

Algunos estudios señalan que varios factores maternos y perinatales tienen una relación estadísticamente significativa con el desarrollo de tumores del SNC, como se comentara más adelante (12)

Dentro de los factores protectores se ha incluido al ácido fólico. El aparente rol protector de las hormonas reproductivas femeninas es consistente con la incidencia generalmente menor de glioma en mujeres en comparación con hombres (50). La actividad fisica también se ha propuesto como un factor protector. Existe una creciente evidencia de que pacientes con antecedente de alergias, asma, eccema o ciertas infecciones virales comunes son factores protectores contra glioma y meningioma. Esto puede indicar un papel de los factores inmunológicos en la etiología de los tumores del SNC (50).

Los tumores cerebrales en pacientes pediátricos tienen un impacto significativo en la morbimortalidad. El cuadro clínico, se ve agravado por el efecto del propio tumor y los diversos tratamientos en el sistema nervioso central en desarrollo (7). Las manifestaciones clínicas secundarias, debido a los factores previamente mencionados incluyen: deterioro neurocognitivo, disfunción neuroendocrina y déficits neurológicos focales como convulsiones, alteraciones motoras o sensoriales en los nervios craneales, ataxia, accidente cerebrovascular, así como el riesgo de tumores cerebrales secundarios inducidos por radiación (7, 29).

Dependiendo de la histopatología, la localización anatómica y los factores genómicos, los subgrupos específicos de tumores cerebrales tienen algunas de las tasas más altas de morbimortalidad (32). A partir de 1979, la Organización Mundial de la Salud desarrolló un sistema de clasificación de los tumores cerebrales del sistema nervioso central basado en la célula de origen del proceso tumoral y características morfológicas asociadas al pronóstico (45). La segunda edición en 1993 introdujo el análisis inmunohistoquímico a la patología diagnóstica.

En el año 2000, la tercera edición introdujo los perfiles genéticos como ayuda adicional para definir los tumores cerebrales, mientras que la cuarta edición en 2007 agregó varias entidades histopatológicas nuevas. En 2016, la OMS publicó una actualización de la cuarta edición de la clasificación de tumores del SNC, en consenso con 117 colaboradores y por primera vez utilizo parámetros moleculares además de la histología tradicional para diagnosticar tumores del SNC (52). La introducción de los hallazgos moleculares ha permitido reestructurar la nosología de tumores astrocíticos / oligodendrogliales, tumores embrionarios y tumores ependimarios, la estratificación del riesgo (32). Algunos de los marcadores moleculares son: IDH1 / IDH2 (isocitrato deshidrogenasa 1/2), deleción 1p / 19q, ATRX (regulador transcripcional ATRX), TP53 (proteína supresora de tumores p53) (15).

Nuevos enfoques terapéuticos, específicamente dirigidos a la biología de estos tumores, se están investigando para mejorar la supervivencia general y disminuir la morbilidad relacionada con el tratamiento, además puede ser de apoyo para el asesoramiento genético (32).

El análisis molecular de los tumores cerebrales en pacientes pediátricos representa una de las ares con mayor avance científico. Los estudios moleculares [como la secuenciación de nueva generación (NGS)]han proporcionado una gran cantidad de información clínica y biológica de estos tumores, con una implicación directa en el tratamiento (7, 26).

Los tumores pediátricos del SNC a menudo, pueden presentarse en pacientes con síndromes de predisposición genética. Los avances en la secuenciación de nueva generación (NGS) han dado como resultado la identificación de un número creciente de genes de predisposición a cáncer (32).

El uso de parámetros fenotípicos y genotípicos integrados para la clasificación de los tumores del SNC introduce una mayor objetividad al diagnóstico (52).

Para fines de este capítulo se describirán los tumores más frecuentes en pacientes pediátricos y aquellos que se asocian con síndromes genéticos y síndromes de predisposición a cancer.

TUMORES EMBRIONARIOS DEL SNC

Los tumores embrionarios del SNC son tumores altamente malignos indiferenciados o poco diferenciados de origen neuroepitelial (44).

Incluyen meduloblastoma, tumores neuroectodérmicos primarios (PNET), tumores rabdoides/teratoides atípicos (ATRT).

Pineoblastoma, comparten una alta actividad mitótica y predilección por la diseminación a lo largo del neuroeje, de acuerdo con la clasificación de la OMS se categorizan como grado IV.

Representan el 15% de tumores del SNC, en pacientes de 0 a 14 años, y 12% en pacientes de 0 a 19 años; con una incidencia de 0,78 y 0,64 por 100.000, respectivamente (49). La edad media de edad de presentación es a los 7.3 años, 44% se diagnostican entre los 4 y 9 años (49).

MEDULOBLASTOMA

El meduloblastoma es el tumor embrionario más común del SNC. Representa aproximadamente hasta el 20% de todos los tumores cerebrales intracraneales pediátricos (ocupa el segundo lugar, después del astrocitoma pilocítico) y el 64% de los tumores embrionarios (10, 44).

La incidencia mundial es de 1.8 por millón (44), predomina en varones (10)

Cerca del 25% de todos los meduloblastomas pueden aparecer en adultos (44). La edad media de diagnóstico es a los 9 años, con una mayor incidencia entre los 3 y 7 años (44).

En algunas revisiones se menciona que la predilección por el sexo es dependiente de la edad, es decir, los meduloblastomas se presentan por igual en ambos sexos, en niños menores de 3 años, mientras que, en niños mayores de 3 años, predomina en varones (44):

Generalmente el tumor se localiza con mayor frecuencia en el cerebelo (94%), principalmente en el vermis (>75%), puede invadir el cuarto ventrículo y aproximadamente 1/3 de los pacientes puede presentar metástasis al momento del diagnóstico (29, 44).

El meduloblastoma se ha clasificado en diferentes subgrupos que se han determinado con base en la edad al momento del diagnóstico, el sexo, los factores tumorales, la histología, el inmunofenotipo y las alteraciones moleculares y citogenéticas asociadas (32).

Los estudios de metilación del ADN han ayudado a identificar los subgrupos moleculares del meduloblastoma, incorporados en la clasificación de la OMS de 2016. Los subgrupos se han establecido por las vías de señalización involucradas principalmente: meduloblastoma relacionado con *WNT, SHH, el grupo* 3 y grupo 4, en los cuales no se ha determinado específicamente una vía de señalización afectada, sin embargo, se asocian mutaciones en ciertos genes y alteraciones cromosomicas, como se describirá más adelante (29).

MEDULOBLASTOMA WNT.

Vía de señalización WNT.

La vía de señalización WNT β-catenina es una vía evolutivamente conservada, regula la proliferación, diferenciación, la migración y la apoptosis celular (36).

Las señales de emitidas por la vía WNT orquestan aspectos fundamentales durante el desarrollo embrionario como la polaridad celular, los movimientos morfogenéticos que tienen lugar en la gastrulación, determina el eje corporal anteroposterior, y en los adultos tienen un rol importante en la homeostasis celular (16, 27, 36). Las alteraciones en esta vía producen defectos congénitos, cancer u otras entidades (27).

La familia de las proteínas WNT, engloba hasta el momento 19 glicoproteínas altamente conservadas en invertebrados y mamíferos. Son ricas en cisteína, poseen alrededor de 350-400 aminoácidos, y se secretan por las células en la matriz extracelular, que activan la señalización mediada por receptores (27).

La vía WNT media los procesos biológicos a través de una vía canónica o no canónica, dependiendo la participación de la β-catenina en la transducción de señales. La β-catenina es un componente central del complejo proteico cadherina, cuya estabilización es esencial para la activación de la vía canónica Wnt / β-catenina (36).

El subgrupo WNT

Representa el 10% de todos los meduloblastomas (Malbari, 2019). Típicamente se presentan en niños mayores de 6 a 12 años, con un pico en la incidencia entre los 10 y 12 años (Doussouki, 2019). Predomina en las mujeres, con una relación mujer varón 2: 1. (Shih, 2018, Doussouki, 2019).Generalmente no son metastásicos (menos del 10% de los casos presentan metastasis) (10, 29). Los meduloblastomas de este subgrupo tienen un buen pronóstico, con una supervivencia global a 5 años del 90%, se estratifican como de bajo riesgo (29).

El subgrupo WN*T* tiene alteraciones en la vasculatura, secundarias a la sobreproducción de antagonistas de WNT, lo que provoca una alteración de la barrera hematoencefálica. En teoría, esta alteración puede permitir una mejor penetración del tratamiento en el SNC, por lo que el pronóstico es más favorable (29).

Las anomalías cromosomicas y genéticas específicas de este subgrupo incluyen la monosomía del cromosoma que ocurre en el 80-85% y mutaciones en el gen *CTNNB1* que codifica la proteína β-catenina, se encuentran en el 85-90% de los casos (10). Se han reportado también mutaciones en los genes *DDX3X (50%), MARCA4 (26%), TP53 (15%)*. Variantes patogénicas en el gen *TP53*, se asocian con mal pronóstico (10, 29).

Los estudios de laboratorio y citogenéticos son de apoyo diagnóstico. Los hallazgos más relevantes son: I acumulación nuclear de β-catenina; en los estudios de FISH se observa monosomía del cromosoma 6 (pérdida de cromosomas completos). Sin embargo, estos hallazgos, aunque son muy frecuentes no son exclusivos de este subgrupo.

Con base en los hallazgos citogenéticos este subgrupo se ha subdividido a su vez en: WNT-α (70%) y WNT-β (30%). En subgrupo WNT-α se encuentran los pacientes pediátricos con monosomía del cromosoma 6 y el subgrupo WNT-β, incluye a los pacientes en edad adulta, y el cromosoma 6 es diploide (10).

VÍA DE SEÑALIZACIÓN SHH

(Sonic Hedgehog)

La vía SHH es una de las principales vías que regula eventos clave durante el desarrollo (4).

La acción reguladora de la vía de señalización Shh está precisamente relacionada con la secreción, captación y translocación de la 'proteína Shh, un importante precursor del ligando Hedgehog (Hh).

Shh es una de las moléculas de señalización implicadas en la ventralizacion, diferenciación del tubo neural, y la neurulación, regula la proliferación y densidad celular en el tubo neural, determina el destino dichas células para el desarrollo del cerebelo, el neocortex y tectum, entre otras estructuras neurales; participa en la formación de las extremidades, en la odotogenésis entre otros procesos (4, 19, 37). Mutaciones heterocigotas en el gen *SHH* se asocian con holoprosencefalia, microftalmia con coloboma (OMIM).

El subgrupo *SHH* representa aproximadamente el 30% de todos los meduloblastomas, presenta una distribución bimodal de la incidencia por edad (niños menores de 3 años y mayores de 16 años) (10, 29, 52)

El 15-25% de los casos cursa con metastasis al momento del diagnóstico (10).

Las mutaciones en el gen *TP53* son el factor de riesgo más importante para el meduloblastoma tipo SHH. Los pacientes con variantes patogénicas en el gen *SHH* tienen una supervivencia global a 5 años del 41% en comparación con una supervivencia del 81% en pacientes sin mutaciones en TP53 (44, 49, 52).

El meduloblastoma correspondiente al subgrupo *SHH* es más heterogéneo en comparación con el meduloblastoma *WNT* (29).

El subtipo varía según la demografía y las alteraciones genéticas. Se han relacionado mutaciones somáticas o germinales, deleciones en los genes *PTCH1* (28%), *SUFU*, *SMO*, *TP53* (13.6-21%, exclusivo en pacientes de 5-18 años), *PI3K*, *KMT2D* (12.9%), DDX3X (11.7%), amplificación de *MYCN* (8.2%), *GLI1, GLI2* (5.2%),*BCOR* (8%), *LDB1* (6.9%), *TCF4* (5.5%)mutaciones del promotor del gen *TERT* (39%)y pérdida del brazo largo de los cromosomas 9 y con menor frecuencia el cromosoma 10 (10, 24, 29).

El subgrupo SHH a su vez tiene dos subtipos: iSHH-I y iSHH-II. iSHH-II, se asocia con mejor pronóstico (29).

iSHH-I tiende a tener peor pronóstico y se identifica como un grupo de alto riesgo.
Un tercio de los lactantes presentara metástasis al momento del diagnóstico.
Se relaciona con mutaciones en el gen *SUFU* (29).

Los niños mayores con meduloblastoma SHH con frecuencia tienen mutaciones somáticas o germinales en el gen *TP53*, o amplificación del gen *MYCN* (29).

El meduloblastoma del grupo 3 representa aproximadamente el 25% de todos los meduloblastomas, se observa en lactantes y niños pequeños (29).

Se cree que los tumores surgen del linaje celular CD133+, con posible contribución de las células granulosas del cerebelo (44).
Este subgrupo es dos veces más común en hombres que en mujeres (proporción varón mujer 2:1) (10, 29).

Los tumores a menudo se localizan en la línea media cerca del cuarto ventrículo.
Alrededor del 40-45% de los pacientes presentaran metástasis cuando se íntegra el diagnóstico. La mayoría de los pacientes presentan recurrencia y cursan con metastasis después de un periodo libre de enfermedad (10, 29).
Se asocia con mal pronóstico, tiene una supervivencia global inferior al 60% a 5 años.

El isocromosoma 17q también se observa con frecuencia en este subgrupo (25%), sin embargo, no es patognomónico, ya que es más común en el meduloblastoma del grupo 4 (29). También se ha asociado pérdida del brazo largo del cromosoma 5 y 10 (10).

Las mutaciones en los genes *MYC (16-20%), OTX2 (7.7%), SMARCA4, KBTBD4, CTDNEP1, KMT2D, GFI1* y *GFI1B,* se han asociado con este subgrupo (29). La amplificación del gen MYCN se detecta en el 5% de los casos (10).

El meduloblastoma del grupo 4

Es el subgrupo más común, representa el 35-40% de todos los pacientes con meduloblastoma. Se observa una mayor prevalencia entre los 5-15 años. Este subgrupo predomina en varones con una relación 3:1 (29, 44).

Se presenta en la infancia tardía, adolescencia temprana. Se encuentra típicamente en la línea media, adyacente al cuarto ventrículo (29).

Un tercio de los pacientes cursa con metastasis al momento del diagnóstico (29).

El pronóstico es intermedio, con una supervivencia global del 70% a 5 años (29).

Se han identificado tres grupos de riesgo diferentes para el meduloblastoma del grupo 4: el grupo de alto riesgo que presenta metastasis al momento del dignóstico, el grupo de bajo riesgo que se relaciona con pérdida o ganancia del cromosoma 11 y el resto se clasifica como grupo intermedio (29).

Las alteraciones genéticas específicas de este subgrupo incluyen mutaciones en *KDM6A, ZMYM3* y *KMT2C (MML3)*, amplificación de los genes *MYCN, CDK6* y *OTX2*, las cuales tampoco son aognomonicas. Las aberraciones cromosómicas observadas incluyen la pérdida y ganancia del cromosoma 11, asociado con un mejor pronóstico, isocromosoma 17 observado en la mayoría de los tumores del grupo 4 (66%), ganancia del cromosoma 7 y pérdida del brazo corto de los cromosomas 8 y 17 (29, 44).

Se clasifican en diferentes subtipos según las modificaciones genéticas y el pronóstico.

Las mutaciones de la línea germinal asociadas con un mayor riesgo de meduloblastoma que incluyen:

Mutaciones de los genes *PTCH1* y *SUFU* que se asocian con el síndrome de Gorlin, mutacion del gen *APC* que se asocia con el síndrome de Turcot (Poliposis adenomatosa familiar), mutaciones del gen *TP53* en el síndrome de Li Fraumeni, *PALB2* y *BRCA2* en anemia de Fanconi (29).

GLIOMAS

Los gliomas son el tipo más común de tumores entre las neoplasias del sistema nervioso central (SNC) derivados de las células gliales. Comprenden alrededor del 40-45% del total de tumores intracraneales (25).

En el 2016 el sistema de clasificación de la OMS categorizo estos tumores como difusos, incluyendo astrocitoma difuso u "otro astrocítico". Los tumores gliales difusos incluyen el astrocitoma difuso, astrocitoma anaplásico, glioblastoma, oligodendroglioma, y glioma de tronco encefálico de alto grado. Aquellos con patrones de crecimiento más circunscritos agrupados como "otros tumores astrocíticos" incluyen astrocitoma pilocítico, astrocitoma subependimario de células gigantes (SEGA), y xantoastrocitoma pleomórfico (7).

Son un grupo muy heterogéneo de tumores, que comprenden principalmente los astrocitomas (49), se clasifican en 4 grados, según la OMS.

GLIOMAS DE BAJO GRADO

El glioma de bajo grado más frecuente en pacientes pediátricos es el astrocitoma pilocítico (AP), representa el 15.6% de todos los tumores pediátricos. Se categoriza como grado I según la OMS.

La incidencia de astrocitomas pilocíticos en pacientes pediátricos en Inglaterra y Estados Unidos es 0.75-0.97 por 100.000. Estos tumores tienen una incidencia extremadamente baja de metástasis o transformación maligna (49).

Los pacientes tienen una supervivencia global del 96% a 10 años.

Frecuentemente se localizan en la fosa posterior, la vía óptica e hipotálamo y el tronco encefálico (49).

Se ha reportado que la mayoría de los pacientes tienen mutaciones en los genes *NF1, PTPN11* de la vía Ras-MAPK. También se han asociado mutaciones en los genes BRCA2 *y TSC2*.

Se ha detectado una duplicación en tándem de 2 Mb en 7q34, en los astrocitomas pilocíticos que involucran el gen *BRAF*. Es importante mencionar que los pacientes más jóvenes con AP infratentorial de la fosa posterior tienden a mostrar una alta frecuencia de fusión del gen *BRAF*.

En la duplicación en tándem, el extremo N-terminal de la proteína KIAA1549 reemplaza la región reguladora N-terminal de BRAF, mientras que el dominio quinasa BRAF es retenido, lo que resulta en la activación constitutiva de la vía MAPK (46). Esta fusión representa el 70% de los casos (7).

Recientemente se han identificado fusiones entre los genes *FGFR1-TACC1* y una nueva duplicación del dominio quinasa del gen *FGFR*1 en pacientes con AP (46).

ASTROCITOMA SUBEPENDIMARIO DE CÉLULAS GIGANTES

Los astrocitomas subependimarios son típicamente tumores de grado 1 con base en la clasificación de la OMS (50). Los astrocitomas subependimarios de células gigantes se presentan en 10 a 20% de los pacientes con complejo de esclerosis tuberosa (40).

Se podría decir que los astrocitomas subependimarios de células gigantes, exclusivamente se presentan en pacientes con el complejo esclerosis tuberosa, sin embargo, en la literatura se han informado 44 casos con este tipo de astrocitoma, que no padecen esclerosis tuberosa, sin embargo, en algunos de estos estudios, no se han realizado estudios genéticos (35).

NEUROFIBROMATOSIS TIPO 1 (NF1).

La neurofibromatosis tipo 1 es una enfermedad genetica, multisistémica, que se incluye dentro de un grupo de entidades conocidas como rasopatías (Del Castillo, 2019).Tiene un patrón de herencia autosomica dominante y se debe a mutaciones heterocigotas que producen pérdida de la función en el gen *NF1* (18, 41).

Se caracteriza por la presencia de manchas café con leche (99%), efélides axilares e inguinales (90%), (que pueden aparecer tambien en el borde inframamario), neurofibromas cutanéos (99%) y plexiformes (30-50%), gliomas ópticos (15-30%) y nódulos de Lish (90%), entre otras manifestaciones. Algunos pacientes pueden presentar discapacidad intelectual, estenosis de la arteria renal, hipertensión arterial, etcétera.

EPIDEMIOLOGÍA

La neurofibromatosis tipo 1 tiene prevalencia de 1 en 2500 a 3000 recien nacidos vivos (11). Sin embargo, la prevalencia estimada en distintos países varía ampliamente: en Israel se informó una prevalencia de 1 por cada 960 individuos, mientras que en Rusia la prevalencia es de 1 por cada 7812 individuos (18).

Esta variabilidad en la prevalencia se puede explicar por un probable efecto fundador, o factores que pueden influir en la tasa de mutación de novo, que también varían según la población, algunos de estos factores pueden ser es la edad paterna o el origen étnico.

Se ha observado que los individuos africanos y con descendencia asiática, tienen menos probabilidades de desarrollar tumores cerebrales pediátricos en comparación, con individuos europeos (53).

Cabe destacar que, independientemente de la población, el 50% de los casos de neurofibromatosis tipo 1 son familiares (hereditarios) y el resto se deben a una mutación de novo (18).

La esperanza de vida de las personas con neurofibromatosis tipo 1 se reduce de 8 a 21 años aproximadamente.

La mortalidad en individuos <40 años, es mayor, comparada con la población general. La causa más común de muerte prematura en los pacientes es el desarrollo de una neoplasia maligna (especialmente los tumores malignos de la vaina del nervio periférico) y la vasculopatía (11, 18).

FISIOPATOLOGÍA GENÉTICA

La neurofibromatosis tipo 1, es una enfermedad genética, que se incluye dentro de un grupo de entidades conocidas como rasopatías. Tiene un patrón de herencia autosomico dominante, con penetrancia completa (100%), dependiente de la edad, lo anterior se refiere a que, todos los individuos portadores de una mutación heterocigota en el gen *NF1* van a presentar manifestaciones clínicas, algunas de ellas van a aparecer a determinada edad, por ejemplo, los gliomas ópticos, se pueden evidenciar antes de los 7 años. Debido a esto es importante, dar un seguimiento a los pacientes con sospecha de neurofibromatosis tipo1, dado que en primera instancia pueden no cumplir con criterios clinicos para establecer el diagnóstico (41).

Otra de las caracteristicas de la neurofibromatosis tipo 1 es la expresividad variable, es decir, que la gravedad de las manifestaciones clínicas en los individuos con neurofibromatosis tipo 1 puede ser diferente, incluso entre los individuos afectados de una misma familia.

Conceptos:

Mutación heterocigota: basta con que una de las dos copias del gen NF1, tenga la mutación, para que el individuo desarrolle la enfermedad (41).

Penetrancia: es la capacidad de un gen para expresarse o no, fenotipicamente. Es decir, el individuo desarrolla o no manifestaciones de la enfermedad (41).

GEN NF1

El gen *NF1* se identificó en 1990 (51). Se localiza en 17q11.2 (recordemos que los cromosomas tienen dos brazos, un brazo largo representado por la letra q y un brazo corto, que se indica con la letra p, en este caso el locus del cromosoma *NF1*, se encuentra en el brazo largo del cromosoma 17, en la banda 11, sub-banda 2), este gen codifica la proteína neurofibromina. Tiene alrededor de 60 y 350 Kb (kilo bases) (41, 51)

La neurofibromina se expresa en muchos tipos de células, incluidas neuronas, células gliales, células del sistema inmune, células endoteliales y en células de la médula suprarrenal.

A través de exámenes de secuenciación se ha observado que la neurofibromina tiene un pequeño dominio que es estructuralmente similar al de una familia de proteínas que funcionan como reguladores negativos del protooncogén RAS (un protooncogén es aquel que promueve el crecimiento y la diferenciación celular).

La neurofibromina activa una proteína GTPasa que regula la función y señalización de la vía RAS / MAPK (cascada de señalización de la cinasa de proteína dependiente de mitógenos-RAS) y por lo tanto controla la proliferación celular (51).

Aproximadamente el 50% de las mutaciones en neurofibromatosis tipo 1 son de novo (51), y cerca del 80% son de origen paterno.

Conceptos: Una mutación de novo se define como un cambio en la secuencia del DNA que se origina durante la gametogénesis, en el cigoto o en una célula somática por primera vez (es decir no se hereda) (41)

Se han identificado mutaciones puntuales (85-90%), sin sentido, cambio en el marco de lectura, deleciones o duplicaciones (2%) (53).
El 80% de las 1485 mutaciones descritas, producen un codón de paro prematuro y por lo tanto una proteína trunca, es decir, una proteína que no desarrolla adecuadamente su función y por lo tanto puede dar lugar a ciertas entidades (53).

Vía RAS/MAPK

Ahora bien ¿Cuál es el rol de a neurofibromina en la vía RAS?, a continuación, se describe su participación en la vía RAS.

La neurofibromina, actúa como regulador negativo de la vía de señalización Ras, promueve la conversión de la forma activa de RAS-GTP en su forma inactiva RAS-GDP. En consecuencia, la neurofibromina suprime la activación de los efectores posteriores de la vía Ras, incluidos PI3K, Akt, mTOR, quinasa S6 y RAF, MEK, ERK, así como RAC1 y PAK1; de esta manera se lleva un control adecuado de la proliferación y la supervivencia celular (18).

Los receptores acoplados a proteína G (GPCR) y los receptores tirosina quinasas (RTK), cuando se activan mediante ligando, promueven el intercambio de nucleótidos de guanina para formar el complejo activo Ras-GTP, lo que da como resultado un aumento de la actividad de AKT y / o MEK y, posteriormente, una mayor proliferación y / o supervivencia celular.

RAS también controla la generación de AMP cíclico (cAMP) a través de la proteína quinasa C-ζ (PKCζ) después de la activación de receptores acoplados a proteína G (GPCR). Dependiendo del tipo de célula, la señalización RAS puede utilizar de forma distinta estos efectores descendente, produciendo distintos eventos celulares (18).

En conclusión, la pérdida de la función de la neurofibromina, en individuos NF1 heterocigotos y homocigotos evita la conversión de Ras-GTP a Ras-GDP, y esto a su vez, desencadena la activación sostenida de cascadas de señalización, como MEK-ERK, llevando a la supervivencia y proliferación celular, incontrolada entre otros.

Figura 1. El papel de la NF1 y la neurofibromina en la vía Ras

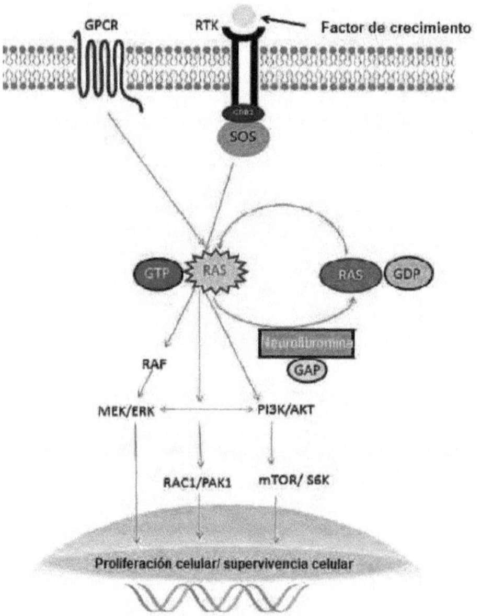

(Yap, 2014). La neurofibromina, actúa como regulador negativo de la vía de señalización Ras, promueve la conversión de la forma activa de RAS-GTP en su forma inactiva RAS-GDP. En consecuencia, la neurofibromina suprime la activación de los efectores posteriores de la vía Ras, incluidos PI3K, Akt, mTOR, quinasa S6 y RAF, MEK, ERK, así como RAC1 y PAK1; de esta manera se lleva un control adecuado de la proliferación y la supervivencia celular. RTK = receptor de tirosina cinasa. Grb2 = receptor del factor de crecimiento. RAS = homólogo del oncogén viral del sarcoma de rata. GDP = difosfato de guanosina. GTP = trifosfato de guanosina. RAF = homólogo del oncogén viral del sarcoma murino. MEK = MAPK-ERK cinasa. PI3K = fosfatidilinositol-3– quinasa. AKT = homólogo 1 del oncogén viral del timoma murino V-akt. MTOR = diana de la rapamicina en mamíferos. Rac1 = sustrato 1 de toxina botulínica C3 relacionada con Ras. PAK1 = cinasa activada por P21.

CORRELACIÓN GENOTIPO-FENOTIPO

Recuerda

Conceptos:

Genotipo: Constitución genética de un organismo, puede referirse a la totalidad del DNA o a un locus específico (41).

Fenotipo: Características bioquímicas, fisiológicas o físicas de un individuo, determinadas por el genotipo y el ambiente (41).

Hasta el momento se ha establecido tres correlaciones en los pacientes con neurofibromatosis tipo 1, esto se ha logrado gracias a los estudios genéticos y a las técnicas de biología molecular que se han desarrollado.

En algunos pacientes con neurofibromatosis tipo 1 se produce una deleción de 1.4 Mb (megabases), que prácticamente involucra a todo el gen. Los pacientes portadores de esta deleción pueden presentar dismorfias faciales, discapacidad intelectual y un mayor riesgo para desarrollar neoplasias malignas (tumores malignos de la vaina de nervios periféricos) (30).

En otros casos ocurre una deleción de 3 pb en el exón 17 (c.2970-2972 del AAT), se asocia con las lesiones pigmentarias tipicas de la neurofibromatosis tipo 1 pero sin la presencia de neurofibromas cutáneos o plexiforme (41, 47).

El 1% de los pacientes se originan mutaciones en sentido erróneo que afectan al codon 1809; se manifiestan las tipicas manchas café con leche, talla baja y estenosis pulmonar (18).

Algunos otros mecanismos que pueden contribuir al desarrollo de ciertas manifestaciones clínicas son la haploinsuficiencia (esto es cuando una sola copia del gen normal es incapaz de producir el producto funcional para el cual codifica, en este caso la proteína neurofibromina en cantidad o calidad suficiente para cumplir con la función normal), inactivación bialelica del gen *NF1,* genes modificadores e incluso factores hormonales (18).

DIAGNÓSTICO

El diagnóstico de la NF1 principalmente es clínico, se debe realizar una historia clínica detallada, indagar los antecedentes heredofamiliares y la exploración fisica, si es posible, revisar también a los padres y/o hermanos del paciente.

En 1987 el Instituto Nacional de Salud de EUA establecieron una serie de criterios para realizar el diagnóstico clínico de neurofibromatosis tipo 1. Se determino que se deben cumplir al menos 2 criterios para integrar el diagnóstico (18, 51).

Sin embargo, el diagnóstico representa un reto en niños menores de 6 años, o en niños sin antecedentes heredofamiliares, cuya única manifestación clinica son las manchas café con leche, en estos casos se debe dar seguimiento al paciente o se podría solicitar el estudio genético (18).

De acuerdo a lo reportado en la literatura aproximadamente el 30% de NF1 los pacientes cumplirán con uno de los criterios a la edad de 1 año, el 97% de los pacientes cumplirán con dos criterios a la edad de 8 años y, en una revisión retrospectiva de pacientes con NF1, todos los pacientes cumplieron con casi todos los criterios a la edad de 20 años (51).

Es importante que todos los pacientes con NF1, entre otras enfermedades genéticas, se refieran a la consulta de genética, para valoración del paciente, brindar el asesoramiento individualizado, el seguimiento correspondiente de acuerdo, a las guías internacionales y sobre todo cuando se considera solicitar estudios genéticos, debido a que se debe saber qué tipo de estudio se requiere, explicar al paciente porque se solicita dicho estudio, las ventajas y desventajas, así como sus limitaciones.

Es importante mencionar que estos estudios suelen ser muy costosos, algunos pacientes no pueden pagarlos, y como se ha mencionado la penetrancia de la NF1 es dependiente de edad, por lo que se debe dar seguimiento a los pacientes. Los estudios genéticos, para identificar variantes patogenicas en el gen *NF1*, siguen siendo un tema en debate, debido al tamaño del gen y la gran cantidad de mutaciones descritas (18, 41).

Tabla 1. Criterios diagnósticos de neurofibromatosis tipo 1, intervalo de edad y frecuencia.

Criterios diagnósticos	Edad	Porcentaje
CALM (≥6,>15mm en adultos y >5mm en niños)	RN-2 años	>99%
Neurofibromas cutáneos (≥2)	5 años	>99%
Un neurofibroma plexiforme	RN-3 años	30-50%
Efélides axilares o inguinales	3-5 años	90%
Nódulos de Lisch (≥2)	10-12 años	90%
Glioma del nervio óptico	3-8 años	15-30%
Lesión ósea tipica (displasia del ala del esfenoides, adelgazamiento de la cortical de huesos largos, pseudoartrosis)	1-3 años	2% pseudoartrosis 1% displasia esfenoidal
Familiar de 1er grado con NF1		50%

(Del Castillo, 2019; Gutmann, 2017). *RN: recién nacido.

DIAGNÓSTICO DIFERENCIAL

Síndrome de Legius: es una enfermedad con un patrón de herencia autosomico dominante, que se caracteriza por manchas café con leche, efélides axilares y macrocefalia principalmente. Se debe a mutaciones heterocigotas en el gen SPRED1. Generalmente no presenta Nódulos de Lish ni neurofibromas (14).

Síndrome de Noonan: pertenece al grupo de las rasopatías,se caracteriza por talla baja, malformaciones cardiacas congénitas, retraso del desarrollo, en grado variable, cuello ancho, forma inusual del tórax. Se debe a mutaciones heterocigotas en los genes *PTPN11 (50%), BRAF, KRAS, MAP2K1, NRAS, RAF1, RIT1, o SOS*1. Tiene un patrón de herencia autosomico dominante (14).

Síndrome de LEOPARD (síndrome de Noonan con lentiginosis múltiple): es una enfermedad, con herencia autosomica dominante. Se caracteriza por lentigos múltiples, hipertelorismo ocular, hipoacusia y cardiopatía congenita. Se debe a mutaciones en uno de los siguientes cuatro genes: *BRAF, MAP2K1, PTPN11 y RAF1* (14).

Otros diagnósticos diferenciales son:

Neurofibromatosis tipo 2, sindrome de Proteus, sindrome de McCune- Albright (14, 41).

ASESORAMIENTO GENÉTICO

Tiene un patrón de herencia autosomico dominante, por lo que el riesgo de transmitir el alelo mutado a la descendencia es del 50%, esto por cada embarazo, independientemente del sexo (41).

En casos de novo, es decir si los padres no estan afectados, y no hay algun otro familiar que padezca esclerosis tuberosa, hay un riesgo de recurrencia de hasta el 2% debido a un probable mosaicismo gonadal en uno de los progenitores (14, 41).

COMPLEJO ESCLEROSIS TUBEROSA.

El complejo esclerosis tuberosa, es una enfermedad genética neurocutanéa multisistémica.El complejo esclerosis tuberosa se identificó por primera vez por Friedrich Daniel von Recklinghausen en 1862 en un recién nacido con "miomas" cardíacos y áreas de tejido cerebral esclerótico.

Tiene un patrón de herencia autosomica dominante. Se debe a mutaciones heterocigotas, que producen pérdida de función en los genes *TSC1* o *TSC2* (20).

La inactivación de uno de los genes *TSC* resulta en la hiperactivación de la vía de la rapamicina (mTOR) y el desarrollo de tumores benignos o hamartomas en múltiples órganos y sistemas, incluidos la piel, el cerebro, los ojos, el corazón y los riñones (1, 42).

EPIDEMIOLOGÍA

La incidencia de esclerosis tuberosa es de aproximadamente 1 en 6000 recién nacidos vivos, con una prevalencia de 1 en 10000 recién nacidos vivos. En Estados unidos se calcula que existen alrededor de 40,000 a 50000 individuos afectados. Se estima que a nivel mundial 2000000 de individuos padecen esclerosis tuberosa (20). La principal causa de muerte en estos pacientes son el estatus epiléptico, la bronconeumonia. La segunda causa es la enfermedad renal (27.5%) (1, 33)

Se ha observado que alrededor del 80% de los niños tendrán una lesión renal identificable a los 10.5 años de edad.

Genes TSC y Vía mTOR.

En los pacientes con diagnóstico clínico de esclerosis tuberosa, se han identificado mutaciones principalmente, en el gen *TSC2* en el 70% y mutaciones en el gen *TSC1* en el 20% de los casos (20).

El gen *TSC1* se encuentra en 9q34.13 (brazo corto del cromosoma 9, banda 34, sub-banda13), y codifica la proteína hamartina, también conocida como TSC1. Comprende 1,164 aminoácido y tiene un peso molecular de 130 kDa. Se compone de 23 exones; los exones 3 a 23 codifican la proteína funcional, mientras que los exones 1 y 2 se encuentran en la región 5´no traducida (42).

TSC2 se encuentra en 16p13.3 y codifica la proteína tuberina, también conocida como TSC2, con 1.807 aminoácidos y un peso molecular de 200 kDa. Se compone de 42 exones: los exones 2-42 codifican la proteína funcional; el exón 1 se encuentran en la región 5´no traducida (42).

En cuanto a los tipos de mutación en *TSC1*, generalmente son mutaciones sin sentido que conducen a la formación de una proteína trunca y mutaciones con cambio en el marco de lectura (9).

Por el contrario, las mutaciones en *TSC2* incluyen frecuentemente mutaciones sin sentido (30%), deleciones grandes y otros rearreglos (5%) (9, 20).

Aproximadamente 70% de los casos de esclerosis tuberosa, se deben a una mutación de novo en los genes *TSC1* o *TSC2* (38). Cabe destacar que mutaciones en *TSC2* son 4 veces más común en casos de novo, mientras que, en individuos con esclerosis tuberosa y familiares afectados, la frecuencia de mutaciones en *TSC1* es aproximadamente igual a una mutación en TSC2 (38). Esta entidad tiene penetrancia completa y expresividad variable, incluso entre individuos de la misma familia.

La vía mTOR interviene en   el crecimiento y el metabolismo celular en respuesta a factores de crecimiento, además participa en el estado energético y nutricional de la célula (Salussolia, 2019).

TSC1, TSC2 y TBC1D7, forman un complejo heterotrimérico (el complejo proteico TSC) que funciona como supresor de tumores, a través de la regulación de la vía mTOR (1, 20).

El complejo proteíco TSC inhibe la activación de mTOR a través de la acción del dominio de la proteína activadora de GTPasa (GAP) en TSC2 (Salusollia, 2019).

En cuanto a mTOR es una proteína serina-treonina cinasa implicada en el crecimiento, metabolismo,y supervivencia celular a través de la formación de dos complejos multiméricos distintos: los complejos mTOR 1 (mTORC1) y mTORC2 (42). El complejo mTORC1 es activado por el homólogo de Ras enriquecido en el cerebro (RHEB), una pequeña proteína G de la familia Ras. RHEB unido a GTP activa a mTORC1 y a su vez mTORC1 media el crecimiento celular (1, 20).

La fosforilación de S6K1 por mTORC1 da como resultado el reclutamiento de S6K1 al ribosoma, donde mejora la síntesis de novo de pirimidinas, facilitando así la traducción de proteínas el crecimiento celular (20).

La fosforilación de 4EBP1 mediada por mTORC1 promueve la progresión del ciclo celular, lo que resulta en una mejor traducción de proteínas al estabilizar al ARNm (42).

mTORC1 conduce a una extensa reprogramación metabólica, incluyendo efectos sobre la glucólisis, autofagia, la biosíntesis de nucleótidos y lípidos. En muchos casos, esta reprogramación conduce a vulnerabilidad celular, que induce muerte celular en condiciones particulares, como el crecimiento celular en medios con restricción de nutrientes. Esto es relevante para el desarrollo de nuevas vías terapéuticas (20, 42).

En conclusión, la pérdida de función de *TSC1 o TSC2* producen un incremento de la señalización de Rheb-GTP y por consecuente la activación constitutiva de mTORC1, generando hiperplasia celular y displasia tisular, que afecta a múltiples órganos y sistemas (20, 42).

Las vías de señalización que median la activación de mTORC2 no estan bien definidas, sin embargo, una vez activado, mTORC2 regula múltiples moléculas y vías descendentes, incluyendo Rho GTPasas, AKT y la proteína cinasa C (PKC). Específicamente, se requiere mTORC2 para la activación completa de AKT, que se asocia con la diferenciación neurona (42).

Los genes *TSC* se ajustan a la hipótesis de Knudson o del "doble golpe". Pero bien ¿en qué consiste dicha hipotesis?, bien supongamos que un paciente es portador de una variante patogénica en la línea germinal que inactiva un alelo de *TSC1 o*

TSC2 (este evento sería el "primer golpe"). Posteriormente un evento somático referido sería el "segundo golpe" (a menudo pérdida de heterocigosidad) inactiva el alelo de tipo silvestre, es decir el alelo normal (42) dando como resultado células con pérdida completa de la función de los genes *TSC1* o *TSC2*, en dichas células se produce una hiperactivación de la vía mTORC1 y como consecuencia la formación de tumores (20, 42). Este mecanismo se ha asociado con el desarrollo de angiomiolipoma renal, el angiofibroma facial y los astrocitomas gigantes subependimarios.

Algunas otras manifestaciones clínicas probablemente se deban a la haploinsuficiencia (42).

Figura 2. Complejo de proteínas TSC y señalización mTOR.

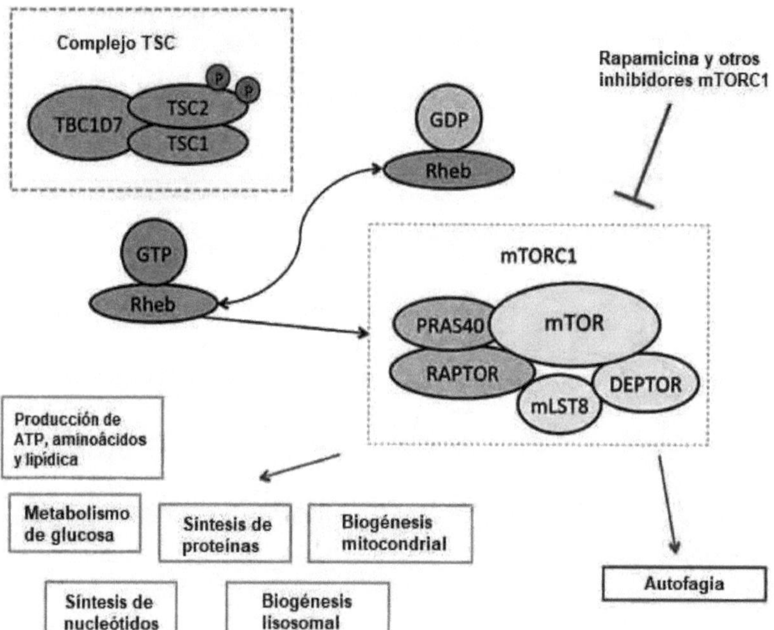

(Di Mario, 2015). TSC1 y TSC2 junto con TBC1D7 forman el complejo TSC que regula múltiples procesos celulares y actúa como un regulador negativo del complejo mTOR1 (mTORC1). mTORC1 es una cinasa serina/treonina, clave para muchas funciones celulares incluyendo crecimiento celular y proliferación. Rheb (Ras homolog enriched in brain) es una GTPasa específica río debajo de TSC que une TSC1/TSC2 a mTORC1. El complejo TSC1/TSC2 funciona como una proteína activadora GTPasa para Rheb y estimula la conversión de Rheb-GTP a GDP, así inactivando la señalización de Rheb y removiendo su efecto estimulador en mTORC1. Mutaciones de pérdida de función en TSC1 o TSC2 generan un incremento de la señalización de Rheb-GTP y así la activación de mTORC1, generando hiperplasia celular y displasia tisular afectando múltiples órganos.

La actividad de mTORC1 es muy sensible al macrólido rapamicina, la cual se une y bloquea la actividad cinasa de mTOC1.

CORRELACIÓN GENOTIPO-FENOTIPO

Las mutaciones en el gen *TSC2* producen un cuadro clínico más grave.

CRISIS CONVULSIVAS Y ESPASMOS EPILÉPTICOS

El 75% de los pacientes con mutación en *TSC1, el* 81% de pacientes con mutación en *TSC2 y el* 62% de los pacientes en los que no se identifica una mutación presentarán convulsiones (6).

Algunas mutaciones con cambio de sentido o en sentido erróneo (missense) en los exones 23-33 del gen *TSC2* se han asociado con menor riesgo de desarrollar espasmos infantiles (6). Es importante mencionar que los espasmos infantiles ocurren con mayor frecuencia en pacientes con mutaciones en *TSC2* (41%), en comparación con los pacientes con mutaciones en *TSC1* (19%) (6).

RABDOMIOMAS

En el caso de los rabdomiomas cardiacos, estos predominan en pacientes con mutaciones en TSC2 (52%), en comparación con los pacientes portadores de mutaciones en TSC1 (39%) (6).

ANGIOMIOLIPOMAS RENALES

Se asocian principalmente con mutaciones en *TSC2* (58%) (6). En la literatura se ha reportado que 5% de las deleciones grandes en *TSC2*, dan lugar a un síndrome de genes contiguos, debido a que tambien involucran al gen *PKD1,* asociado con la enfermedad poliquística renal (ERPAD).

DIAGNÓSTICO

En individuos cuya sospecha diagnóstica es el complejo esclerosis tuberosa, se debe realizar una evaluación detallada, que incluya la historia clínica con los antecedentes heredofamiliares lo más completo posibles, y la exploración fisica debe de ser muy minuciosa. Se puede realizar el diagnóstico de esclerosis tuberosa con base en las características clínicas. Los estudios de imagen son de apoyo para integrar el diagnóstico.

CRITERIOS DIAGNÓSTICOS CLÍNICOS

Hasta el momento no existe un hallazgo patognomónico de la entidad, por ello en el año 2012 el consenso internacional de esclerosis tuberosa específica y revisa los criterios para integrar el diagnóstico clinico de esclerosis tuberosa (38).

El diagnóstico se establece con 2 criterios mayores o un criterio mayor y dos menores. Actualmente se pueden identificar las variantes patogénicas en los genes *TSC1 y TSC2.*

Tabla 2. Criterios diagnósticos complejo esclerosis tuberosa, Guías internacionales 2012.

Criterios Mayores:	Criterios Menores:
1. Máculas hipomelanóticas (>3, 5mm diám)	1. Lesiones en confetti
2. Angiofibromas (>3) ó placa cefálica fibrosa	2. Hoyuelos en esmalte dental (>3)
3. Fibromas ungueales (>2)	3. Fibromas intracrales (>2)
4. Parche de Shagreen	4. Múltiples quistes renales
5. Displasias corticales (incluye túberes)	5. Parche acrómico retiniano
6. Nódulos subependimarios	6 Hamartomas no renales
7. Astrocitoma subependimario de células gigantes	
8. Rabdomioma cardiaco	
9. Linfangioleiomiomatosis*	
10. Angiomiolipomas (>2)*	
11. Múltiples hamartomas retinianos	

Diagnóstico definitivo: 2 mayores ó 1 mayor+2 menores ó mutación en *TSC1* ó *TSC2*. **Diagnóstico posible:** 1 mayor ó 3 menores. La identificación de variante patogénica en TSC1 o TSC2 es suficiente para diagnóstico definitivo. (*) Linfangioleiomiomatosis + angiomiolipomas no hace diagnóstico definitivo. Al 17% (4-41%) de los pacientes que cumplen criterios no se les encuentra mutación en estos genes y no excluye el diagnóstico.

CRITERIOS DIAGNÓSTICOS GENÉTICOS

La identificación de una variante patogénica en *TSC1 o TSC2* en el ADN obtenido de un tejido normal es suficiente para hacer un diagnóstico definitivo de CET. Una mutación patogénica se define como aquella que claramente inactiva la función de las proteínas codificadas por *TSC1 y TSC2* o que impide la síntesis proteica o una mutación de cambio de sentido cuyo efecto en la función de la proteína ha sido establecida mediante estudios funcionales (22).

Cualquier variante en *TSC1 o TSC2* que no cumple criterio de patogenicidad no es suficiente para hacer un diagnóstico definitivo de CET.

En el 10-25% de los pacientes no se identifican las mutaciones, por lo que un resultado normal no excluye el diagnóstico y no afecta al uso de los criterios clínicos.

DIAGNÓSTICO DIFERENCIAL

Máculas hipomelanóticas: el diagnóstico diferencial se debe de realizar con piebaldismo y vitiligo. Considerar que la presencia de 3 máculas o más con un diámetro mayor de 5 mm es un criterio mayor para el diagnóstico clínico de esclerosis tuberosa (33).

Angiofibromas faciales: estas lesiones deben de diferenciarse de las lesiones correspondientes al acné vulgaris (33).

Fibroma ungueal: es importante indagar si son secundarios a un golpe o traumatismo (33).

ASESORAMIENTO GENÉTICO

La esclerosis tuberosa tiene un patrón de herencia autosomico dominante, por lo que el riesgo de transmitir el alelo mutado a la descendencia es del 50%, esto por cada embarazo, independientemente del sexo. En casos de novo, es decir si los padres no están afectados, y no hay algún otro familiar que padezca esclerosis tuberosa, hay un riesgo de recurrencia de hasta el 2% debido a un probable mosaicismo gonadal en uno de los progenitores (33, 39, 41).

SÍNDROME DE LI-FRAUMENI.

Es un síndrome de predisposición a cancer, asociado con el desarrollo de múltiples neoplasias en distintos órganos y sistemas, pueden presentarse en la infancia o en la edad adulta.

Se debe a mutaciones heterocigotas en el gen *TP53*.

Dentro del amplio espectro de neoplasias se encuentra: adenomas adrenocorticales (6-13%, típicamente se presentan antes de los 40 años), cancer de mama (27-31%); tumores del sistema nervioso central (9-14%), siendo los glioblastomas y astrocitomas los más frecuentes; osteosarcomas (3-16%), rabdomiosarcomas (17-27%), leucemia y linfomas; distintos tipos de cancer gastrointestinal como cancer colorrectal (3%). Otros tipos de cancer incluyen: cancer de cabeza, cuello, riñon, laringe, pulmon, melanoma, ovario, prostata, pancreas, testículo y tiroides (28).

EPIDEMIOLOGÍA

La frecuencia de variantes patogenicas en la línea germinal en *TP53* en la población general no está bien establecida. Con base en lo reportado en la literatura, la prevalencia estimada es de 1 3555 a 1 en 5476 individuos (8).

Las mujeres tienen un mayor riesgo de desarrollar cancer antes de los 50 años de edad, en comparación con los varones (93% contra 68%). Las mujeres también tienden a presentarse a una edad más temprana (mujeres: 29 años; varones: 40 años) (43).

La incidencia acumulada en algunas revisiones de cancer de mama se ha reportado del 54% a los 70 años, en mujeres.

La incidencia acumulada de cancer cerebral a los 70 años es del 6% para mujeres y 19% en varones. La edad de aparición de los tumores cerebrales es bifásica con aparición tanto en la infancia como en la edad adulta, generalmente antes de los 40 años (mediana de edad: 16 años).

La edad de aparición de los tumores cerebrales es bifásica con aparición tanto en la infancia como en la edad adulta, generalmente antes de los 40 años (edad media: 16 años) (43).

En algunas series se ha reportado que la incidencia acumulada de los osteosarcomas es de 5% en mujeres y 11% en hombres a los 70 años (Mai, 2016). Generalmente ocurren dentro de los primeros 30 años de vida (edad media: 16 años) (43).

Los rabdomiosarcomas son el tipo más común de cancer en niños con diagnóstico de sindrome de Li-Fraumeni (3). La incidencia acumulada de sarcomas en tejidos blandos es de 15% en mujeres y 22% en varones.

MECANISMO MOLECULAR

Gen *TP53*

El gen *TP53* se localiza en 17p13.1, abarca aproximadamente 20 Kb, del DNA genómico. Compuesto por 14 exones (48). Codifica la proteína p53. Los dominios funcionales de *TP53* consisten en un dominio de activación transcripcional N-terminal, una región rica en prolina, un dominio de unión al ADN, un dominio de tetramerización y un dominio regulador C-terminal (48).

Debido a la función critica, que tiene el gen *TP53* para prevenir la propagación de múltiples mutaciones en el ADN, ha sido nombrado "el guardián del genoma". Anteriormente se pensaba que actuaba como un oncogen, algunos estudios evidenciaron que actúa como un gen supresor de tumores (41).

Cuando se produce daño en el ADN, la proteína p53 desencadena una serie de mecanismos que regulan la transcripción de numerosos genes involucrados en el ciclo celular, reparación del ADN, apoptosis, senescencia y metabolismo celular. La desregulación de la proteína p53 es uno de los mecanismos más comunes que conducen al desarrollo de cáncer en los seres humanos (5).

En condiciones fisiológicas, los niveles de proteína p53 permanecen bajos. Si se presenta estrés celular y daño al ADN p53 se activa, y posteriormente se trasladada al núcleo. Una vez en el núcleo, actúa como factor de transcripción regulando la actividad de un conjunto de genes implicados en la detención del ciclo celular, la apoptosis y reparación de ADN (5).

¿CÓMO FUNCIONA P53?

En células que no están sometidas a estrés, los niveles p53 se mantienen bajos, se encuentra asociado a MDM2, una proteína que lo regula negativamente, cuya expresión es inducida por p53. MDM2 se une al dominio N-terminal de p53 y se une covalentemente a ubiquitina, marcando así p53 para degradación por proteasomas nucleares y citoplasmáticos. En consecuencia, en células normales, p53 es muy inestable, con una vida media que va de 5 a 30 min (26, 48).

Después de la exposición a factores genotóxicos, como la radiación ionizante, oxidativa, estrés y agotamiento de nucleótidos, p53 sufre modificaciones postraduccionales, y MDM2 se fosforila. Como resultado, la interacción MDM2-p53 se vuelve inestable, lo que disminuye la degradación de p53, se libera y se cumula y posteriormente se una a la secuencia de ADN en donde existe el daño.

Los tetrámeros funcionales de p53 inducen expresión de numerosos genes diana aguas abajo que regulan procesos celulares críticos, como la detención del ciclo celular, la apoptosis y la reparación del ADN (26).

Si, existen varios mecanismos por medio de los cuales p53 da origen a tumores; como se explicó previamente p53 actua en respuesta al daño en el ADN, pero ¿Qué sucede cuando el gen *Tp53* tiene una mutación?

La proteína p53 no puedo unirse adecuadamente al ADN, lo que resulta en alteraciones en la función, incluida la inducción deficiente de MDM2 y por tanto se acumula p53. Los mecanismos incluyen pérdida de la función de p53, lo que lleva a el desarrollo de múltiples neoplasias, un efecto dominante negativo (es decir, el producto del gen con la mutación interfiere con la función del alelo normal), otro de los mecanismos es ganancia de función (cuando hay mutaciones en un gen, este puede adquirir una función distinta) (48).

Las mutaciones en sentido erróneo representan el 74% de las mutaciones en *TP53*, seguidas de mutaciones sin sentido (9%) y mutaciones en el sitio de corte y empalme (8%). La mayoría de las mutaciones ocurren en el dominio de unión al ADN un dominio altamente conservado y en hotspot (o "puntos calientes"son regiones en la secuencia de DNA, muy susceptibles a mutaciones) (17).

También se han asociado mutaciones en el gen *CHEK2* que se localiza en 22q12.1. Es un gen supresor de tumores que se activa en respuesta a lesiones o daño en el ADN. Codifica una enzima cinasa, que provoca la detención del ciclo celular por fosforilación de los productos proteicos de genes que tienen alguna mutación (Correa, 2016). La frecuencia reportada en algunas series de mutaciones de novo oscila de 7 y 20% (3, 17, 48).

Figura 3. Función de TP53

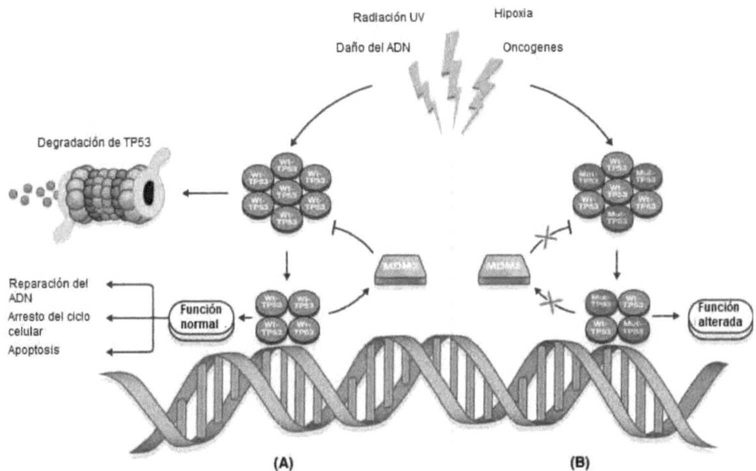

(Valdez, 2016). (A) En respuesta a las señales de estrés celular, los tetrámeros TP53 de tipo silvestre se unen al ADN (en verde) y desencadenan la activación de genes responsables de una gran variedad de funciones, incluida la reparación del ADN, la detención del ciclo celular, la apoptosis y la senescencia. Durante el curso de estas actividades, TP53 induce la expresión de MDM2, lo que conduce a la degradación de TP53 a través de la degradación proteasomal. (B) En contraste con TP53 de tipo silvestre,las proteínas TP53 mutantes no pueden unirse eficazmente al ADN (en gris), lo que da como resultado funciones deterioradas, incluida una inducción deficiente de MDM2 y, por lo tanto acumulación TP53.

DIAGNÓSTICO

El diagnóstico inicialmente es clínico inicialmente, se debe solicitar una valoración y seguimiento multidisciplinario.

Los criterios de diagnóstico son (1) aparición de sarcoma antes de los 45 años, (2) al menos un familiar de primer grado con cualquier tumor antes de los 45 años, o (3) un pariente de segundo grado (o primero) con cáncer antes de los 45 años o un sarcoma a cualquier edad (Li fraumeni Association).

En 2009 se establecieron los criterios de chompret para realizar el diagnóstico del síndrome de Li-Fraumeni, posteriormente se modificaron.

En estos pacientes se puede realizar el estudio genético para identificar las mutaciones en el gen *TP 53* esto con base en las guías internacionales y los comités de ética (Li Fraumeni Association).

Tabla 3. Criterios clínicos del Síndrome de Li-Fraumeni.

Criterios clínicos de síndrome de Li-Fraumeni clásico
Sarcoma diagnósticado antes de los 45 años de edad.
Un familiar de primer grado con cualquier tipo de cancer antes de los 45 años
Un familiar de primer grado o segundo grado con cualquier tipo de cancer antes de los 45 años de edad, o un sarcoma a cualquier edad

El diagnóstico clínico de Li-Fraumeni clásico se realiza cuando un individuo cumple con todos los criterios mencionados en la tabla. Li Fraumeni syndrome association.

Tabla 4. Criterios de Chompret

Criterios de Chompret
Algún tipo de tumor que pertenece al espectro tumoral del SLF antes de los 46 años de edad (sarcoma de tejido blando, osteosarcoma, cáncer de mama premenopáusico, tumor cerebral, carcinoma cortical suprarrenal, leucemia, cáncer de pulmón) y al menos un familiar de primer o segundo grado con un tumor relacionado con SLF, excepto cáncer de mama en individuos menores de 56 años o con múltiples tumores
Un individuo con múltiples tumores, excepto múltiples tumores de mama, dos de los cuales pertenecen al espectro tumoral del SLF y el primero de los cuales ocurrió antes de los 46 años de edad
Un individuo al que se le diagnóstica un carcinoma de la corteza suprarrenal o un tumor en el plexo coroideo, independientemente de los antecedentes familiares

SLF: síndrome de Li-Fraumeni. Li Fraumeni syndrome association

DIAGNÓSTICO DIFERENCIAL

Síndrome de cáncer mama y ovario: se debe a mutaciones en los genes *BRCA1* y *BRCA2*. Se caracteriza el riesgo de presentar cancer de mama y de ovario a una edad temprana, dentro del espectro tambien se encuentran otras neoplasias como cancer en las tubas uterinas, cancer de prostata, de pancreas, melanoma. Tiene un patrón de herencia autosomico dominante (43).

Síndrome de Lynch: se caracteriza por el riesgo incrementado de presentar cancer colorrectal, cancer de endometrio, gastrico, de ovario, en el tracto urinario, vesícula biliar, cerebro y piel. Se produce por mutaciones en los genes *MSH2, MSH6, PMS2, EPCAM* (43).

Bibliografía.

1. Annear, N. M. P., Appleton, R. E., Bassi, Z., Bhatt, R., Bolton, P. F., Crawford, P., Crowe, A., Tossi, M., Elmslie, F., Finlay, E., Gale, D. P., Henderson, A., Jones, E. A., Johnson, S. R., Joss, S., Kerecuk, L., Lipkin, G., Morrison, P. J., O'Callaghan, F. J., … Kingswood, J. C. (2019). Tuberous Sclerosis Complex (TSC): Expert Recommendations for Provision of Coordinated Care. Frontiers in Neurology, 10, 1-7. https://doi.org/10.3389/fneur.2019.01116

2. Bleyer, W. A., & Barr, R. D. (Eds.). (2007). Cancer in Adolescents and Young Adults. Pediatric Oncology, 334-373. https://doi.org/10.1007/978-3-540-68152-6

3. Bougeard, G., Renaux-Petel, M., Flaman, J.-M., Charbonnier, C., Fermey, P., Belotti, M., Gauthier-Villars, M., Stoppa-Lyonnet, D., Consolino, E., Brugières, L., Caron, O., Benusiglio, P. R., Bressac-de Paillerets, B., Bonadona, V., Bonaïti-Pellié, C., Tinat, J., Baert-Desurmont, S., & Frebourg, T. (2015). Revisiting Li-Fraumeni Syndrome From TP53 Mutation Carriers. Journal of Clinical Oncology, 33(21), 2345-2352. https://doi.org/10.1200/jco.2014.59.5728

4. Choudhry, Z., Rikani, A. A., Choudhry, A. M., Tariq, S., Zakaria, F., Asghar, M. W., Sarfraz, M. K., Haider, K., Shafiq, A. A., & Mobassarah, N. J. (2014). Sonic

hedgehog signalling pathway: a complex network. Annals of Neurosciences, 21(1), 28-30. https://doi.org/10.5214/ans.0972.7531.210109

5. Correa, H. (2016). Li–Fraumeni Syndrome. Journal of Pediatric Genetics, 05(02), 084-088. https://doi.org/10.1055/s-0036-1579759

6. Curatolo, P., Moavero, R., Roberto, D., & Graziola, F. (2015). Genotype/Phenotype Correlations in Tuberous Sclerosis Complex. Seminars in Pediatric Neurology, 22(4), 259-273. https://doi.org/10.1016/j.spen.2015.10.002

7. Dang, M., & Phillips, P. C. (2017). Pediatric Brain Tumors. CONTINUUM: Lifelong Learning in Neurology, 23(6), 1727-1757. https://doi.org/10.1212/con.0000000000000545

8. de Andrade, K. C., Frone, M. N., Wegman-Ostrosky, T., Khincha, P. P., Kim, J., Amadou, A., Santiago, K. M., Fortes, F. P., Lemonnier, N., Mirabello, L., Stewart, D. R., Hainaut, P., Kowalski, L. P., Savage, S. A., & Achatz, M. I. (2018). Variable population prevalence estimates of germline TP53 variants: A gnomAD-based analysis. Human Mutation, 40(1), 97-105. https://doi.org/10.1002/humu.23673

9. DiMario, F. J., Sahin, M., & Ebrahimi-Fakhari, D. (2015). Tuberous Sclerosis Complex. Pediatric Clinics of North America, 62(3), 633-648. https://doi.org/10.1016/j.pcl.2015.03.005

10. Doussouki, M. E., Gajjar, A., & Chamdine, O. (2019). Molecular genetics of medulloblastoma in children: diagnostic, therapeutic and prognostic implications. Future Neurology, 14(1), FNL8. https://doi.org/10.2217/fnl-2018-0030

11. Evans, D. G., Howard, E., Giblin, C., Clancy, T., Spencer, H., Huson, S. M., & Lalloo, F. (2010). Birth incidence and prevalence of tumor-prone syndromes: Estimates from a UK family genetic register service. American Journal of Medical Genetics Part A, 152A(2), 327-332. https://doi.org/10.1002/ajmg.a.33139

12. Fahmideh, M. A., Peckham-Gregory, E. C., Schraw, J. M., Chintagumpala, M., Mack, S. C., Lupo, P. J., & Scheurer, M. E. (2020). Abstract 4656: Evaluating the role of early-life factors on the risk of pediatric central nervous system tumors: A registry-linkage study. Epidemiology, 1-7. https://doi.org/10.1158/1538-7445.am2020-4656

13. Ferner, R. E., Huson, S. M., Thomas, N., Moss, C., Willshaw, H., Evans, D. G., Upadhyaya, M., Towers, R., Gleeson, M., Steiger, C., & Kirby, A. (2006). Guidelines for the diagnosis and management of individuals with neurofibromatosis 1. Journal of Medical Genetics, 44(2), 81-88. https://doi.org/10.1136/jmg.2006.045906

14. Friedman, J. M. (2019, 6 junio). Neurofibromatosis 1 - GeneReviews® - NCBI Bookshelf. Genereviews. https://www.ncbi.nlm.nih.gov/books/NBK1109/#:%7E:text=Neurofibromatosis

%201%20(NF1)%20is%20characterized,internal%20and%20not%20suspect
ed%20clinically.

15. Gambella, A., Senetta, R., Collemi, G., Vallero, S. G., Monticelli, M., Cofano, F., Zeppa, P., Garbossa, D., Pellerino, A., Rudà, R., Soffietti, R., Fagioli, F., Papotti, M., Cassoni, P., & Bertero, L. (2020). NTRK Fusions in Central Nervous System Tumors: A Rare, but Worthy Target. International Journal of Molecular Sciences, 21(3), 753. https://doi.org/10.3390/ijms21030753

16. Grainger, S., & Willert, K. (2018). Mechanisms of Wnt signaling and control. Wiley Interdisciplinary Reviews: Systems Biology and Medicine, 10(5), e1422. https://doi.org/10.1002/wsbm.1422

17. Guha, T., & Malkin, D. (2017). Inherited TP53 Mutations and the Li–Fraumeni Syndrome. Cold Spring Harbor Perspectives in Medicine, 7(4), a026187. https://doi.org/10.1101/cshperspect.a026187

18. Gutmann, D. H., Ferner, R. E., Listernick, R. H., Korf, B. R., Wolters, P. L., & Johnson, K. J. (2017). Neurofibromatosis type 1. Nature Reviews Disease Primers, 3(1), 1-13. https://doi.org/10.1038/nrdp.2017.4

19. Hall, E. T., Cleverdon, E. R., & Ogden, S. K. (2019). Dispatching Sonic Hedgehog: Molecular Mechanisms Controlling Deployment. Trends in Cell Biology, 29(5), 385-395. https://doi.org/10.1016/j.tcb.2019.02.005

20. Henske, E. P., Jóźwiak, S., Kingswood, J. C., Sampson, J. R., & Thiele, E. A. (2016). Tuberous sclerosis complex. Nature Reviews Disease Primers, 2(1), 1-14. https://doi.org/10.1038/nrdp.2016.35

21. Hersh, J. H. (2008). Health Supervision for Children With Neurofibromatosis. PEDIATRICS, 121(3), 633-642. https://doi.org/10.1542/peds.2007-3364

22. Hoogeveen-Westerveld, M., van Unen, L., van den Ouweland, A., Halley, D., Hoogeveen, A., & Nellist, M. (2012). The TSC1-TSC2 complex consists of multiple TSC1 and TSC2 subunits. BMC Biochemistry, 13(1), 18. https://doi.org/10.1186/1471-2091-13-18

23. Islam, M. P., & Roach, E. S. (2015). Tuberous sclerosis complex. Neurocutaneous Syndromes, 97-109. https://doi.org/10.1016/b978-0-444-62702-5.00006-8

24. Juraschka, K., & Taylor, M. D. (2019). Medulloblastoma in the age of molecular subgroups: a review. Journal of Neurosurgery: Pediatrics, 24(4), 353-363. https://doi.org/10.3171/2019.5.peds18381

25. Khani, P., Nasri, F., Khani Chamani, F., Saeidi, F., Sadri Nahand, J., Tabibkhooei, A., & Mirzaei, H. (2018). Genetic and epigenetic contribution to astrocytic gliomas pathogenesis. Journal of Neurochemistry, 148(2), 188-203. https://doi.org/10.1111/jnc.14616

26. Kumar, R., Liu, A. P. Y., Orr, B. A., Northcott, P. A., & Robinson, G. W. (2018). Advances in the classification of pediatric brain tumors through DNA

methylation profiling: From research tool to frontline diagnostic. Cancer, 124(21), 4168-4180. https://doi.org/10.1002/cncr.31583

27. MacDonald, B. T., Tamai, K., & He, X. (2009). Wnt/β-Catenin Signaling: Components, Mechanisms, and Diseases. Developmental Cell, 17(1), 9-26. https://doi.org/10.1016/j.devcel.2009.06.016

28. Mai, P. L., Best, A. F., Peters, J. A., DeCastro, R. M., Khincha, P. P., Loud, J. T., Bremer, R. C., Rosenberg, P. S., & Savage, S. A. (2016). Risks of first and subsequent cancers amongTP53mutation carriers in the National Cancer Institute Li-Fraumeni syndrome cohort. Cancer, 122(23), 3673-3681. https://doi.org/10.1002/cncr.30248

29. Malbari, F., & Lindsay, H. (2020). Genetics of Common Pediatric Brain Tumors. Pediatric Neurology, 104, 3-12. https://doi.org/10.1016/j.pediatrneurol.2019.08.004

30. Mautner, V.-F., Kluwe, L., Friedrich, R. E., Roehl, A. C., Bammert, S., Hogel, J., Spori, H., Cooper, D. N., & Kehrer-Sawatzki, H. (2010). Clinical characterisation of 29 neurofibromatosis type-1 patients with molecularly ascertained 1.4 Mb type-1 NF1 deletions. Journal of Medical Genetics, 47(9), 623-630. https://doi.org/10.1136/jmg.2009.075937

31. Miller, D. T., Freedenberg, D., Schorry, E., Ullrich, N. J., Viskochil, D., & Korf, B. R. (2019). Health Supervision for Children With Neurofibromatosis Type 1. Pediatrics, 143(5), e20190660. https://doi.org/10.1542/peds.2019-0660

32. Muskens, I. S., Zhang, C., de Smith, A. J., Biegel, J. A., Walsh, K. M., & Wiemels, J. L. (2019). Germline genetic landscape of pediatric central nervous system tumors. Neuro-Oncology, 21(11), 1376-1388. https://doi.org/10.1093/neuonc/noz108

33. Northrup, H. (1993). Tuberous Sclerosis Complex. PubMed. https://pubmed.ncbi.nlm.nih.gov/20301399/

34. Northrup, H., Krueger, D. A., Northrup, H., Krueger, D. A., Roberds, S., Smith, K., Sampson, J., Korf, B., Kwiatkowski, D. J., Mowat, D., Nellist, M., Northrup, H., Povey, S., de Vries, P., Byars, A., Dunn, D., Ess, K., Hook, D., Jansen, A., … Frost, M. D. (2013). Tuberous Sclerosis Complex Diagnostic Criteria Update: Recommendations of the 2012 International Tuberous Sclerosis Complex Consensus Conference. Pediatric Neurology, 49(4), 243-254. https://doi.org/10.1016/j.pediatrneurol.2013.08.001

35. O'Rawe, M., Chandran, A. S., Joshi, S., Simonin, A., Dyke, J. M., & Lee, S. (2020). A case of subependymal giant cell astrocytoma without tuberous sclerosis complex and review of the literature. Child's Nervous System, 1-4. https://doi.org/10.1007/s00381-020-04823-z

36. Pai, S. G., Carneiro, B. A., Mota, J. M., Costa, R., Leite, C. A., Barroso-Sousa, R., Kaplan, J. B., Chae, Y. K., & Giles, F. J. (2017). Wnt/beta-catenin pathway: modulating anticancer immune response. Journal of Hematology & Oncology, 10(1), 2-9. https://doi.org/10.1186/s13045-017-0471-6

37. PhD, T. S. W. (2019). Langman. Embriología médica (Fourteenth ed.). LWW.

38. Randle, S. C. (2017). Tuberous Sclerosis Complex: A Review. Pediatric Annals, 46(4), e166-e171. https://doi.org/10.3928/19382359-20170320-01

39. Rose, V. M., Au, K.-S., Pollom, G., Roach, E. S., Prashner, H. R., & Northrup, H. (1999). Germ-Line Mosaicism in Tuberous Sclerosis: How Common? The American Journal of Human Genetics, 64(4), 986-992. https://doi.org/10.1086/302322

40. Roth, J., Roach, E. S., Bartels, U., Jóźwiak, S., Koenig, M. K., Weiner, H. L., Franz, D. N., & Wang, H. Z. (2013). Subependymal Giant Cell Astrocytoma: Diagnosis, Screening, and Treatment. Recommendations From the International Tuberous Sclerosis Complex Consensus Conference 2012. Pediatric Neurology, 49(6), 439-444. https://doi.org/10.1016/j.pediatrneurol.2013.08.017

41. Ruíz, D. V. C., Hernández, U. R. D., & Rosa, G. Z. F. (2019). Genética clínica (2.a ed.). Editorial El Manual Moderno.

42. Salussolia, C. L., Klonowska, K., Kwiatkowski, D. J., & Sahin, M. (2019). Genetic Etiologies, Diagnosis, and Treatment of Tuberous Sclerosis Complex. Annual Review of Genomics and Human Genetics, 20(1), 217-240. https://doi.org/10.1146/annurev-genom-083118-015354

43. Schneider, K. (1993). Li-Fraumeni Syndrome. PubMed. https://pubmed.ncbi.nlm.nih.gov/20301488/

44. Shih, R. Y., & Koeller, K. K. (2018). Embryonal Tumors of the Central Nervous System: From the Radiologic Pathology Archives. RadioGraphics, 38(2), 525-541. https://doi.org/10.1148/rg.2018170182

45. Sinning, M. (2017). CLASIFICACIÓN DE LOS TUMORES CEREBRALES. Revista Médica Clínica Las Condes, 28(3), 339-342. https://doi.org/10.1016/j.rmclc.2017.05.002

46. Tateishi, K., Nakamura, T., & Yamamoto, T. (2019). Molecular genetics and therapeutic targets of pediatric low-grade gliomas. Brain Tumor Pathology, 36(2), 74-83. https://doi.org/10.1007/s10014-019-00340-3

47. Upadhyaya, M., Huson, S. M., Davies, M., Thomas, N., Chuzhanova, N., Giovannini, S., Evans, D. G., Howard, E., Kerr, B., Griffiths, S., Consoli, C., Side, L., Adams, D., Pierpont, M., Hachen, R., Barnicoat, A., Li, H., Wallace, P., Van Biervliet, J. P., … Messiaen, L. (2007). An Absence of Cutaneous Neurofibromas Associated with a 3-bp Inframe Deletion in Exon 17 of the NF1 Gene (c.2970-2972 delAAT): Evidence of a Clinically Significant NF1 Genotype-Phenotype Correlation. The American Journal of Human Genetics, 80(1), 140-151. https://doi.org/10.1086/510781

48. Valdez, J. M., Nichols, K. E., & Kesserwan, C. (2016). Li-Fraumeni syndrome: a paradigm for the understanding of hereditary cancer predisposition. British Journal of Haematology, 176(4), 539-552. https://doi.org/10.1111/bjh.14461

49. Vitanza, N. A., Campen, C. J., & Fisher, P. G. (2018). Epidemiology of Pediatric Central Nervous System Tumors. Brain Tumors in Children, 1-15. https://doi.org/10.1007/978-3-319-43205-2_1

50. Walker, D., Bendel, A., Stiller, C., Indelicato, D., Smith, S., Murray, M., & Bleyer, A. (2016). Central Nervous System Tumors. Cancer in Adolescents and Young Adults, 335-381. https://doi.org/10.1007/978-3-319-33679-4_14

51. Walsh, M., & Kresak, J. (2016). Neurofibromatosis: A Review of NF1, NF2, and Schwannomatosis. Journal of Pediatric Genetics, 05(02), 098-104. https://doi.org/10.1055/s-0036-1579766

52. Wen, P. Y., & Huse, J. T. (2017). 2016 World Health Organization Classification of Central Nervous System Tumors. CONTINUUM: Lifelong Learning in Neurology, 23(6), 1531-1547. https://doi.org/10.1212/con.0000000000000536

53. Wilson, B. N., John, A. M., Handler, M. Z., & Schwartz, R. A. (2020). Neurofibromatosis Type 1: New Developments in Genetics and Treatment. Journal of the American Academy of Dermatology, 1-13. https://doi.org/10.1016/j.jaad.2020.07.105

54. Yap, Y.-S., McPherson, J. R., Ong, C.-K., Rozen, S. G., Teh, B.-T., Lee, A. S. G., & Callen, D. F. (2014). The NF1 gene revisited - from bench to bedside. Oncotarget, 5(15), 5873-5892. https://doi.org/10.18632/oncotarget.2194

CLASIFICACIÓN DE LOS TUMORES Y NEOPLASIAS DEL SISTEMA NERVIOSO CENTRAL Y PERIFÉRICO

Los tumores cerebrales primarios consisten en un grupo diverso de neoplasias que se originan de las diferentes celulas del sistema nervioso central y periférico. (1)

Los tumores del sistema nervioso central (SNC) son la causa mas frecuente de malignidad en la infancia, despues de la leucemia. (2) Aunque los tumores cerebrales son menos de un tercio en comparación con los qe se presentan en los adultos, representan la causa mas frecuente de tumores solidos y constituye la principal causa de muerte en la niñez y adolescencia.

La presencia de tumores cerebrales en la infancia tiene un gran impacto en mortalidad y morbilidad en los niños. (3)

TUMORES DE SISTEMA NERVIOSO CENTRAL

Los tumores de Sistema Nervioso Central (SNC) son la segunda causa mas frecuente de malignidad y la causa mas frecuente de tumores solidos en niños. (4) En Estados Unidos se calcula que la incidencia es de 5.67 por 100,000 personas al año. (1,5–7) El registro alemán de cancer en la infancia reporta una incidencia de 2.6 por 100,000 niños menores de 15 años. (2)

Los signos y sintomas dependen de una variedad de factores, incluyendo, la localizacion de los tumores, edad del niño e indice de crecimiento tumoral.

Los tumores supratentoriales son mas frecuentes en infantes y niños mayores de 3 años y en mayores de 10 años, mientras que los tumores infratentoriales ocurren entre los 4 y 10 años con mayor frecuencia. (5)

La Organización Mundial de la Salud, en 2016 presento una actualización a la clasificación de los tumores cerebrales pediatricos en la que incluye caracteristicas moleculares dividiendolos en nueve grupos de acuerdo al tipo tumoral; tumores astrociticos difusos y oligodendrogliales, otros tumores astrociticos, tumores ependimarios, tumores de plexos coroideos, tumores neuronales y neurogliales mixtos, tumores de la region pineal, tumores embrionales, tumores de celulas germinales, tumores de la region selar. (3,8) Tabla 1, 2 y 3.

Tabla 1. Clasificación de la OMS para los Tumores Cerebrales Pediátricos	
Tipo	**Grado de la OMS**
Tumores astrocíticos difusos y oligodendrogliales	
Astrocitoma difuso	Grado II
Astrocitoma anaplásico	Grado III
Glioblastoma	Grado IV
Glioma difuso de linea media	Grado IV
Oligodendroglioma	Grado II
Otros tumores astrocíticos	
Astrocitoma pilocítico	Grado I
Astrocitoma subependimario de celulas gigantes	Grado I
Xantoastrocitoma pleomórfico	Grado II
Tumores ependimarios	
Ependimoma	Grado II o III
Ependimoma, fusion-positivo RELA	Grado II o III
Tumores de plexos coroideos	
Papiloma de plexos coroideos	Grado I
Papiloma atípico de plexos coroideos	Grado II
Carcinoma de plexos coroideos	Grado III
Tumores neuronales y neurogliales mixtos	
Tumor disebrioplástico neuroepitelial	Grado I

Ganglioglioma	Grado I
Astrocitoma desmoplástico infantil y ganglioglioma	Grado I
Tumores de la región pineal	
Pineoblastoma	Grado IV
Tumores embrionarios	
Meduloblastoma	Grado IV
Meduloblastoma, definido geneticamente	
Meduloblastoma, WNT-activado	
Meduloblastoma, SHH-activado y mutación TP53	
Meduloblastoma. SHH-activado y TP53 tipo salvaje	
Meduloblastoma. No WNT/no-SHH	
Meduloblastoma, grupo 3	
Meduloblastoma, grupo 4	
Meduloblastoma, histologicamente definido	
Meduloblastoma, clásico	
Meduloblastoma, desmoplásico/nodular	
Meduloblastoma con nodularidad extensiva	
Meduloblastoma, de celulas grandes/anaplásico	
Tumor atipico teratoide/rabdoide	
Tumor de celulas germinales	
Germinoma	
Carcinoma embrionario	
Tumor Yolk sac	
Coriocarcinoma	
Teratoma	
Teratoma maduro	
Teratoma inmaduro	
Tumor de celulas germinales mixto	
Tumores de la region sellar	
Craneofaringioma	Grado I
SHH = sonic hedgehog; WNT = wingless.	
Datos de la agencia internacional de investigación de cancer, OMS (2016)	

Los astrocitomas son los tumores del SNC mas frecuentes en la infancia representando el 40-50% de todos lo tumores en niños. Se clasifican en dos grupos bajo grado (Grado I y II de la OMS) o de alto grado (grado III y IV de la OMS). (2,6,8) los gliomas difusos del tallo es una variante de este tipo de tumores y representa el 10 al 15% de los tumores de SNC pediatricos. (5,9)

Otro tipo de tumor frecuente en los niños que crece en localizacion paraventricular son los ependimomas, los cuales representan el 8% de todos los tumores primarios pediatricos. (5) La OMS los clasifica en tres grados: grado I (mixopapilar), grado II (celular, papilar, de celulas claras y tanicítico), grado III (ependimoma anaplásico). Aproximadamente el 10% de estos tumores tienen diseminación por el neuroeje.

Por lo que en estos casos ademas de los estudios de imagen se recomienda solicitar LCR para su estudio. (4,9)

El meduloblastoma por definicion, un tumor embrionario, es el tumor maligno mas comun en el SNC con una incidencia de 20% de todos los tumores cerebrales y espinales en la infancia. Afecta con mayor frecuencia a varones antes de los 15 años (5) Esta variedad de tumores cerebrales tambien tiene una predilección por la diseminación en el LCR en 10 al 40% de los casos.

La OMS lo clasifica en dos formas, por sus caracteristicas geneticas y por sus caracteristicas histologicas. La clasificación histologica lo subdivide en clasico, desmoplásico, celulas grandes/anaplásico. (6,9) En 2016 la OMS incluyó caracteristicas moleculares en la clasificación de este tipo de tumores: wingless (WNT), sonic hedgehog (SHH), grupo 3 y grupo 4. (5,8,9).

PRESENTACIÓN CLÍNICA

Depende de la localización del tumor y de la edad del paciente. Los infantes presentan sintomas inespecificos, como macrocefalia, irritabilidad, retraso del desarrollo y crecimiento, vomitos. Otros niños desarrollan sintomas por aumento de la presión intracraneal. (5,9).

El impacto clínico de los tumores cerenrales empeora por efecto de los tumores por si mismos, el efecto expansivo del tumor puede provocar deficit neurológico dependiendo del sitio y el area que afecta, manifestandose con crisis convulsivas o con datos de aumento de presion intracraneal. (2)

Tabla 2. Distribución de tumores cerebrales primarios en niños de 0 a 14 años (CBTRUS)	
Tipo histológico	Porcentaje
Astrocitoma pilocitico	17.6
Tumores embrionarios	15.0
Otros gliomas de bajo grado	14.3
Gliomas de alto grado	11.1
Tumores ependimarios	5.5
Tumores no clasificados	4.9
Tumores de nervios craneales o espinales	4.7
Otros gliomas	4.4
Tumores mixtos neuro gliales	4.4
Craneofaringiomas	4.0
Tumores pituitarios	3.9
Tumores de celulas cerminales	3.7
Tumores de meninges	2.9
Tumores de plexos coroideos	2.3
Linfomas y neoplasias hematopoyeticos	0.9
Tumores de región pineal	0.4

Tabla 3. Distribución de tumores cerebrales primarios en niños de 15 a 19 años por tipo histologico (CBTRUS)

Tipo histológico	Porcentaje
Astrocitomas	15.5
Tumores embrionarios	1.8
Meningiomas	12.1
Tumores de la vaina nerviosa	8.3
Tumores ependimarios	3.8
Oligodendrogliomas	4.1
Tumores oligoastrociticos	3.6
Linfomas	0.9
Tumores pituitarios	32.8

El tratamiento para los tumores del sistema nervioso central es la resección quirurgica como principal modalidad en el caso que el tumor sea facilmente resecable sin causar deficit neurológico. A diferencia de los adultos la preparacion de los niños para cirugía de cerebro despierto con neuromonitoreo o cirugía guiada por la función es mas dificil, debido a que los niños dificilmente pueden seguir los protocolos diseñados para esta cirugía, sin embargo, se puede hacer uso de herramientas tecnologicas como la neuronavegación, USG intraoperatorio o el uso de ALA para establecer los limites del tumor, ya que la sobrevida del paciente dependerá del porcentaje de resección que se alcance.(2)

Tambien se puede usar quimioterapia para el manejo de tumores residuales o de difícil acceso para resección quirúrgica, como es el caso de los tumores de tallo, los cuales se pueden beneficiar de la radioterapia o cirugía estereotáxica. (8).

TUMORES DE SISTEMA NERVIOSO PERIFÉRICO

Los tumores en el sistema nervioso periferico son raros, la presentación en niños es semejante en niños como en adultos. Los tipos mas frecuentes que afectan a los niños son los neurofibromas, schwannomas, y los tumores malignos de la vaina de nervio periferico, pero tambien pueden existir otros mas raros. Pueden ocurrir de manera aislada o en presencia de sindromes como la neurofibromatosis. Los tumores de nervio periferico se dividen para su estudio en tres grupos: tumores benignos, tumores malignos, y lesiones reactivas e hiperplásicas. (10)La mayoria de estos tumores no dan sintomatología hasta la edad adulta, cuando dan sintomatologia, esta se caracteriza por afectacion motora o sensitiva en relación al nervio afectado. Para su diagnóstico se puede hacer uso de los estudios electrofisiológicos con los cuales se identificará el nervio afectado, los estudios de imagen con ultrasonografía y con resonancia magnética con los cuales se puede identificar la presencia de la lesión o incluso descartar otras patologías que pudieran mimetizar los trastornos de nervio periférico de origen neoplásico, como los atrapamientos presentes en sindrome de tunel del carpo o de atrapamiento de nervio peroneo. Tabla 4.El tratamiento de elección para estas afecciones es la cirugía de resección, con apoyo de estudio electrofisiológico para realizar la cirugía mas segura y contribuir al resultado en el paciente. La terapia fisica postquirurgica sera una herramienta con la que el paciente con deficit neurológico puede mejorar su calidad de vida.

Tabla 4. Clasificación de tumores de sistema nervioso periferico en pediatria.

Tumores benignos	
Neurofibromas	Localizado, difuso, plexiforme y neurofibromas de tejido blando masivos.
Schwanomas	Histologia con arquitectura con patron denso compacto (Antoni A) o patron menos compacto (Antoni B), con cuerpos de Verocay. Puede ser plexiforme, melanocitico y formas celulares.
Perineuriomas	Compuestos por celulas perineurales diferenciadas. Dos tipos, intraneurales o extraneurales.
Neurotekeomas	Tumore mixoide de las vaina nerviosa. Negativos a tinción S100, lo que indica que el origen no es una celula de Schwann.
Ganglioneuromas	Surgen de las celulas ganglionares simpaticas maduras. Grandes, de crecimiento lento, encapsulados.
Tumores malignos de nervio periférico	
Tumor maligno de la vaina de nervio periférico	Tumores neurogénicos y tumores no neurogénicos. Presentan alta celularidad, atipia nuclear, celulas activas mitoticamente, variación celular abrupta y aumento de celularidad perivascular.
Lesiones reactivas e hiperplásicas	
Neuromas	Secundario a trauma
Quistes del ganglio intraneural	Quistes llenos de liquido dentro de epineuro. Mas comun en cuello fibular.
Tumores lipomatosos	Tumores de tejido adiposo, pueden ser intra o extraneurales.
Coristomas neuromusculares	Tejido de musculo estriado dentro de epineuro del nervio.
Enfermedad de Hansen	Tambien llamada lepra, afectacion con expansion a nervio periferico parecida a tumor.

TUMORES PRIMARIOS DE COLUMNA

Los tumores espinales son de importancia porque pueden comprometer la función de la medula espinal, ya sea por invasión, por compresion de estructuras nerviosas, destrucción de hueso local o por compromiso vascular. (11)

Los tumores de la columna son poco frecuentes en niños, representan del 1 al 10% de todos los tumores del sistema nervioso. (12) Estos tumores pueden estar clasificados en tumores intramedulares, intradurales extramedulares y tumores extradurales espinal. (1) La clasificación de las lesiones en alguna de estas categorias ayudará a descartar los diferentes diagnosticos diferenciales y establecer un tratamiento adecuado. (11) El 90% de los tumores espinales provienen de tejido glial y esto es lo que explica su rareza, ya que del total del tejido glial del SNC, del 2 al 4% se localiza en la medula espinal. (12)

Estos tumores representan un reto clínico y requiere de un abordaje multidisciplinario para asegurar un resultado. Debido a lo raro de estos tumores, el diagnostico temprano puede verse retardado. (11,12) Los tumores espinales se pueden presentar en todos los grupos de edades, sin embargo, se ha observado mayor frecuencia a final de la primera decada de la vida y a principios de la segunda. (12) La clinica principal esta en relacion al tipo de tumor, el indice de crecimiento, edad del paciente, presencia de inestabilidad espinal y la presencia de sintomas clínicos incluyendo el deficit neurológico. (11) Tabla 5.

Los tumores extradurales representan el 30% de los tumores espinales pediatricos e incluyen aquellos tumores que crecen de tejido oseo (primarios o metastásicos) y puede invadir el conducto espinal por extensión directa del tumor o causar fracturas patológicas. (11,13)

Por otra parte, los tumores intradurales extramedulares se presentan en 25% de los tumores espinales en niños, estos tumores se derivan o contienen enteramentre dentro del saco dural y no invaden la medula espinal.

Representando el 35% de los tumores espinales, los tumores intramedulares son una patologia con gran importancia, ya que, aunque se presenten como lesiones pequeñas, las consecuencias clínicas pueden ser mas significativas, estos tumores se presentan con mayor frecuencia en la region cervical y torácica y no tiene preferencia por ningun género. Los astrocitomas son el tipo mas frecuente seguido de los ependimosmas. (11)

Los hallazgos iniciales pueden ser inespecíficos con progresión lenta de la sintomatología. El dolor lumbar es el sintoma más común (25-30%), y estos niños deben de tomarse en cuenta, especialmente en niños sano sin antecedente de trauma. (7,12) El dolor lumbar puede ser axial o radicular dependiendo del tumor y de las estructuras que involucra. Una manifestación menos frecuente, pero que se pueden presentar son los sintomas por aumento de la presión intracraneal. (12) Tabla 6.La resonancia magnética es el estudio de preferencia para no retardar el diagnóstico, las radiografias simples, mielografias o estudios de ultrasonido brindan poca información. La tomografía computarizada esta contraindicada por las altas dosis de radiación. Los estudios estudios de medicina nuclear se realizarán en los casos en los que se sospeche algún proceso infeccioso como espondilodiscitis o abscesos. (12,13)

En la mayoria de los casos, la cirugía es el tratamiento de elección, principalmente para los tumores extramedulares, algunos de los cuales requerirán de estabilización. En los casos de tumores intramedulares, se recomienda el uso de monitoreo electrofisiológico para evitar al maximo el daño de tejido funcional, se puede usar tambien neuronavegación y ultrasonido intraoperatorio que pueden aportar información importante al momento de la cirugía.

Tabla 5. Clasificación de los tumores espinales en pediatria

Tipo de tumor	Caracteristicas
Tumores intramedulares	
Astrocitomas	Lesiones eccentricas asimetricas, hiperintensas en T2, realce al medio de contraste. Tumor quistico intramural.
Ependimomas	Localización central, hemorragia, realce fuerte al medio de contraste.
Gangliogliomas	
Hemangioblastomas	Hemorragia, realce fuerte al medio de contraste.
Tumores intradurales extramedulares	
Meningioma	Realce al medio de contraste, cola dural.
Ependimoma mixopapilar	En filum terminal, isointensos en T1, hiperintenso en T2
Tumor de la vaina de nervio periférico	Isointenso en T1, hiperintenso en T2, agrandamiento de foramen en raiz afectada.
Tumores dermoide y epidermoide	Dermoide: hiperinenso en T1, variable en T2; Epidermoide: hipointenso en T1, Hiperintenso en T2.
Tumores extradurales	
Leucemia/linfoma	Involucra espacio epidural, responde a quimioterapia o radiación.
Tumores metastásicos	Por Sarcoma de Ewing, linfomas, tumores de celulas germinales.
Quistes óseos aneurismáticos	Cavidades expansivas llenas de sangre.
Osteoma osteoide y osteoblastoma	Histologicamente similares, osteoide osteoma son pequeñas, osteoblastoma son mas grandes.
Condroma/condrosarcoma	Tumor cartilaginoso, predilección por region torácica.
Sarcoma de Ewing	Tumor primario de hueso, localizado en sacro.
Osteosarcoma	Pobre respuesta a radiación. Pobre pronostico.

Tabla 6. Banderas rojas en tumores espinales
Debilidad motora progresiva
Escoliosis progresiva
Alteraciones de la marcha
Rigidez muscular
Espasmos en musculos paraespinales
Deficit sensitivo

ENFERMEDADES ASOCIADAS

Como se sabe, de acuerdo a la patogenesis de los tumores cerebrales en niños, existen sindromes genéticos que pueden predisponer la presencia de tumores cerebrales como la neurofibromatosis tipo 1 (NF-1), esclerosis tuberosa, sindrome de Li-Fraumeni entre otras menos frecuentes como el sindrome de Gorlin o de Turcot. (5) Es el caso de los gliomas de bajo grado, como el astrocitoma pilocítico, el cual guarda una amplia relación con NF-1.

Dentro de los tumores infratentoriales, los meduloblastomas tienen relación con el sindrome de Li-Fraumeni, y esto principlamente cuando se extresan mutaciones en los genes TP53. (14)

Los neurofibromas, tumores de nervio periferico tambien estan relacionados con la NF1, mas comunmente en tipo neurofibromas plexiformes y schwannomas. Incluso algunos autores consideran la Schwanomatosis como la tercera forma de neurofibromatosis cuando se encuentra en ausencia de schwannoma vestibular. (4)

La neurofibromatosis tipo 2 (NF2) se relaciona en gran medida al desarrollo de los tumores espinales intradurales extramedurales, como los meningiomas. (11) Mientras que los astrocitomas espinales se relacionan con la NF1. (12)

GENES IMPLICADOS

La falla en el avance en cuanto a tratamiento esta en relación a la falla en el conocimiento acerca de la patología molecular de los tumores cerebrales. (9,15) Los estudios de cooperación internacional que contribuyen al desarrollo de un conocimiento genético ha abierto un entusiasmo renovado para la concepción denuevos abordajes terapeuticos que estan encaminados a cada subtipo molecular en tumores como meduloblastoma, gliomas de alto grado, gliomas de bajo grado , ependimoma, y tumores neuroectodermicos primitivos. (14)Uno de los tumores mas estudiados molecularmente es el meduloblastoma, se han identificado 4 subgrupos moleculares por medio de su perfil de transcripcion: wingless (WNT), sonic hedgehog (SHH), grupo 3 y grupo 4. Estos subgrupos fueron definidos por su comportamiento clínico y su desenlace. La mutación del gen TP53 es un factor de peor pronóstico, especialmente si se amplifica MYCN y GLI2. (16) Tabla 7.

Tabla 7. Caracteristicas moleculares de los meduloblastomas

Subgrupos y porcentaje de presentación	Sitio de presentación	Edad de presentación	Sobrevida a 5 años	Mutación genética
WNT (10%)	Vermis	10 años	90%	CTNNM1 85% TP53 15%
SHH (25%)	Hemisferios	0-<4 años >4-17 años >17 años	60%	PTCH1 44% SUFU 32% TP53 48%
Grupo 3 (25%)	Todo cerebelo	<17 años	Pobre	SMARCA4 11% GFI1/GFI1B 41%
Grupo 4 (35%)	Todo cerebelo	<17 años	Pobre	GFI1/GFI1B 10%

Otro de los grupos importantes por sus implicaciones clínicas son los gliomas de alto grado, en estudios realizados por el Centro Alemán de Investigación en cancer y el atlas genómico de cancer, se clasifican a los gliomas de alto grado en 6 subtipos, cinco de los cuales involucran pacientes pediatricos; K27, G34, receptor de tirosin cinasa (M6), mesenquimal (M1/M2), isocitrato deshidrogenasa (IDH), existe otro grupo de glioblastomas con expresion de gen PXA (xantoastroitoma pleomorfico). (14–16) Tabla 8.

Tabla 8. Caracteristicas moleculares de los gliomas de alto grado

Metilación	K27	G34	IDH	RTK-I	Mesenquimal	PXA
Edad predilecta	Niños	Adolescentes	Adolescentes	Adolescentes Niños	Adolescentes	Niños
Localizacion predominante	Estructuras de linea media: cerebelo, puente, medula espinal, talamo.	Hemisferios cerebrales	Hemisferios cerebrales (frontal, parietal)	Hemisferios cerebrales	Hemisferios cerebrales	Hemisferios cerebrales
Conductores concogenicos recurrentes	H3.3 o H3.1 Mutación K27 Mutación TP53 Mutación ATRX Amplificación PDGFRA Mutación ACVR1 (puente) Mutación FGFR1 (talamo)	H3.3 Mutación G34 Mutación TP53 Mutación ATRX	Mutación IDH1 o IDH2. Mutación TP53 Mutación ATRX	Amplificación PDGFRA. Mutación TP53 Deleción CDKN2A/ CDKN2B Amplificación EGFR	Mutación NF1 Mutación TP53 Deleción CDKN2A/ CDKN2B Amplificación EGFR Ampificación PDGFRA	Mutación BRAF V600E Deleción CDKN2A
Expresión génica	Proneural	Mixto	Proneural	Proneural	Mesenquimal	Desconocido
Sobrevida media	6 meses	1 año	>2 años	1 año	1 año	>4 años

En el caso de los gliomas de bajo grado, la alteración genómica mas frecuente es de la vía de la proteina cinasa mitogena activada (MAPK) activada por las mutaciones del oncogen BRAF, estas mutaciones y fusiones genicas por ejemplo, con el gen KIAA1549 predispondra la formacion de astrocitomas pilociticos en el cerebelo pero no en la corteza frontal, o la mutacion BRAF V600E ha sido observada en xantoastrocitomas pleomorficos, gangliogliomas y en menor cantidad en astrocitomas pilociticos extracerebelares. (14,16) Los ependimomas ocupan el 2º lugar en tumores cerebrales en niños, y tambien expresan alteración en MAPK subgrupo B, otra proporción de estos tumores (70%) expresa C11orf95-RELA importante para el mantenimiento celular. (16)

En los tres primeros años los tumores supratentoriales son mas comunes que los infratentoriales o de fosa posterior. En este grupo de edad no hay predilección por sexo, salvo en el caso de los papilomas de plexos coroideos que tienen predilección por varones. Los tumores mas frecuentemente presentes en niños entre 4 y 10 años son los tumores de fosa posterior (astrocitoma, meduloblastoma y ependimoma). Por otro lado, en el grupo de edad entre 10 años a la adolescencia, la predisposición por tumores supra o infratentoriales es similar, ademas de los tumores infratentoriales, los tumores supratentriales mas frecuentes son gangliogliomas, tumores disembrioplásticos neuroepiteliales o lo xantoastrocitomas preomorficos. (1)

Tabla 9. Presentación de tumores por grupos de edad		
Grupo de edad	Tipo de tumor	Síntomas
Nacimiento a los 3 años	Teratoma congenito	Crecimiento de cabeza y fontanela tensa.
	Astrocitoma	
	Tumores neuroectodermicos primitivos (PNET)	
	Papiloma de plexos coroideos	
4 a 10 años	Astrocitoma	Dolor de cabeza, nauseas y vómitos por hidrocefalia. Signos y sintomas cerebelosos.
	Meduloblastoma	
	Ependimoma	
10 a 15 años	Gangliogliomas	Crisis epilepticas
	Tumores disembrioplásticos neuroepiteliales	
	xantoastrocitomas preomorficos	

PRONOSTICO

En términos generales los gliomas de bajo grado alcanzan sobrevida a 5 años de 90% en los que se reporta una resección mayor al 90%. La sobrevida en pacientes con gliomas de alto grado es de 20%. En los ependimomas con resección >90% la sobrevida es de 50 a 70% a 5 años. (2)

A pesar de que se ha tenido un gran avance tecnológico tanto en las técnicas de imagen, neuroquirúrgicas, de radiación oncológica y la introducción de las combinaciones de quimioterapia, los resultados han permanecidos estáticos en todos los tumores, a excepción de los meduloblastomas. (14)

El pronóstico dependerá de diferentes factores, uno de ellos es la edad de presentación, para los pacientes que presentan algún tumor cerebral al nacimiento, el pronóstico es mas pobre que cuando se desarrolla a mayor edad, ya que la presentación será de tumores grandes y agresivos.

Para los niños con meduloblastoma y con uso de terapia combinada qque incluye resección quirurgica, radioterapia y quimioteraia adyuvante, aproximadamente 70% de los niños y adolescentes presentan curación con cierta secuela neurológica. Siendo los que presentan la mutación en el gen TP53 las que presenten el peor pronóstico (14)

Referencias

1.	Furtado AD, Panigrahy A, Fitz CR. CNS and spinal tumors. En: Handbook of Clinical Neurology. Elsevier; 2016. P.p. 1139–58.

2.	Hargrave DR, Zacharoulis S. Pediatric CNS tumors: current treatment and future directions. Expert Rev Neurother. agosto de 2007;7(8):1029–42.

3.	Dang M, Peter C P. Pediatric Brain Tumors. Contin Lifelong Learn Neurol. 2017;23(6):1727–57.

4.	Khatua S, Sadighi ZS, Pearlman ML, Bochare S, Vats TS. Brain Tumors in Children- Current Therapies and Newer Directions. Indian J Pediatr. 2012;79(7):922–7.

5.	Udaka YT, Packer RJ. Pediatric Brain Tumors. Neurol Clin. 2018;36(3):533–56.

6.	Johnson KJ, Cullen J, Barnholtz-Sloan JS, Ostrom QT, Langer CE, Turner MC, et al. Childhood Brain Tumor Epidemiology: A Brain Tumor Epidemiology Consortium Review. Cancer Epidemiol Biomarkers Prev. 2014;23(12):2716–36.

7.	Paldino MJ, Faerber EN, Poussaint TY. Imaging Tumors of the Pediatric Central Nervous System. Radiol Clin North Am. julio de 2011;49(4):589–616.

8.	Wesseling P, Capper D. WHO 2016 Classification of gliomas. Neuropathol Appl Neurobiol. febrero de 2018;44(2):139–50.

9.   Louis DN, Ohgaki H, Wiestler OD, Cavenee WK, Burger PC, Jouvet A, et al. The 2007 WHO Classification of Tumours of the Central Nervous System. Acta Neu-ropathol (Berl). 2007;114(2):97–109.

10.   Costales JR, Socolovsky M, Sánchez Lázaro JA, Álvarez García R, Costales DR. Peripheral nerve injuries in the pediatric population: a review of the literature. Part III: peripheral nerve tumors in children. Childs Nerv Syst. 2019;35(1):47–52.

11.   Hsu W, Jallo GI. Pediatric spinal tumors. En: Handbook of Clinical Neurology Elsevier; 2013. P.p. 959–65.

12.   Huisman TAGM. Pediatric tumors of the spine. Cancer Imaging. 2009;9(Special Issue A):S45–8.

13.   Gajjar A, Bowers DC, Karajannis MA, Leary S, Witt H, Gottardo NG. Pediatric Brain Tumors: Innovative Genomic Information Is Transforming the Diagnostic and Clinical Landscape. J Clin Oncol. 2015;33(27):2986–98.

14.   Guerreiro Stucklin AS, Ramaswamy V, Daniels C, Taylor MD. Review of molecular classification and treatment implications of pediatric brain tumors: Curr Opin Pediatr. 2018;30(1):3–9.

15.   Glod J, Rahme GJ, Kaur H, H. Raabe E, Hwang EI, Israel MA. Pediatric Brain Tumors: Current Knowledge and Therapeutic Opportunities. J Pediatr Hematol On-col. 2016;38(4):249–60.

<u>PRESENTACIÓN CLÍNICA GENERAL DE LAS NEOPLASIAS EN SISTEMA NERVIOSO CENTRAL Y PERIFERICO EN EL PACIENTE PEDIÁTRICO</u>

PRESENTACIÓN CLÍNICA GENERAL DE LA PRESENCIA DE TUMORES

El cáncer afecta a uno de cada 600 niños menores de 16 años y, por lo tanto, representa un riesgo de salud moderado similar a la parálisis cerebral, la diabetes mellitus y la meningitis. Una cuarta parte de los cánceres infantiles surgen en el SNC y representan el mayor número de muertes por cáncer en la infancia. El 60% de los supervivientes quedan con una discapacidad pronunciada. Por tanto, los tumores del SNC son frecuentes en el contexto de una enfermedad infantil potencialmente mortal.

Los tumores del sistema nervioso central (SNC) pediátricos comprenden las segundas neoplasias malignas infantiles más comunes, después de las neoplasias malignas hematológicas, siendo el tumor de órgano sólido pediátrico más común y son la principal causa de muerte por cáncer en niños de 0 a 14 años. La incidencia de los tumores del SNC en la niñez varía con la edad, el sexo, la raza y la etnia[1].

Los síntomas clínicos se pueden resumir ampliamente en cefalea, náuseas y vómitos, ataxia y alteraciones de la marcha, parálisis de pares craneales, alteración de la visión, convulsiones, papiledema, macrocefalia, retraso en el desarrollo, síndromes neurocutáneos y endocrinopatías. Los signos clínicos agudos son causados por invasión local, compresión de estructuras adyacentes, aumento de la presión intracraneal (PIC) y obstrucción del flujo de líquido cefalorraquídeo (LCR), lo que da lugar a hidrocefalia.

En los lactantes, la macrocefalia es el síntoma de presentación más común, ya que las suturas craneales no fusionadas intentan adaptarse al aumento de la PIC. Los lactantes y, en general, los niños pequeños pueden presentar irritabilidad al no poder articular síntomas, como dolores de cabeza. Las náuseas y los vómitos son síntomas de presentación frecuentes a cualquier edad y para muchos tumores[2].

RELACIÓN CON LOS SÍNTOMAS QUE SUELEN ASOCIARSE ACORDE A SU LOCALIZACIÓN

Las manifestaciones clínicas de los tumores del SNC infantiles pueden ser sutiles y/o inespecíficas y varían con la edad del niño y la ubicación del tumor.

Los síntomas comunes basados en la ubicación del tumor son los siguientes[3]:

- *Tumores de la fosa posterior:* náuseas, vómitos, dolor de cabeza y marcha y coordinación anormal.

- *Tumores del tronco encefálico:* marcha y coordinación anormales y parálisis de los nervios craneales.

- *Tumores de la médula espinal:* dolor de espalda y / o debilidad y marcha anormal.

- *Tumores supratentoriales y centrales:* los síntomas generalmente son inespecíficos y, por lo tanto, estos tumores tienden a demorar más en su diagnóstico desde el inicio de los primeros síntomas. Los síntomas de presentación más comunes son dolor de cabeza y convulsiones.

POR LOCALIZACIÓN

A diferencia de los tumores cerebrales en la población adulta, los tumores cerebrales en la población pediátrica son principalmente de origen primario. La edad del paciente y las características de imagen y localización del tumor son claves para establecer el diagnóstico.

Los tumores supratentoriales son más frecuentes en recién nacidos y lactantes de hasta 2 años, mientras que los tumores infratentoriales son más frecuentes en niños mayores de 2 años.

Aunque algunos tumores se pueden encontrar tanto supra como infratentorialmente, los tumores que se consideran principalmente supratentoriales e intraaxiales incluyen, pero no se limitan a, astrocitomas, como astrocitoma difuso, astrocitoma anaplásico, xantoastrocitoma pleomórfico (PXA), astrocitoma subependimario de células gigantes (SEGA) y glioblastoma multiforme (GBM); oligodendrocitoma; tumor neuroectodérmico primitivo (PNET); tumor neuroepitelial disembrioplásico (DNET); ganglioglioma; y ganglioglioma infantil desmoplásico. Algunas masas extraaxiales supratentoriales incluyen quistes aracnoideos, masas de la región pineal y tumores del plexo coroideo.

Se abordará de manera general las manifestaciones clínicas de las neoplasias en el sistema nervioso central que de acuerdo a su localización será en supratentoriales, intraaxiales y extraaxiales, así mismo su manifestación si presentan o no invasión dural, invasión a senos venosos, tejido óseo y a tejidos blandos[4].

TUMORES SUPRATENTORIALES

De acuerdo a los diversos estudios, a su revisión sistemática y metanálisis de los patrones de síntomas y signos en niños con tumores del SNC, se ha observado que las manifestaciones clínicas más frecuentes de neoplasias supratentoriales se encuentran los siguientes[5]:

- Síntomas no especificados de aumento de la presión intracraneana (47%)

- Convulsiones (38%)

- Papiledema (21%)

- Signos neurológicos focales (17%)

- Cefalea (11%)

- Hemiplejia (10%)

- Náusea y vómito (8%)

- Macrocefalia (6%)

La combinación del síntoma o signo específico más común de presión intracraneal elevada con la proporción de niños que presentan síntomas o signos inespecíficos de presión intracraneal elevada proporciona una estimación de la frecuencia general de estos síntomas y signos.

Esta relación indica que los síntomas relacionados con la presión intracraneal elevada están presentes en aproximadamente el 40% de todos los tumores intracraneales, el 40% de los tumores intracraneales en niños menores de 4 años, el 20% de los tumores intracraneales que ocurren en niños con neurofibromatosis, el 80% de los tumores de fosa posterior, 60% de los centrales, 60% de los hemisféricos, 30% de los del tronco encefálico y 7% de los de la médula espinal[6].

Así tenemos que los síntomas no especificados de aumento de la presión intracraneana asociados con tumores del sistema nervioso central en lactantes y niños <4 años constituirá el 9% de la frecuencia de manifestaciones clínicas generales, mientras que en niños mayores y adolescentes será del 10%.

La presentación clínica de la PIC elevada varía según la edad del niño y si el aumento de la presión es gradual o agudo. Entre los bebés con elevación crónica y progresiva de la PIC (Ej., Tumor cerebral de crecimiento lento), la macrocefalia para la edad con una fontanela anterior abultada es la característica de presentación más común porque las suturas craneales no fusionadas pueden adaptarse a la elevación PIC sin comprometer gravemente el estado neurológico.

Además, los bebés y los niños pequeños pueden ser incapaces de articular ciertos síntomas (Ej., Dolores de cabeza) y, por lo tanto, es más probable que presenten irritabilidad. Alternativamente, los bebés pueden mostrar letargo, falta de interés en su entorno y mala alimentación[7].

Las náuseas y los vómitos son síntomas de presentación frecuentes a cualquier edad. En niños mayores y adolescentes, otros hallazgos comunes incluyen cefalea, alteraciones visuales, marcha anormal, mala coordinación y papiledema.

En niños es muy importante identificar y realizar una adecuada anamnesis para identificar si la presencia de una neoplasia del SNC se acompaña de elevación de presión intracraneana; así las características de la cefalea que presentan son: Dolor de cabeza que despierta al niño u ocurre constantemente al despertar del sueño, puede ser breve o paroxístico o cefalea llamada en trueno (poco común en niños), progresiva crónica, asociada a náuseas, vómitos persistentes, estado mental alterado, ataxia, además la cefalea empeora en posición reclinada o por tos, micción, defecación o actividad física, ausencia de aura, cambio en la calidad, gravedad, frecuencia o patrón del dolor de cabeza, cefalea occipital, sin respuesta a la terapia médica, duración del dolor de cabeza de menos de seis meses; respecto a su historia familiar aumentaría nuestra sospecha diagnostica la Ausencia de antecedentes familiares de migraña, y referente a los antecedentes del paciente serían aparte de las características de la cefalea (previamente mencionadas), edad menor de 6 años, factor de riesgo de patología intracraneal (p. Ej., Anemia de células falciformes, inmunodeficiencia, neoplasia o antecedentes de neoplasia, coagulopatía, enfermedad cardíaca con derivación intracardiaca de derecha a izquierda, traumatismo craneoencefálico, neurofibromatosis tipo 1, complejo de esclerosis tuberosa, hidrocefalia preexistente o derivación), cambio de personalidad, deterioro del trabajo escolar, síntomas asociados en el cuello o la espalda.

Se debe tener en cuenta que la exploración neurológica en niños es un verdadero arte, y más si presenta alguna patología progresiva como en la que se aborda en este capítulo, por lo que el niño no coopera (no puede completar el examen neurológico), pero se encontrara un examen neurológico anormal, con signos notables (Ej., Ataxia, debilidad, diplopía, movimientos oculares anormales, otros signos focales), papiledema o hemorragias retinianas, además observaremos anormalidades del crecimiento (aumento de la circunferencia de la cabeza, baja estatura o desaceleración del crecimiento lineal, progresión anormal de la pubertad, obesidad) o lesiones cutáneas que sugieren un síndrome neurocutáneo (neurofibromatosis, complejo de esclerosis tuberosa) que acompañan algunas neoplasias[8].

La cefalea es la manifestación más común de los tumores del SNC y se presenta en aproximadamente un tercio de los niños afectados. Como se mencionó anteriormente, los bebés y los niños pequeños pueden ser incapaces de articular la fuente de su malestar y es más probable que presenten irritabilidad.

En general, se cree que la cefalea asociada con tumores del SNC se deben al aumento de la PIC. Dicha cefalea como ya se mencionó anteriormente se describen clásicamente como un dolor de cabeza temprano, en la mañana que a menudo se alivia con los vómitos. Sin embargo, muchos niños no presentan estos síntomas clásicos, se han reportado algunos casos de cefalea nocturna.

Además, como ya fue mencionado esta cefalea casi siempre se acompaña de otros síntomas (sobre todo si presenta aumento de PIC).

Las convulsiones pueden ser un hallazgo clínico, especialmente en pacientes con lesiones supratentoriales de bajo grado. Pueden ser un hallazgo aislado o estar acompañadas de otros signos y síntomas de localización[9].

TUMORES INTRAAXIALES

Son los tumores que están dentro del cerebro. Los más frecuentes de este tipo son las metástasis de neoplasias originados fuera del cerebro, así mismo dentro de los intraaxiales, también frecuentes son los gliomas.

Los tumores intraaxiales presentan ciertas características que se deben de tener presentes al momento de realizar nuestro diagnostico; éstas son: Localización central, no están en contacto con el hueso o la hoz, normalmente no generan cambios óseos, destrucción de la unión de la sustancia blanca-gris, la cual es desplazada periféricamente, corteza cerebral expandida o edematosa, se nutren de vasos internos y comprimen las cisternas o espacios con LCR.

Además, en este grupo se tienen principalmente a los tumores de la médula espinal, los cuales pueden ocurrir dentro o adyacentes a la médula espinal, por lo que se considera que tienen una ubicación intraaxial (intramedulares) y pueden ser primarios o metastásicos.

Los tumores primarios de la médula espinal representan del 2 al 4 % de todos los tumores primarios del sistema nervioso central (SNC), un tercio de los cuales se localizan en el compartimento intramedular.

Los tumores de la médula espinal se pueden clasificar según su ubicación anatómica[10]:

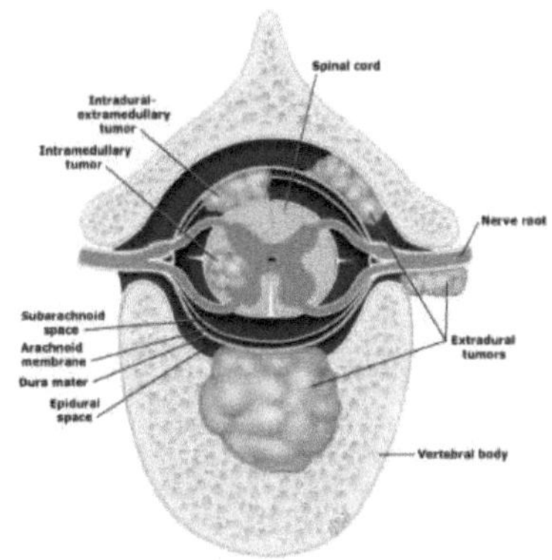

Intramedular: los tumores intramedulares surgen dentro de la médula espinal misma. La mayoría de los tumores intramedulares primarios son ependimomas o astrocitomas.

Extramedular intradural: los tumores que surgen dentro de la duramadre, pero fuera de la médula espinal se denominan "extra medulares intradurales". Los tumores más comunes en este grupo son los meningiomas y los tumores de la vaina nerviosa.

Extradural: los tumores extradurales suelen ser metastásicos y, con mayor frecuencia, surgen en los cuerpos vertebrales. Las lesiones metastásicas pueden causar compresión de la médula espinal por crecimiento epidural que resulta en compresión extrínseca de la médula espinal o de la cola de caballo o, con menos frecuencia, por invasión intradural.

Los tumores dentro o extrínsecos a la médula espinal pueden causar síntomas a través de la alteración de los elementos y vías neuronales normales, produciendo efectos tanto locales como distales. En orden de frecuencia son los siguientes[11]:

- Dolor de espalda (67%)

- Marcha anormal o dificultades de coordinación (42%)

- Deformidad espinal (39%)

- Debilidad motora focal (21%)

- Alteración del esfínter (20%)

- Disminución del movimiento de las extremidades superiores (17%)

- Retraso en el desarrollo (8%)

- Inclinación de la cabeza (7%)

- Dolor de cabeza asociado a elevación de PIC (7%)

El dolor periférico o de espalda, la debilidad focal, las anomalías en la marcha y la deformidad de la columna son los síntomas de presentación más frecuentes de un tumor de la médula espinal. Los niños pequeños pueden tener dificultad para localizar el dolor de espalda y, en cambio, pueden quejarse de dolor abdominal.

El efecto local más frecuente es el dolor que provoca el despertar nocturno. Los pacientes a menudo describen este dolor como punzante e incesante.

El sitio de esto puede proporcionar una indicación de la ubicación anatómica del tumor.

La disfunción neurológica distal a la lesión se debe a la interrupción de las vías ascendentes y descendentes de la médula espinal. Las secuelas más frecuentes son disestesias sensoriales y debilidad muscular, especialmente de la musculatura del psoas-ilíaco.

Los pacientes a menudo refieren dificultad progresiva para caminar. También puede ocurrir una pérdida sensorial distal grave y disfunción del esfínter. Aunque las manifestaciones neurológicas pueden comenzar de forma unilateral, pueden progresar hasta afectar ambos lados de la médula espinal y, por lo tanto, producir síntomas y signos bilaterales.

Los tumores cervicales pueden presentarse con tortícolis, que pueden diagnosticarse erróneamente como linfadenopatía o traumatismo local, lo que lleva a un diagnóstico tardío.

Por tanto, la tortícolis no traumático de aparición súbita debe suscitar la sospecha de un tumor de la médula espinal o un tumor de la fosa posterior, sobre todo en presencia de otros signos focales o en un niño pequeño. Los tumores que surgen del piso del cuarto ventrículo a menudo se asocian también con tortícolis y ataxia[12].

Respecto a las manifestaciones por neoplasias en encéfalo como los gliomas, la mayoría presentan[13]:

- Cefalea (50 a 60 %)
- Convulsiones (20 a 50 %)
- Síntomas neurológicos focales como pérdida de memoria, debilidad motora, síntomas visuales, déficit del lenguaje y cambios cognitivos y de personalidad (10 a 40 %).

TUMORES EXTRAAXIALES

Son tumores que no nacen del cerebro, sino de los tejidos adyacentes (meninges o nervios) y comprimen el cerebro. En general, son tumores benignos, aunque hay variantes muy agresivas. Los más frecuentes son los meningiomas y los neurinomas (schwannomas). Suelen tener un lento, pero inexorable, crecimiento, y localizarse en sitios de reflexión dural (hoz del cerebro, tienda del cerebelo, senos venosos). Otros sitios menos comunes incluyen la vaina del nervio óptico.[14]

Debemos considerar que las neoplasias extraaxiales presentan ciertas características, como al ser periféricas tienen continuidad con el hueso o la hoz, lo que provoca cambios en el hueso (esclerosis, adelgazamiento, erosión y lisis), preservan la unión de la sustancia blanca-gris, la cual se desplaza centralmente, se nutren de vasos durales, corteza aplanada o respetada, aumento de espacio subaracnoideo, cisternas y ventrículos (espacios con LCR).

Por la ubicación las manifestaciones clínicas encontrada son cambios visuales, que a menudo no se reconocen, son comunes en los meningiomas que afectan las vías ópticas. Los defectos del campo visual pueden ser causados por meningiomas paraselares. También se puede presentar atrofia óptica en un ojo y papiledema en el otro, el llamado síndrome de Foster-Kennedy (meningiomas paraselares o subfrontales).

La pérdida de visión unilateral progresiva, que puede confundirse con neuritis óptica (neoplasias que involucran la vaina del nervio óptico), debilidad leve de los movimientos extraoculares (involucro del seno cavernoso).

Pérdida de audición, esta última del tipo neurosensorial (ángulo pontocerebeloso); anosmia por compresión del tracto olfatorio.[13,14]Pueden presentar cambios en el estado mental con apatía y falta de atención.

También se pueden producir patrones característicos de debilidad de las extremidades, así una neoplasia parasagital que crece en la hoz y comprime la banda motora puede provocar debilidad bilateral en la pierna en ausencia de una lesión de la médula espinal, a nivel del foramen magnum pueden producir una secuencia sutilmente progresiva de brazo ipsilateral, luego debilidad de la pierna, seguida de debilidad contralateral de la pierna y el brazo que puede diagnosticarse erróneamente como esclerosis múltiple, a nivel de la médula espinal se presentan con frecuencia con entumecimiento y debilidad progresiva de las piernas.[15]

Otro dato que podremos encontrar es hidrocefalia obstructiva, los tumores grandes en la fosa craneal posterior pueden causar hidrocefalia obstructiva y se presentan con papiledema y cefalea matutina clásica.

Algunos tumores extraaxiales pueden invadir los senos venosos cerebrales y ocasionar trombosis de senos venosos, cursando con cefalea, que es el principal síntoma de trombosis venosa cerebral[16], dicho síntoma puede ser localizado o difuso, suele ser gradual y aumenta durante varios días. Sin embargo, algunos pacientes tienen una aparición repentina y explosiva de dolor de cabeza intenso (es decir, cefalea en trueno) que imita una hemorragia.[17-22]

La cefalea también puede parecerse a una migraña con aura.[23] El déficit focal más frecuente asociado a trombosis de senos venosos cerebrales es la debilidad con monoparesia o hemiparesia, a veces bilateral. Así mismo dependiendo el sitio de la neoplasia y el involucro del seno venoso cerebral presentara ciertas manifestaciones típicas, así la oclusión del seno sagital, lleva a déficits motores, bilaterales y convulsiones.[22-24]

La trombosis del seno lateral se presenta con frecuencia con cefalea aislada o hipertensión intracraneal aislada. Con menos frecuencia, también pueden presentarse con déficits focales o convulsiones. La afasia suele aparecer si se ocluye el seno transverso izquierdo.[25] La trombosis de la vena yugular o del seno lateral puede presentarse como tinnitus pulsátil aislado. Pueden producirse parálisis de múltiples nervios craneales en la trombosis del seno lateral, la trombosis de las venas yugular o de la fosa posterior.[26,27]

REPRESENTACION DE TUMORES DEL SNC Y MANIFESTACIONES CLINICAS

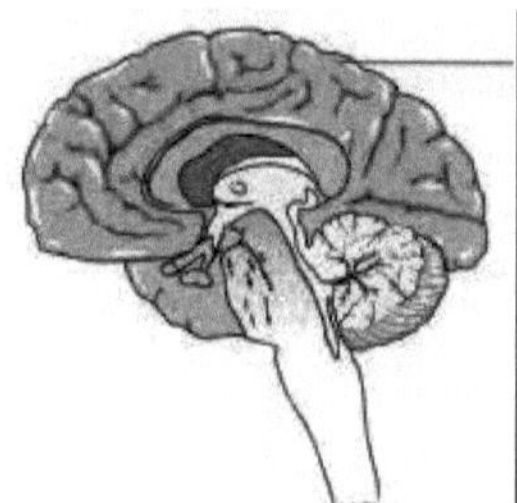

Tumores supratentoriales:

Síntomas no especificados de aumento de la PIC 47%
Convulsiones 38%
Papiledema 21%
Signos neurológicos focales 17%
Dolor de cabeza 11%
Hemiplejía 10%
Náuseas y vómitos 8%
Macrocefalia 6%

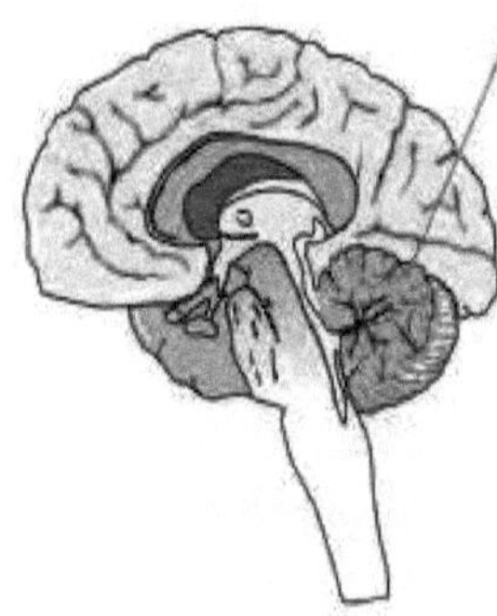

Tumores de la fosa posterior:

Náuseas y vómitos 75%
Dolor de cabeza 67%
Dificultades anormales para la marcha y la coordinación 60%
Papiledema 34%
Movimientos anormales de los ojos 20%
Letargo 13%
Náuseas sin vómitos 10%
Síntomas y signos no especificados de aumento de la PIC 9%
Pérdida de peso 9%
Debilidad motora focal 9%
Macrocefalia 7%
Conciencia deteriorada 7%
Vértigo o síntomas auditivos 7%
Entrecerrar los ojos 6%
Rigidez en el cuello 6%
Inclinación de cabeza
Traumatismo craneoencefálico accidental 5%

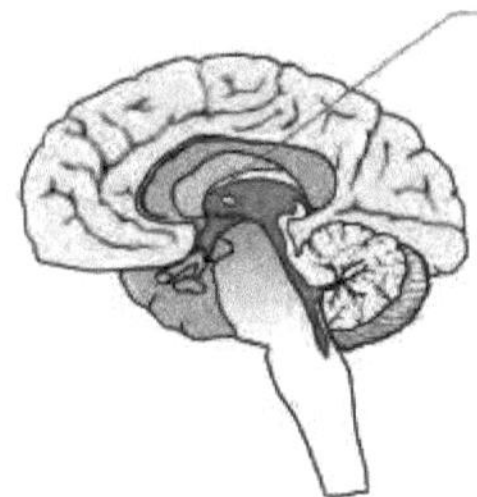
Tumores centrales:

Dolor de cabeza 49%
Movimientos anormales de los ojos y estrabismo 21%
Náuseas y vómitos 19%
Papiledema 18%
Agudeza visual reducida 16%
Síntomas y signos no especificados de aumento de la PIC 13%
Diabetes insípida 12%
Dificultades anormales para la marcha y la coordinación 10%
Atrofia óptica 9%
Cambio de comportamiento o dificultades escolares 9%
Nivel alterado de conciencia 9%
Campos visuales reducidos 8%
Convulsiones 7%
Hemiplejía 7%
Déficit motor focal 7%

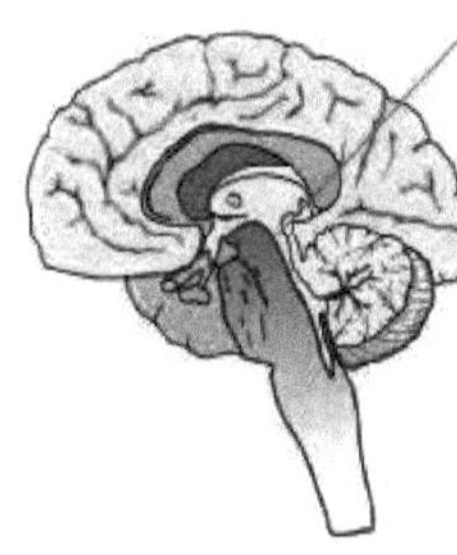
Tumores del tronco encefálico:

Dificultades anormales para la marcha y la coordinación 78%
Parálisis de nervios craneales (no especificada) 52%
Signos piramidales (no especificados) 33%
Dolor de cabeza 23%
Entrecerrar los ojos 19%
Debilidad motora focal 19%
Parálisis facial 15%
Papiledema 13%
Síntomas no especificados de aumento de la PIC 10%
Movimientos anormales de los ojos 6%
Cambio de comportamiento o dificultades escolares 5%

PRESENTACIÓN CLÍNICA GENERAL DE LAS NEOPLASIAS EN SISTEMA NERVIOSO CENTRAL Y PERIFERICO EN EL PACIENTE PEDIÁTRICO

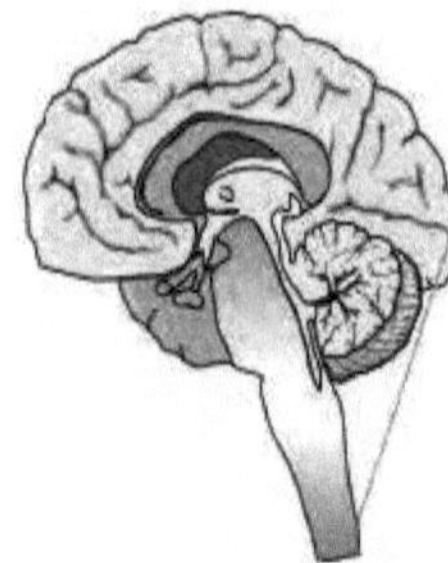

Tumores de la médula espinal:

Dolor de espalda 67%
Marcha anormal o dificultades de coordinación 42%
Deformidad espinal 39%
Debilidad motora focal 21%
Alteración del esfínter 20%
Disminución del movimiento de las extremidades superiores 17%
Retraso en el desarrollo 8%
Inclinación de la cabeza 7%
Dolor de cabeza 7%

IMAGEN MODIFICADA DE: *Wilne S., Collier J., Kennedy C., and et al .(2007). Presentation of childhood CNS tumours: a systematic review and meta-analysis. Lancet Oncol, 8, 685–95.*

Referencias:

1. Kooba M., Girard N. (2014). Cerebral tumors: Specific features in children. Diagnostic and Interventional Imaging 95, 965—983.

2. Borja M., Plaza M., Altman N., Saigal G. (2013). Conventional and Advanced MRI Features of Pediatric Intracranial Tumors: Supratentorial Tumors. AJR, 200:W483–W503.

3. Wilne S., Collier J., Kennedy C., and et al .(2007). Presentation of childhood CNS tumours: a systematic review and meta-analysis. Lancet Oncol, 8, 685–95.

4. Wilne SH, Dineen RA, Dommett RM, et al. (2013). Identifying brain tumours in children and young adults. BMJ, 347:584.

5. Chu TPC, Shah A, Walker D, Coleman MP. (2017). Where are the opportunities for an earlier diagnosis of primary intracranial tumours in children and young adults? Eur J Paediatr Neurol, 21:388.

6. Wilne SH, Ferris RC, Nathwani A, Kennedy CR. (2006). The presenting features of brain tumours: a review of 200 cases. Arch Dis Child, 91:502.

7. Newton RW. (2008). Childhood headache. Arch Dis Child Educ Pract Ed, 93:105.

8. Hayashi N, Kidokoro H, Miyajima Y, et al. (2010). How do the clinical features of brain tumours in childhood progress before diagnosis? Brain Dev, 32:636.

9. Fattal-Valevski A, Nissan N, Kramer U, Constantini S. (2013). Seizures as the clinical presenting symptom in children with brain tumors. J Child Neurol, 28:292.

10. Wilne S, Walker D. (2010). Spine and spinal cord tumours in children: a diagnostic and therapeutic challenge to healthcare systems. Arch Dis Child Educ Pract Ed, 95:47.

11. Wilson PE, Oleszek JL, Clayton GH. (2007). Pediatric spinal cord tumors and masses. J Spinal Cord Med, 30 Suppl 1:S15.

12. Fąfara-Leś A, Kwiatkowski S, Maryńczak L, et al. (2014). Torticollis as a first sign of posterior fossa and cervical spinal cord tumors in children. Childs Nerv Syst, 30:425.

13. Taylor M, Couto-Silva AC, Adan L, et al. (2012). Hypothalamic-pituitary lesions in pediatric patients: endocrine symptoms often precede neuro-ophthalmic presenting symptoms. J Pediatr, 161:855.

14. Ullrich NJ. Neurocutaneous Syndromes and Brain Tumors. (2016). J Child Neurol, 31:1399.

15. Severino M, Schwartz ES, Thurnher MM, et al. (2010). Congenital tumors of the central nervous system. Neuroradiology, 52:531.

16. Bousser MG, Russell RR. Cerebral venous thrombosis. In: Major Problems in Neurology, Warlow CP, Van Gijn J (Eds), WB Saunders, London 1997. p.27, 104.

17. Coutinho JM, Stam J, Canhão P, et al. (2015). Cerebral venous thrombosis in the absence of headache. Stroke, 46:245.

18. Cumurciuc R, Crassard I, Sarov M, et al. (2005). Headache as the only neurological sign of cerebral venous thrombosis: a series of 17 cases. J Neurol Neurosurg Psychiatry, 76:1084.

19. Agostoni E. (2004). Headache in cerebral venous thrombosis. Neurol Sci, 25 Suppl 3:S206.

20. Ameri A, Bousser MG. (1993). Headache in cerebral venous thrombosis: A study of 110 cases. Cephalalgia, 13 (Suppl 13):110.

21. Lopes MG, Ferro J, Pontes C, et al. (2000). Headache and cerebral venous thrombosis. Cephalalgia, 20:292.

22. Martins IP, Sá J, Pereira RC, et al. (2001). Cerebral venous thrombosis – May mimic migraine with aura. Headache Q, 12:121.

23. Slooter AJ, Ramos LM, Kappelle LJ. (2002). Migraine-like headache as the presenting symptom of cerebral venous sinus thrombosis. J Neurol, 249:775.

24. Lewis DW., Ashwal S., Dahl G., et al. (2002). Practice parameter: Evaluation of children and adolescents with recurrent headaches: Report of the Quality Standards Subcommittee of the American Academy of Neurology and the Practice Committee of the Child Neurology Society. Neurology, 59:490.

25. Strasburger VC, Brown RT, Braverman PK, et al. (2006). Headache. In: Adolescent Medicine: A Handbook for Primary Care, Lippincott Williams & Wilkins, Philadelphia, p.25.

26. Wilne S, Koller K, Collier J, et al. (2010). The diagnosis of brain tumours in children: A guideline to assist healthcare professionals in the assessment of children who may have a brain tumour. Arch Dis Child, 95:534.

27. Seshia SS, Abu-Arafeh I, Hershey AD. (2009). Tension-type headache in children: The Cinderella of headache disorders! Can J Neurol Sci, 36:687.

Beatriz Huiyu Li Gómez M.D./ Samanta Ruiz López

Revisor Omar Antonio Gomez Valdes M.D./Capítulo 4

ALTERACIONES ENDOCRINOLÓGICAS ASOCIADAS A TUMORES DE SISTEMA NERVIOSO CENTRAL EN PACIENTES PEDIÁTRICOS

INTRODUCCIÓN

El diencéfalo está formado en su mayoría por el tálamo, de igual manera lo constituyen el hipotálamo, el subtálamo y el epitálamo. En el tálamo se dividen por subtipos patológicos que muestran características similares a las que se encuentran en localizaciones supratentoriales aunque la mayoría de las lesiones son gliales.

La hipófisis es una glándula ubicada en la silla turca del Esfenoides. La hipófisis tiene un papel sumamente importante porque representa al centro regulatorio endócrino del organismo. Esta glándula se divide en dos porciones: la anterior que comprende a la Adenohipófisis y la posterior que abarca a la Neurohipófisis.

El segmento anterior segrega a las hormonas ACTH, TSH, GH, FSH y LTH, mientras que el segmento posterior solamente segrega Vasopresina y Oxitocina. La presencia de un tumor que involucra a la hipófisis va a dar un cuadro clínico florido acorde al área hipofisaria afectada.

Los tumores hipofisarios se caracterizan por ser, predominantemente, lesiones benignas que en ocasiones provocan por su extensión afectación hipotalámica.

Pueden ser no funcionantes u originar hiperproducción hormonal que origine hiperfunción de algún eje hipotálamo-hipofisario, manifestándose como alteraciones autonómicas y disregulación de la temperatura corporal así como diabetes insípida. En este capítulo se describirán las principales características acerca de los tumores diencefálicos y de la región selar.

Tabla 1- Eje Hipotálamo-Hipófisis-Ovario

Eje hipotálamo – Hipófisis - Ovario		
Hipotálamo	**Hipófisis**	**Órgano blanco**
GnRH	LH y FSH	Gónada: Estrógenos, Progesterona, Inhibina, Activina
GHRH (Somatostatina)	GH	Crecimiento tisular
CRH	ACTH	Corteza suprarrenal: Esteroides

| Factor inhibidor prolactina (Dopamina) | PRL | Glándulas mamarias |
| TRH | TSH | Tiroides: T4 y T3 |

EPIDEMIOLOGÍA

Los tumores de la región selar comprenden un porcentaje alto de las neoplasias en la población adulta y pediátrica. En la población adulta, por ejemplo, un 90% de los tumores presentes son Adenomas hipofisarios de tipo no funcionantes, el 10% restante abarca una gama muy vasta de posibilidades diagnósticas.

En niños y adolescentes con tumores de la región selar los craneofaringiomas ocupan el primer lugar de incidencia. Los craneofaringiomas, por su parte, presentan una distribución etaria bimodal afectando con un primer pico a la población pediátrica y un segundo pico en la sexta década de la vida.

Los tumores de células germinales se manifiestan principalmente en las primeras dos décadas de vida. Los meningiomas son raros en la edad pediátrica, pero su incidencia aumenta en la edad adulta y son más comunes en la población femenina con una relación de 2:1 en mujeres:hombres.

Los tumores talámicos, por otro lado, ocupan entre el 1% y 5% de todos los tumores cerebrales pediátricos, se le da poco enfoque a estas entidades patológicas por su baja presentación.

TUMORES DIENCEFÁLICOS

Los tumores en región diencefálica se asocian a alteraciones neuroendocrinas como diabetes insípida, somnolencia, anorexia y alteraciones visuales. El tálamo representa la mayor parte del diencéfalo, siendo parte de este de igual manera el hipotálamo, el subtálamo y el epitálamo.

Es un complejo que se sitúa en la profundidad del hemisferio cerebral, en la parte basal anterior está expuesta al área que contiene las estructuras hipotalámicas, en la parte posterior basal se encuentra la la sustancia negra y los pedúnculos cerebrales.

Extendiéndose desde el foramen interventricular hasta la comisura posterior. En la parte medial se encuentra el tercer ventrículo y en la parte superior el ventrículo lateral y el cuerpo calloso, lateralmente está la cápsula interna, los ganglios basales y la corteza insular en el plano coronal.

El hipotálamo es una estructura que forma parte del diencéfalo siendo una glándula endócrina ubicada por debajo del tálamo. Integrador del sistema nervioso vegetativo, se encarga de regular el control de la homeostasis mediante un sistema de retroalimentación. Se encarga de producir hormonas que regulan la secreción hormonal por parte de la hipófisis. Tumores talámicos se subdividen en focales, difusos y bilaterales, se expanden hacia la sustancia blanca circundante, abarcando tercera cavidad ventricular y tercera.

Existe un subgrupo que abarca hasta el pedúnculo cerebral del mesencéfalo llamados talamopedunculares, los cuales se manifiestan con hemiparesia e hidrocefalia.

Los tumores bitalámicos y gliomas multifocales tienen origen de novo, en raras ocasiones se originan de manera unilateral y estos migran por comisuras intertalámicas como la comisura habenular o comisura posterior, lo más común es que progresen principalmente de manera bilateral siendo simétricos.

HALLAZGOS CLÍNICOS

La mayoría se manifiesta entre los 8 a los 10 años, con una duración de los síntomas aproximadamente de 6 meses, la duración corta se asocia a peor pronóstico. Síntomas por aumento de presión intracraneal siendo los más comúnes, debido a una obstrucción del tercer ventrículo posterior o aumento de la masa tumoral, como cefalea, letargo, náusea, vómito hasta llegar a estupor y coma; por afectación focal de núcleos talámicos y por infiltración de estructuras cercanas.

Las lesiones en dorsomedial pueden ocluir uno o ambos agujeros de Monro y causar hidrocefalia. Lo más común es déficit motor las cuáles se presentan más en lesión de tálamo ventrolateral, causando una compresión o infiltración de la cápsula interna.

Síntomas visuales en 50% de los casos, presentando hemianopsia, pupila miope poco reactiva y parálisis oculomotora ipsilateral, se pueden afectar tractos ópticos y ganglios geniculados dando déficits de campo; por afectación de segmento retrolenticular de cápsula interna o tegmento del mesencéfalo son característicos de los déficits oculomotores.

Manifestaciones poco comunes son el síndrome talámico clásico caracterizado por hiperestesia contralateral, debilidad contralateral, ataxia y dolor espontáneo persistente, así como los trastornos del movimiento. En caso de que se presente se asocia a temblor seguido de distonía, temblor de Holmes, no rítmico en reposo que empeora con el movimiento. Tumor bitalámico con cambios de personalidad, pérdida de memoria, confusión, alucinación, hiperfagia y bradifrenia.

La presencia de discinesias y blefarosespasmo bilateral se observa en lesiones focales o en región subtalámica, pueden presentar problemas del habla o convulsiones. Las endocrinopatías se presentan cuando hay afectación en hipotálamo, si se afectan tractos mamilotalámicos o fórnices hay disfunción cognitiva así como problemas de memoria.

DIAGNÓSTICO POR IMAGEN

Es muy importante las apariciones radiológicas ya que pueden dar una descripción acerca de la histología y del tipo de tratamiento.

Existen 4 patrones de estas lesiones en la Tomografía computarizada y la Resonancia Magnética.

1. Primer Patrón: se visualiza un tumor sólido hipodenso en la TC sin contraste. En la RM en T1 se observa hipointenso a isointenso, en T2 hiperintenso, con un nivel moderado o ausencia de edema y sin realce de contraste. Lo cual sugiere un astrocitoma difuso no anaplásico, si se agrega infiltración se sugiere una lesión de grado mayor.

2. Segundo Patrón: en la TC sin contraste se observa un tumor sólido con o sin contrapartes quísticas que parece hipodenso.

   En la RM en T1WI se visualiza hipointenso e hiperintenso en T2WI y con realce de contraste aunque este patrón no es específico y se presenta en muchos tipos de tumores se requieren características adicionales para subclasificar como la presencia de márgenes bien definidos y área de contraste homogénea, probablemente por el patrón histológico se clasifica como astrocitoma pilocítico o rara vez en ganglioglioma; si los márgenes son mal definidos con realce de contraste no homogéneo se trata de un astrocitoma de alto grado. Otras características asociadas son la presencia de edema extenso, necrosis o hemorragia que sugiere glioblastoma o tumor rabdoide teratoide atípico.

3. Tercer patrón: En la TC se trata de un tumor sólido con o sin componentes quísticos con calcificación. En la RM en T1WI se observa hipointensidad no homogénea e hiperintensidad en T2WI con realce de contraste lo que nos habla de posibles oligodendrogliomas u otros gliomas.

4. Cuarto patrón: En la TC sin realce se observa un tumor sólido o predominantemente sólido que es hiperdenso. En la RM en T1WI se observa hipointenso o isointenso, en T2WI con realce de contraste que infiltra las paredes del tercer ventrículo posterior. Sugestivo de un tumor de células germinales incluso si la glándula pineal no está afectada o un linfoma. El diagnóstico diferencial de las lesiones bilaterales es encefalitis, trastornos mitocondriales y metabólicos.

Lesiones focales subclasificación por la interfaz cerebro- tumor, quística o no quística, captación de contraste e intensidad en secuencias de la resonancia.

CLASIFICACIÓN DE TUMORAL:

- Unilaterales surgiendo de tálamo con posible extensión a estructuras cercanas.
- Talamopedunculares en la unión de estos con extensión simétrica supratentorial e infratentorial.
- Bilaterales origen en ambos tálamos.

HALLAZGOS HISTOPATOLÓGICOS

Histológicamente el astrocitoma pilocítico juvenil es focal, el subtipo difuso es de tipo fibrilar, las lesiones pilocíticas ejercen un efecto de masa, la superficie ependimaria no se rompe en la mayoría de los casos superomedialmente. Al momento de realizar la biopsia de la lesión se asocia con un grado más bajo, siendo de un peor pronóstico ya que toma un curso maligno de manera que al hacer el diagnóstico de tipo molecular se aclara el curso de la lesión.

Los tumores pediátricos del sistema nervioso central más comunes son los gliomas de bajo grado, en un tercio del total de la población que presenta este trastorno. De origen glial la mayoría de estos tumores, su origen de células gliales subependimarias o de células gliales dentro de tractos de sustancia blanca del tálamo subdividiendo núcleos diencefálicos.

Lesión bien delimitada con características microquísticas o macroquísticas tratándose de astrocitoma pilocítico juvenil, de bajo grado,con infiltración tumoral mínima. Los astrocitomas pilocíticos juveniles y lesiones de grado II de la OMS son clasificados como gliomas de bajo grado, siendo compleja por tener elementos gliales o ganglionares mixtos, siendo el pilomixoide un subtipo de bajo grado que puede dar mal pronóstico, en cambio lesiones grado III a IV como gliomas de alto grado. El astrocitoma fibrilar grado II-IV de la OMS, altamente infiltrativo, con distinción limitada, difuso.

PREDISPOSICIÓN GENÉTICA Y PATOLOGÍA MOLECULAR

Están en investigación las neoplasias que presentan mutaciones en variantes de histonas H3.3, presentándose de igual manera en gliomas pontinos intrínsecos difusos, con un curso maligno, los de bajo grado los que tienen fusiones BRAF.

Los variantes de histonas H3.3 tienen un mal pronóstico, se debe dar un enfoque quirúrgico menos agresivo. La biopsia es fundamental para establecer genotipo molecular.

TRATAMIENTO

La presión intracraneal requiere de derivación de LCR hasta en un 50% al 75% de los pacientes que presentan este padecimiento.

Las lesiones en tálamo y estructuras cercanas no pueden ser resueltas debido a la complejidad de los circuitos neuronales, sin embargo en los últimos años se ha logrado avanzar en esta área, se aprovecha el ventrículo como espacio de trabajo quirúrgico con una proyección más amplia. Ya se cuentan con diferentes técnicas para lograr un mejor resultado y adaptarse a cada caso, siendo los siguientes:

Transventricular transcortical el cuál es a través del lóbulo frontal, occipital transtemporalmente o transparietalmente más abordaje transcortical transfrontalmente precoronal o coronal provocando una menor ruptura de venas parasagitales siendo una opción para lesiones grandes que ascienden a corteza o con ventrículos laterales grandes, transventricular transcalloso interhemisférico, parasplenial interhemisférico posterior el cual es excelente para lesiones en pulvinar teniendo cuidado al retraer lóbulos occipitales ya que se puede dañar la vena occipital interna o provocar un infarto occipital por consiguiente defecto del campo visual, supracerebeloso infratentorial en caso de tumores en tálamo posteroinferior o pulvinar, transilviano transinsular en casos seleccionados ya que la lesión empuja la rama posterior de la cápsula interna y los ganglios basales hacia delante, estereotáctico y endoscópico solo para casos de diagnóstico tisular como en tumores bilaterales o unilaterales que no son claros.

Se debe de tomar en cuenta el origen, si se disemina y si la neoplasia llega a una superficie ventricular, siendo más difícil de penetrar. Se debe de generar una planificación preoperatoria ya sea con tractografía por resonancia magnética, se debe de conocer la dirección de desplazamiento de los tractos corticoespinales para el abordaje quirúrgico optando por una citorreducción radical o biopsia de la lesión.

En espacio ventricular se opta por abordaje interhemisférico siendo el caso del transcalloso anterior es adecuado debido a que no altera la sustancia blanca o cortical, limitado debido a las venas en seno sagital superior.

Protege vasos parasagitales, el hemisferio medial se moviliza realizándose disección interhemisférica sin sangre, movilizando arterias pericallosas. Lesiones talámicas abordaje en ventrículo lateral ipsilateral, la anatomía venosa, plexo coroideo y agujero de Monro nos orientan.

Cuando infiltran a nivel de ventrículos se requiere movilizar plexo coroideo suprayacente, la vena coroidea posterior se puede cauterizar sin consecuencias, si se necesita agrandar foramen de Monro se puede seccionar vena talamoestriada con una recurrencia de infarto venoso baja, se busca preservar todas las venas intraventriculares.

La neuronavegación intraoperatoria por resonancia magnética es fundamental, para controlar la citoreducción. Realizar reducción de volumen, teniendo en cuenta la coagulación para no dañar perforantes que irrigan, siendo las neoplasias malignas sometidas a reducción de volumen interno con cautela en el borde. Tener precaución en la rodilla de la cápsula interna se encuentra cerca de la cara anterolateral del tálamo generando hemiparesia, teniendo monitorización continua de los potenciales evocados somatosensoriales y motores con estimulación directa del tracto.

Complicaciones como lesión mecánica por déficits sensoriales con presencia de síndrome de dolor neuropático contralateral, síndrome de Dejerine-Roussy con daño isquémico, siendo necesaria la rehabilitación incluso para los déficits posoperatorios leves.

Infartos venosos ya que los abordajes interhemisféricos requieren craneotomía sobre o a través del seno sagital, donde las grandes venas parasagitales drenan en este seno y sacrificarlas puede provocar congestión venosa e infartos corticales. Con el software de reconstrucción multiplanar, se localizan estos vasos preoperatoriamente y se modifica la craneotomía. La retracción intraoperatoria también es una causa importante, prefiriendo la retracción dinámica suave con el cerebro protegido por tiras de vendaje no adherente ya sea Telfa o empanadas de algodón neuroquirúrgico Cottonoids a la retracción fija. Por obstrucción del sistema venoso cerebral interno puede haber infartos venosos diencefálicos, presentando hemiplejía y mutismo hasta coma.

Una lesión talámica dorsomedial unilateral puede generar problemas de memoria y signos de lóbulo frontal, igual que el daño bilateral causa posterior amnesia diencefálica.

TUMORES DE LA REGIÓN SELAR

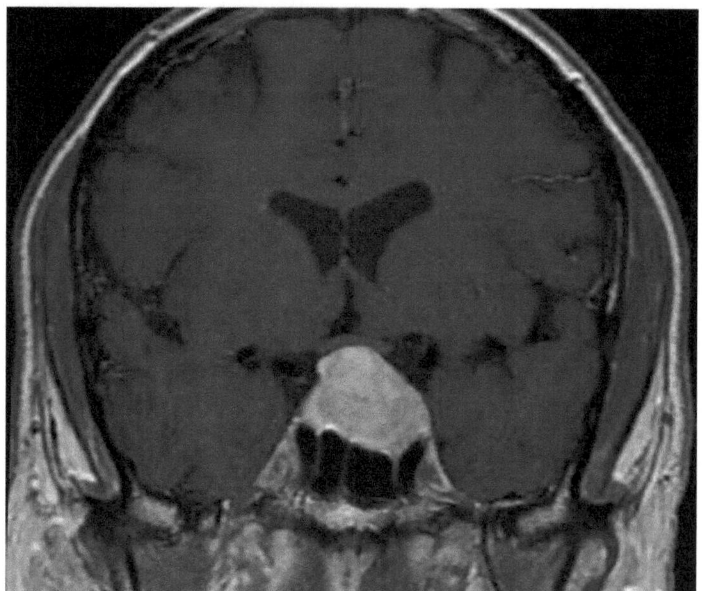

Figura 1 - Imagen de RMN en corte coronal T1 realzado con gadolinio que objetiva una masa selar de grandes dimensiones y que comprime el quiasma en un paciente con macroadenoma hipofisario.

FISIOPATOLOGÍA

La mayor parte de los adenomas hipofisarios son monoclonales y esporádicos. La tumorigenesis está ampliamente relacionada con alteraciones genéticas asociadas a la transcripción con expresión anormal en los genes PTTG, GADD45 gamma y MEG3.

Alrededor del 5% de los pacientes con adenomas hipofisarios tienen antecedentes heredofamiliares que los predisponen a la formación tumoral. En estos casos, la manifestación del tumor suele ser en edades tempranas. Estos síndromes familiares tienen una transmisión autosómico dominante e involucra mutaciones en la inactivación de los genes supresores de tumores.

Entre los síndromes familiares conocidos están: MEN 1 - asociado a mutación en el gen codificante de menina, MEN 4 - asociado a mutación en el gen CDKN1B codificante de p27, complejo Carney - asociado con mutaciones en el gen PRKAR1A y Adenoma Hipofisario único familiar que está asociado con mutaciones en el gen codificante para el receptor de la proteína que interactúa con hidrocarbono aryl.

DIAGNÓSTICO POR IMAGEN

Los estudios de imagen mayormente usados para evaluar masas tumorales en la región selar son la Resonancia magnética y la TAC.

La Resonancia Magnética es el estudio de elección para abordar tumores de la región selar. Se establece un protocolo de estudio con resonancia magnética específica para la hipófisis que incluyen proyecciones de tipo T1 y T2 en cortes coronales y sagitales, con y sin administración de gadolinio para mayor especificidad al observar la zona.

En las secuencias T1, los microadenomas hipofisarios se visualizan hipodensos con respecto al parénquima, sin embargo, si no se utiliza gadolinio la imagen tumoral puede perderse. Generalmente, en las proyecciones T1, las lesiones brillantes indican la presencia de sangre, fluidos quísticos o altos contenidos de proteína o grasa, mientras que las lesiones brillantes en proyecciones de tipo T2 son predominantemente de origen quístico.

Los macroadenomas hipofisarios presentan un crecimiento principalmente lento por lo que causan expansión y remodelación del piso selar y son fácilmente identificables pues presentan un realce heterogéneo en imágenes con contraste.

Los meningiomas se realzan homogéneamente después de la administración de contraste, además exhiben una "cola dural", el cual es un signo característico pero no patognomónico de estas lesiones en los estudios de imagen.

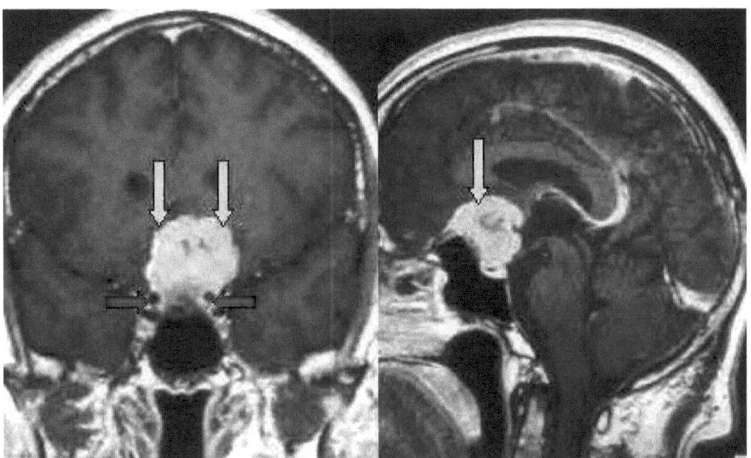

Figura 2 - Proyección en T1 de un Meningioma con el "Signo de la cola dural" señalada en las flechas por un realce de la duramadre adyacente a la lesión.

Las lesiones que abarcan el infundíbulo son principalmente de etiología inflamatoria (hipofisitis), infecciosas, quísticas (Craniofaringiomas o quistes de Rathke) o neoplásicas (tumor de células germinales, meningiomas, gliomas, linfomas o metástasis de tumor pulmonar o mamario primario).

La evaluación de la región selar por tomografía axial computarizada suele ser de ayuda es situaciones específicas para demostrar erosión ósea, calcificación de la masa selar o hemorragias dentro de las lesiones selares.

ESTUDIOS DE LABORATORIO

Valores de referencia hormonales		
Hormona	Valor normal	Indicación de estudio
Oxitocina	2 – 29 ng/ml >100 ng/ml – Sugestivo de prolactinoma	Se debe de tomar extracción en ayunas, a primera hora de la mañana.
Vasopresina	Se considera criterio diagnóstico si los valores basales aumentan: • Cortisol ≥ 20% • ACTH ≥ 50% IPS-P – indicativo de tumor secretor de ACTH hipofisario • > 2.0 – antes de estímulo con CRH • > 3.0 – después de estímulo con CRH *IPSS bilateral + Estimulación con CRH tiene una especificidad y sensibilidad del 98.9%	El paciente debe estar en ayuno por 12 horas, realizarse la prueba de estimulación antes de las 10 am. No debe de haber consumido glucocorticoides en un periodo de dos semanas anteriores a la realización de la prueba, así como abstención de ingesta de sal 24 horas previas. Posterior a la administración de ACTH se debe de tomar muestra de sangre a los 0, 15, 30, 45 y 60 min. La medición de ACTH en el seno petroso inferior y periféricas simultáneas confirman de manera fiable la presencia o ausencia de un tumor hipofisario secretor de ACTH. Es el método más exacto para diferenciar al Sx. de Cushing dependiente de ACTH.
Prolactina	• 0.4 – 4 mUI/ml	Determinaciones aisladas son adecuadas.
ACTH – Prueba de estimulación de ACTH, IPSS (Inferior Petrosal Sinus Sampling)	GH • Recién nacido: > 20 ng/ml IGF-1 (ng/ml) • 0 – 2 años ▪ Media: 44	El factor de crecimiento similar a insulina tipo 1 (IGF-1) se secreta dependientemente de la acción de GH. Sus niveles circulantes

TSH	<ul><li>Rango: 17 – 100</li></ul>• 3 – 5 años<ul><li>Media: 57</li><li>Rango: 24 - 133</li></ul>• 6 – 8 años<ul><li>Media: 100</li><li>Rango: 44 – 200</li></ul>• 9 – 11 años<ul><li>Media: 122</li><li>Rango: 60 - 201</li></ul>• 12 – 14 años<ul><li>Media: 250</li><li>Rango: 88 - 424</li></ul>• 15 – 17 años<ul><li>Media: 262</li></ul>Rango: 89 - 514	basales se mantienen constantes durante 24 horas por lo que es más útil que la determinación de GH que tiene una secreción pulsátil. Valores bajos de IGF-1 ajustados por edad y sexo sugieren fuertemente el diagnóstico de déficit de GH.
	Niveles postpuberales de LH y FSH aumentan:<ul><li>**LH: 6 – 10 veces**</li><li>**FSH: 4 – 6 veces**</li><li>**LH/FSH > 0.66 – predictor de pubertad**</li></ul>**Mujeres FSH**<ul><li>**Prepuberal: 0 – 4 mUI/ml**</li><li>**Pubertad: 0.3 – 10 mUI/ml**</li><li>**Menstruación: 4.7 – 21.5 mUI/ml**</li></ul>**Hombres FSH**<ul><li>**Prepuberal: 0 – 5 mUI/ml**</li><li>**Pubertad: 0.3 – 10 mUI/ml**</li></ul>**Hombres y mujeres LH: 2 – 10 mUI/ml** ***Una disminución de los niveles basales de LH y FSH ayudan a orientar hacia una insuficiencia gonadal secundaria por insuficiencia hipofisiaria**	**Realizar la prueba por la mañana, con ayuno de 8 – 12 horas previas. El paciente debe de permanecer en reposo por más de 15 minutos antes y durante la prueba. Se aplica GhRh a 2.5 mcg/kg de peso corporal disuelto en 1 ml de solvente. Se toman muestras sanguíneas a los 0, 15, 30, 45, 60 y 90 minutos para determinar niveles de LH y FSH.**

Grupo edad	Niños (ng/mL)		Niñas (ng/mL)	
	Media	Rango	Media	Rango
0 a 2 años	43	19-78	45,1	15,3-119
3 a 5 años	52,4	14-154	63,6	34-112
6 a 8 años	79	44-130	120	44-266
9 a 11 años	83,7	30-113	161	90-294
12 a 14 años	209	74-373	291	102-486
15 a 17 años	241	53-450	264,7	125-579

Tabla de referencia de valores de IGF-1 por edad y sexo.

En todo paciente con presencia de una masa tumoral, se debe evaluar el exceso de las hormonas hipofisarias. Aquellos pacientes con lesiones de grandes dimensiones o que invaden el infundíbulo, independientemente de su tamaño, deben de también ser analizados para identificar deficiencia de hormonas hipofisarias.

El abordaje para identificar exceso de hormonas hipofisarias incluye prolactina sérica, IGF - 1, TSH,T4 libre, cortisol en saliva, cortisol urinario en 24 horas y la prueba de supresión con dexametasona.

Si se evidencian niveles mayores a 200 ng/ml de prolactina es sugestivo de un prolactinoma. Si se manifiesta hiperprolactinemia pero a niveles inferiores a 200 ng/ml la sospecha diagnóstica se dirige hacia la presencia de un efecto de masa por una lesión tumoral no funcionante.

Para identificar deficiencia de hormonas hipofisarias, se debe de realizar una prueba de cortisol sérico, determinación de T4, testosterona sérica en hombres, así como indagar sobre los antecedentes menstruales en mujeres.

La determinación de IGF1 sérico es muy útil en el tamizaje de deficiencia de hormona de crecimiento en niños y adolescentes, pero carecen de especificidad diagnóstica en adultos. Similarmente, el análisis de niveles séricos al azar de corticotropina, tirotropina o gonadotropina no son de utilidad diagnóstica para identificar deficiencias hormonales hipofisarias, sin embargo, son prácticos para distinguir hipofunción de tipo central o primaria.

HALLAZGOS CLÍNICOS

Los tumores de la región selar presentan una diversidad de datos clínicos acorde a su ubicación, tamaño y estirpe celular. Por ello, sus manifestaciones clínicas van a ser clasificadas dentro de tres consideraciones especiales: 1) por el efecto de masa, 2) por el exceso de hormonas hipofisarias y 3) por la deficiencia de hormonas hipofisarias que puede producir el tumor.

Los tumores grandes, que usualmente abarcan más de 10 mm de diámetro (como por ejemplo, los macroadenomas hipofisarios) pueden comprimir estructuras adyacentes y dar, por consiguiente, una variedad de signos y síntomas. Entre estas manifestaciones es común encontrar alteraciones del campo visual (principalmente caracterizado por hemianopsia bitemporal resultante de la compresión del quiasma óptico o diplopia por la compresión de los nervios craneales III, IV o VI), cefalea, dolor o parálisis facial (por compresión del nervio V), convulsiones parciales complejas (por compresión del lóbulo temporal) e hidrocefalia (por compresión del tercer ventrículo).

EXCESO DE HORMONAS HIPOFISIARIAS

- Los adenomas hipofisarios secretores de prolactina se caracterizan por manifestarse con hipogonadismo e infertilidad en ambos géneros, así como galactorrea en mujeres principalmente.

- Los adenomas hipofisarios secretores de hormona del crecimiento están relacionados a gigantismo, cuando ocurren durante la infancia o adolescencia, y acromegalia, cuando se presentan en la edad adulta.

- Los adenomas hipofisarias secretores de gonadotropinas no suelen manifestarse por el exceso de hormonas, sin embargo, en casos muy poco comunes pueden presentarse como pubertad precoz, oligomenorrea, ovario poliquístico e infertilidad.

- Los adenomas hipofisarios secretores de corticotropina causan hipercortisolismo patológico, considerándose entonces al síndrome de Cushing como resultado de una Enfermedad de Cushing.

- Los adenomas hipofisarios secretores de tirotropina se asocian principalmente a hipertiroidismo, las manifestaciones extratiroideas de la Enfermedad de Graves como el mixedema pretibial, acropaquia y orbitopatía tiroidea son poco comunes.

- El síndrome de secreción inadecuada de ADH es más frecuente en pacientes con tumores hipofisiarios de grandes dimensiones.

DEFICIENCIA DE HORMONAS HIPOFISIARIAS

Lesiones tumorales de gran tamaño, que usualmente exceden los diez milímetros de diámetro suelen comprimir a la hipófisis y causar hipopituitarismo con deficiencia de hormona del crecimiento, hipogonadismo, hipotiroidismo, hipoadrenalismo o diabetes insípida de tipo central.

Es importante mantener como sospecha diagnóstica una alteración de la región selar en pacientes que hayan sido diagnosticados con: 1) Sarcoidosis y múltiples lesiones cutáneas, inflamación ocular y ensanchamiento de la glándula lagrimal; 2) Histiocitosis de Langerhans con manifestaciones cutáneas, óseas, pulmonares o que comprometan otro órgano sólido; 3) Infecciones que involucren la Hipófisis.

SÍNDROMES ENDOCRINOLÓGICOS

Como anteriormente se mencionó en el capítulo, la presencia tumoral en la región selar y el diencéfalo frecuentemente está relacionada con el desarrollo de alteraciones endocrinológicas. A continuación se nombran los síndromes endócrinos más usualmente asociados a la presencia tumoral en estas regiones:

SÍNDROME DE CUSHING

El síndrome de Cushing se define como el conjunto de signos y síntomas resultantes de la elevación persistente, inapropiada y mantenida de niveles circulantes en sangre de glucocorticoides o hipercortisolismo.

Comprende tres trastornos patogénicos distintos, siendo el de origen hipofisiario el más predominante en cuanto a incidencia con un 68% de presentación. La enfermedad de Cushing, es la manifestación de enfermedad por hipercortisolismo secundaria a un tumor productor de cortisol, frecuentemente un microadenoma hipofisario con un pico de máxima incidencia en la etapa puberal.

Las manifestaciones típicas de un paciente con síndrome de Cushing son:

- Obesidad centrípeta con facies de luna llena, mejillas rubicundas, boca de carpa y cuello de búfalo con extremidades relativamente delgadas a comparación de la obesidad central

- Retraso de crecimiento y pubertad por inhibición de la secreción de hormona de crecimiento e inducción de factores anti IGF-1 y de la síntesis de mucopolisacáridos de la matriz ósea del cartílago de crecimiento y de la proliferación epifisiaria

- Osteopenia por bloqueo de la absorción intestinal de calcio como consecuencia de inhibición del efecto de vitamina D en la luz intestinal, inhibición de la hidroxilación hepática de la vitamina D e inhibición de la reabsorción tubular de calcio

- Estrías cutáneas rojo violáceas mayores a 1 cm de diámetro que se localizan principalmente en el área abdominal, nalgas, mamas y brazos producidas por la pérdida de tejido celular subcutáneo consecuente al exceso de glucocorticoides.

- Hirsutismo con vello áreas de bigote, mejillas, acné, trastornos menstruales y alopecia.

- Debilidad muscular ocasionada por disminución de la síntesis proteica y atrofia de fibras musculares, con mayor afectación en músculos proximales.

- Hipertensión resultante por el aumento de la actividad del sistema renina angiotensina aldosterona y elevación de angiotensinógeno y angiotensina.

TRATAMIENTO

Para los tumores ubicados en la región selar, el método terapéutico de elección para la resección tumoral es por medio de una cirugía hipofisaria transesfenoidal.

En pacientes con Enfermedad de Cushing, la extirpación del adenoma productor de ACTH por vía transesfenoidal consigue en la mayoría de los casos una rápida supresión del hipercortisolismo.

Esta cirugía está indicada en aquellos pacientes que obtienen una frenación de ACTH superior al 50% con dosis altas de Dexametasona (8 mg) o cuando se estimula con CRH, o bien, si el tumor se puede detectar con RMN o si no es detectable en la RMN pero presenta una respuesta positiva al test de CRH con cateterización selectiva de los senos petrosos inferiores (CSPI). Para realizar la cirugía, previamente se debe de administrar al paciente cobertura perioperatoria de glucocorticoides a dosis de estrés.

La dosis de glucocorticoides se deben de ir escalando considerando los niveles de ACTH de monitoreo. Alrededor del cuarto al quinto día postoperatorio se debe de realizar una prueba de CHR para valorar el resultado quirúrgico. Si la resección del adenoma fue satisfactoria, los niveles de ACTH y cortisol basales estarán abajo de 3 mg/dl y no mostrará respuesta tras estímulo. Los pacientes sometidos a este procedimiento quirúrgico ameritan tratamiento hormonal sustitutivo con hidroaltesona hasta mostrar recuperación del eje hipotálamo - hipofisario.

Entre las técnicas que se pueden considerar para la resección del tumor están la adenomectomía si el tumor está bien delimitado, siendo una técnica de elección por las secuelas hormonales leves que presenta, o bien, una hemihipofisectomía en los casos donde el microadenoma no está bien delimitado por técnicas de imagen pero que muestra lateralización positiva con cateterismo de senos petrosos. Si hay recurrencia, se debe de realizar hipofisectomía total o subtotal. En la enfermedad de Cushing lo primordial es el tratamiento quirúrgico pero en ocasiones se requiere tratamiento médico si la cirugía está contraindicada, se retrasa o no tiene gran éxito. Se utilizan los inhibidores de enzimas suprarrenales o adrenolíticos dirigidos a la hipófisis y antagonistas de receptores de glucocorticoides. En el caso de un tumor corticotropo leve se usa cabergolina o pasireotida normalizando cortisol libre en orina de 24 horas en un 20-40%. Mifepristona siendo un antagonista de glucocorticoides se usa en caso de intolerancia a la glucosa en pacientes con síndrome de Cushing que no son aptos para cirugía.

Un tercio de los tumores hipofisarios son macroadenomas, localmente invasivos, un 0.1 al 0.2% son carcinomas que metastatizan a nivel del Sistema Nervioso Central o sistémico. Los tumores corticotropos agresivos son resistentes al tratamiento y tienen un pronóstico poco favorable de unos pocos meses a varios años, la quimioterapia puede ser una opción pero provoca remisión temporal en poco porcentaje de los pacientes que lo presentan. En inmunohistoquímica de baja expresión de enzima reparadora de ADN O6-metilguanina-ADN metiltransferasa MGMT parece predecir capacidad de respuesta.

En caso de que la fertilidad sea un tema de importancia para el paciente, no se encuentre tumor o no sea curable mediante resección se elige la irradiación hipofisaria, también en niños menores de 18 años. Después de la cirugía transesfenoidal el acelerador lineal de megavoltaje mejora el hipercortisolismo en un 85% si se usa después de cirugía citorreductora en adultos y en 85% como monoterapia en niños. Un máximo beneficio es en un periodo de 6 a 12 meses pero requiere de más tiempo en ciertos casos por lo que se deben usar uno o varios inhibidores de las enzimas suprarrenales.

Se le puede administrar una única dosis alta de radioterapia con alta precisión, la SRS mejor un solo tratamiento que la radioterapia fraccionada y provoca menos irradiación a tejidos neuronales, si el adenoma es de 3 a 5 mm cercano a tejidos sensibles a la radiación como quiasma óptico y otras partes de la vía óptica se deben de manejar con radioterapia fraccionada ya que si es una gran dosis puede causar ceguera, los adenomas grandes deben de ser manejados con radioterapia convencional. Adrenalectomía total bilateral con terapia de reemplazo diaria de glucocorticoides y mineralocorticoides como tratamiento definitivo.

En el síndrome de corticotropina ectópica ACTH, por un tumor no hipofisario se debe realizar intervención quirúrgica, así curando el trastorno metabólico, si el paciente presenta metástasis limitada a hígado ya con la resección del tumor primario, la resección o crioablación de metástasis o incluso trasplante de hígado puede tener un pronóstico favorable.

En el caso de un tumor no resecable que presente hipercortisolismo se puede controlar con inhibidores de enzimas suprarrenales como ketoconazol, metirapona y etomidato. Si no se identifica tumor se continúa con terapia de inhibidor de enzima suprarrenal, examinando periódicamente con Tomografía computarizada con 111-In-pentetreotido o Resonancia magnética hasta localizar el tumor. En los tumores indolentes el manejo es con mitotano para lograr suprarrenalectomía médica o adrenalectomía quirúrgica bilateral o manejo con inhibidores de esteroidogénesis como alternativa.

La hiperplasia tímica de rebote se puede presentar en pacientes con hipercortisolismo que se controla por cualquier medio, pueden confundirse con recidiva o metástasis en mediastino anterior.

La progestina siendo un antagonista de glucocorticoides se usa para controlar hiperglucemia secundaria a hipercortisolismo. La octreotida siendo un análogo de somatostatina reduce secreción ectópica de ACTH en tumores no hipofisarios, la captación de 111-in-pentetreotide por parte del tumor puede evaluar respuesta positiva al fármaco, administrado en inyección dos veces al día o una vez al mes.

Un caso muy raro es la secreción ectópica de hormona liberadora de corticotropina en tumores carcinoides pulmonares bien diferenciados, siendo el tratamiento y pronóstico similar al de secreción ectópica de ACTH, el síndrome de Cushing se puede controlar y el pronóstico depende de la malignidad del tumor y de si se puede resecar por completo.

CONCLUSIÓN

Los tumores de la región selar y el diencéfalo son entidades patológicas de mucha importancia debido a su alta incidencia, especialmente en la edad pediátrica, así como por los efectos sindromáticos que producen, llegando a alterar de manera sistémica a quienes lo presentan. Tanto los tumores de la región selar como los tumores del diencéfalo requieren de un abordaje integral considerando estudios de imagen y laboratorio para identificar los grados de afección.

Acorde al tumor presente, se decidirá el tratamiento quirúrgico a realizar, siendo el de elección la cirugía por vía transesfenoidal en los tumores de la región selar y el abordaje interhemisférico en los tumores del diencéfalo, considerando sus diferentes variantes. El síndrome de Cushing no tratado es a menudo fatal, y la mayoría de las muertes se deben a complicaciones cardiovasculares, tromboembólicas o hipertensivas o infecciones bacterianas o fúngicas. Hace años había una mortalidad del 50 por ciento cinco años después de la aparición de los síntomas [39], pero el pronóstico es mucho mejor ahora.

Ningún paciente con síndrome de Cushing de cualquier causa debe morir por hipercortisolismo persistente, ya que la producción de cortisol siempre puede controlarse con inhibidores de las enzimas suprarrenales, mitotano o adrenalectomía. La enfermedad de Cushing

El síndrome de Cushing casi siempre es curable aunque por complicaciones que pueden llegar a presentarse en el paciente pueden dejar secuelas importantes. La secreción de corticotropina ectópica o carcinoma adrenocortical pueden tener mal pronóstico por el tumor subyacente, si presentan metástasis pueden fallecer en el periodo de un año aproximadamente, este no es el caso de los tumores indolentes en donde incrementa la esperanza de vida.

Un mal pronóstico es en los pacientes con cáncer de tiroides medular y gastrinoma, independientemente del pronóstico del paciente se debe de evitar a toda costa los efectos del hipercortisolismo que son fáciles de controlar.

El síndrome de Cushing grave puede ser fatal debido a las infecciones oportunistas , al igual que el aumento de la coagulabilidad es un factor asociado a trombosis venosa profunda, edema pulmonar e infarto de miocardio.

REFERENCIAS

1. Aron, DC, Howlett, TA. "Pituitary incidentalomas". *Endocrinol Metab Clin North Am.* vol. 29. 2006. pp. 205-21.

2. Bonneville, JF, Cattin, F, Bonneville, F. "Imaging of pituitary adenomas". *Presse Med.* vol. 38. 2009. pp. 84-91.

3. Chong, BW, Kucharczyk, W, Singer, W. "Pituitary gland MR: a comparative study of healthy volunteers and patients with microadenomas". *AJNR Am J Neuroradiol.* vol. 15. 1994. pp. 675-9.

4. Connor, SE, Penney, CC. "MRI in the differential diagnosis of a sellar mass". *Clin Radiol.* vol. 58. 2003. pp. 20-31.

5. Donovan, LE, Corenblum, B. "The natural history of the pituitary incidentaloma". *Arch Intern Med.* vol. 155. 1995. pp. 181-3.

6. Elster, AD, Chen, MY, Williams, DW. "Pituitary gland: MR imaging of physiologic hypertrophy in adolescence". *Radiology.* vol. 174. 1990. pp. 681-5.

7. Ezzat, S, Asa, SL, Couldwell, WT. "The prevalence of pituitary adenomas: asystematic review". *Cancer.* vol. 101. 2004. pp. 613-9.

8. Feldkamp, J, Santen, R, Harms, E. "Incidentally discovered pituitary lesions: high frequency of macroadenomas and hormone-secreting adenomas -results of a prospective study". *Clin Endocrinol (Oxf).* vol. 51. 1999. pp. 109-13.

9. Freda, PU, Beckers, AM, Katznelson, L. "Pituitary incidentaloma: an Endocrine Society clinical practice guideline". *J Clin Endocrinol Metab.* vol. 96. 2011. pp. 894-904.

10. Freda, PU, Post, KD. "Differential diagnosis of sellar masses". *Endocrinol Metab ClinNorth Am.* vol. 28. 1999. pp. 81-117.

11. Freda, PU, Wardlaw, SL, Post, KD. "Unusual causes of sellar/parasellar masses in a large transsphenoidal surgical series". *J Clin Endocrinol Metab.* vol. 81. 1996. pp. 3455-9.

12. Louis, DN, Ohgaki, H, Wiestler, OD. "WHO Classification of Tumours of the Central Nervous System". *Geneva: WHO.* 2007. pp. 50-52.

13. Mavrakis, AN, Tritos, NA. "Diagnostic and therapeutic approach to pituitary incidentalomas". *Endocr Pract.* vol. 10. 2004. pp. 438-44.

14. Mayson, SE, Snyder, PJ. "Silent pituitary adenomas". *Endocrinol Metab Clin North Am.* vol. 44. 2015 Mar. pp. 79-87.

15. Miyai, K, Ichihara, K, Kondo, K. "Asymptomatic hyperprolactinaemia and prolactinomain the general population–mass screening by paired assays of serum prolactin". *Clin Endocrinol (Oxf).* vol. 25. 1986. pp. 549-54.

16. Miyake, A, Ikegami, M, Chen, CF. "Mass screening for hyperprolactinemia and prolactinoma in men". *J Endocrinol Invest.* vol. 11. 1988. pp. 383-4.

17. Molitch, ME. "Clinical review 65. Evaluation and treatment of the patientwith a pituitary incidentaloma". *J Clin Endocrinol Metab.* vol. 80. 1995. pp. 3-6.

18. Molitch, ME. "Pituitary tumours: pituitary incidentalomas". *Best Pract ResClin Endocrinol Metab.* vol. 23. 2009. pp. 667-75.

19. Molitch, ME, Russell, EJ. "The pituitary "incidentaloma"". *Ann Intern Med.* vol. 112. 1990. pp. 925-31.

20. Nammour, GM, Ybarra, J, Naheedy, MH. "Incidental pituitarymacroadenoma: a population-based study". *Am J Med Sci.* vol. 314. 1997. pp. 287-91.

21. Nishizawa, S, Ohta, S, Yokoyama, T. "Therapeutic strategy for incidentally found pituitary tumors ("pituitary incidentalomas")". *Neurosurgery.* vol. 43. 1998. pp. 1344-8.

22. Rennert, J, Doerfler, A. "Imaging of sellar and parasellar lesions". *Clin Neurol Neurosurg.* vol. 109. 2007. pp. 111-24.

23. Sathananthan, M, Sathananthan, A, Scheithauer, BW, Giannini, C, Meyer, FB, Atkinson, JLD, Erickson, D. "Sellar meningiomas: an endocrinologic perspective". *Pituitary.* vol. 16. 2013. pp. 182-188.

24. Simmons, GE, Suchnicki, JE, Rak, KM. "MR imaging of the pituitary stalk: size, shape, and enhancement pattern". *AJR Am J Roentgenol.* vol. 159. 1992. pp. 375-7.

25. Turcu, AF, Erickson, BJ, Lin, E, Guadaliz, S, Schwartz, K, Scheithauer, BW, Atkinson, JLD, Young, WF. "Pituitary stalk lesions: The Mayo Clinic experience". *Journal of Clinical Endocrinology and Metabolism..* vol. 98. 2013. pp. 1812-1818.

26. Albright AL: Feasibility and advisability of resections of thalamic tumors in pediatric patients. J Neurosurg 2004; 100: pp. 468-472.

27. Bernstein M, et. al.: Thalamic tumors in children. Long-term follow-up and treatment guidelines. J Neurosurg 1984; 61: pp. 649-656.

28. Heideman R, et. al.: Tumors of the Central Nervous System.1997.Lippincott-RavenPhiladelphia

29. Partlow GD, et. al.: Bilateral thalamic glioma: review of eight cases with personality change and mental deterioration. AJNR Am J Neuroradiol 1992; 13: pp. 1225-1230.

30. Steinbok P, et. al.: Pediatric thalamic tumors in the MRI era: a Canadian perspective. Childs Nerv Syst 2016; 32: pp. 269-280.

31. Reardon DA, et. al.: Bithalamic involvement predicts poor outcome among children with thalamic glial tumors. Pediatr Neurosurg 1998; 29: pp. 29-35.

32. Puget S, et. al.: Thalamic tumors in children: a reappraisal. J Neurosurg 2007; 106: pp. 354-362.

33. Burger PC, et. al.: Pathology of diencephalic astrocytomas. Pediatr Neurosurg 2000; 32: pp. 214-219.

34. Colosimo C, et. al.: Neuroimaging of thalamic tumors in children. Childs Nerv Syst 2002; 18: pp. 426-439.

35. Albright AL: Feasibility and advisability of resections of thalamic tumors in pediatric patients. J Neurosurg 2004; 100: pp. 468-472

36. Bernstein M, et. al.: Thalamic tumors in children. Long-term follow-up and treatment guidelines. J Neurosurg 1984; 61: pp. 649-656.

37. Nieman LK, Biller BM, Findling JW, et al. Treatment of Cushing's Syndrome: An Endocrine Society Clinical Practice Guideline. J Clin Endocrinol Metab 2015; 100:2807

38. Estrada J, Boronat M, Mielgo M, et al. The long-term outcome of pituitary irradiation after unsuccessful transsphenoidal surgery in Cushing's disease. N Engl J Med 1997; 336:172.

39. Mehta GU, Ding D, Patibandla MR, et al. Stereotactic Radiosurgery for Cushing Disease: Results of an International, Multicenter Study. J Clin Endocrinol Metab 2017; 102:4284.

40. Aniszewski JP, Young WF Jr, Thompson GB, et al. Cushing syndrome due to ectopic adrenocorticotropic hormone secretion. World J Surg 2001; 25:934.

41. Ilias I, Torpy DJ, Pacak K, et al. Cushing's syndrome due to ectopic corticotropin secretion: twenty years' experience at the National Institutes of Health. J Clin Endocrinol Metab 2005; 90:4955.

42. Miller CA, Ellison EC. Therapeutic alternatives in metastatic neuroendocrine tumors. Surg Oncol Clin N Am 1998; 7:863.

43. Ur E, Grossman A. Corticotropin-releasing hormone in health and disease: an update. Acta Endocrinol (Copenh) 1992; 127:193.

44. Välimäki M, Pelkonen R, Porkka L, et al. Long-term results of adrenal surgery in patients with Cushing's syndrome due to adrenocortical adenoma. Clin Endocrinol (Oxf) 1984; 20:229.

45. Lindsay JR, Nansel T, Baid S, et al. Long-term impaired quality of life in Cushing's syndrome despite initial improvement after surgical remission. J Clin Endocrinol Metab 2006; 91:447.

TUMORES Y LESIONES MEDIASTINALES CON EXTENSIÓN A COLUMNA

En Estados Unidos, el cáncer es la secunda causa de muerte en la población pediátrica. (1) Las lesiones mediastinales en los niños son raras y están compuestas por un grupo heterogéneo de etiologías, en las que se encuentra las enfermedades congénitas, infecciosas y neoplásicas. (2).

Los tumores mediatinales en los niños tienen muchas similitudes con los que ocurren en adultos. El compartimiento mediastinal donde las lesiones se originan. La prevalencia de malignidad es de 37%. Los síntomas se presentaron en 53% de los niños. La prevalencia de los tumores es de 73% en los niños. Los tumores mas frecuentes en los niños son los tumores neurogénicos y estos predominantentemente se localizarán en el compartimento posterior del mediastino hasta en el 52% en los niños. (2)

Las lesiones mediastinales posteriores se desarrollan con mayor frecuencia en el surco paravertebral, estos tumores en los niños tienen una tasa mayor de malignidad en comparación que los que ocurren en los adultos. (3)Las metástasis que afectan el eje esquelético se presentan con menos frecuencia que en los adultos.

Los tumores primarios que afectan la columna representan del 2.6% al 13% del total de las neoplasias óseas. La mayoría de los tumores que afectan la columna son benignos, sin embargo, los tumores malignos que afectan la columna incluyen osteosarcoma, sarcoma de Ewing, linfoma y metástasis del neuroblastoma. (1,4) También pueden afectar la columna por metástasis los rabdomiosarcoma, tumor de Wilms y retinoblastoma. (5,6)

Estos tumores pueden surgir de los ganglios simpáticos (ganglioma, ganglioneuroblastoma y neuroblastoma), nervios intercostales (neurofibroma, neurilenoma y neurosarcoma) y de las células pargangliales (paragangliomas). De todos los tumores neurogénicos el ganglioneuroma se ha encontrado con mayor frecuencia en los niños grandes y representa el tumor pediátrico neurogenico mas común.

Son tumores bien encapsulados que se compone de células ganglionares y fibras nerviosas. (2,7) El neuroblastoma es el tumor mediastinal maligno mas común en los niños sin ser de sistema nervioso central. 66% de estos tumores serán mediastinales y se presentan en niños menores de 3 años. (2)Las metástasis son comunes al momento del diagnostico La clasificación de los neurogangliomas será importante para definir el tratamiento. (3) Tablas 1 y 2.

Estadificación de tumores mediastinales	
Estadio I	Tumor bien circunscrito con ganglios negativos
Estadio II	IIA. Tumor unilateral, resección incompleta con ganglios negativos
	IIB. Tumor unilateral con afectación de ganglios regionales ipsilaterales.
Estadio III	Extensión del tumor a través de la línea media con o sin afectación de ganglios.
Estadio IV	Tumor primario localizado, niños <1 año con metástasis limitadas al hígado, piel o medula osea (no afecta cortical oosea, <10%)
Estadio V	Enfermedad metastasica diseminada a distancia

TABLA 1 ESTADIFICACIÓN DE LOS TUMORES MEDIASTINALES.

Los neurofibromas y neurilemonas (Schwannomas) son tumores benignos que también pueden afectar la columna espinal. Son tumores encapsulados sin fibras nerviosas dentro del tejido. (3)

Para realizar un diagnostico preciso se debe de tener un alto índice de sospecha y llevar a cabo una revisión por sistemas y una exploración física meticulosa.

La forma en la que se puede presentar la afectación de la columna vertebral pueden ir desde características inespecíficas como el dolor lumbar no especifico. Otras formas en las que se presentan las metástasis oseas y que tienen una relación con una patología maligna son el dolor localizado, dolor nocturno, el dolor que empeora con el tiempo y el que no se relaciona con las actividades que se realizan. (1,8,9) Otras caracteristicas clínicas al momento de presentación disnea, dolor torácico, paraplejia, síndrome de Horner, fiebre y debilidad.

También se puede presentar el síndrome psoclonus-mioclonus caracterizado por por un movimiento ocular involuntario rápido. (3) En un niño con historial de cáncer, la aparición de dolor lumbar hará pensar en metástasis.

Mas del 50% de los pacientes con tumores malignos de la columna se presentan con síntomas neurológicos. (1,8) pueden presentarse también afectación de la vejiga o alteración del transito intestinal, que hablara de afectación de la medula, cauda equina o de las raíces de nervios sacros. (1,10).

La presencia de obstinación o tenesmo, o incluso sangrado asociado a hemorroides rectales, puede estar relacionado a tumores de sacro o coxis. (1)

Existen signos y síntomas que pueden confundir el diagnostico, las lesiones relacionadas con deporte pueden complicar y retrasar el diagnostico, la fiebre puede confundir con procesos infecciosos. Los niños pequeños pueden presentar signos y síntomas inespecíficos como son la irritabilidad, seudoparesia, dificultad para ganar peso o pobre progresión del desarrollo. (1)

En la exploración física hay que tomar cuenta inicialmente, las alteraciones de la marcha, donde podremos descartar ataxia y/o mielopatia. Posteriormente se tiene que realizar la inspección y palpación de la columna, piel y extremidades, en busca de escoliosis, cambios de coloración o neurofibromas. (1,10)

Las metástasis de estos tumores incluyen los ganglios regionales, el hueso, cerebro, hígado y pulmón. (3,11)

Dentro de los estudios de imagen se encuentran las radiografías simples en proyecciones anteroposterior y lateral, las cuales pueden establecer el compartimiento afectado o la presencia de calcificaciones o grasa. (1,2,8)

Se pueden observar tumores relativamente homogéneos encapsulados y ocasionalmente con áreas de degeneración quística en la tomografía, además con este estudio se puede delinear la expansión ósea de la enfermedad y la compresión de estructuras nerviosas. (1,10,12)

La resonancia magnética es de mucha ayuda para definir la relación del tumor con la columna espinal, los forámenes neurales y la medula espinal. También se puede hacer uso de los estudios de medicina nuclear como la tomografía por emisión de positrones que puede servir para determinar la respuesta al tratamiento. (1,11)

Los paragangliomas son tumores raros de las células cromafines del sistema nervioso simpático. Menos del 2% ocurren en el tórax y menos del 10% son malignos y los pacientes se pueden presentar con signos y síntomas de exceso de catecolaminas. (2,3)

También se pueden usar estudios de FDG-PET principalmente en el caso de los linfomas y para monitorizar la progresión de la enfermedad. (1) otros estudios que se pueden usar son la mielotomografía, indicada en los pacientes que no pueden someterse a resonancia magnética. La angiografía puede ser usada para evaluar la vascularidad del tumor y establecer estrategias quirúrgicas para su abordaje.(1,12)

Tipo de tumor	Características radiológicas	Características histológicas
Neurogangliomas	TAC con Áreas de necrosis, hemorragia y calcificación, tejido invasivo. RMN con invasión al foramen y al canal espinal	Células ganglionares pequeñas inmaduras en un patrón de roseta.
Schwannomas	Tumor demarcado, esféricos, paraespinales y homogéneas. Erosión ósea, 10% con extensión intraespinal	Tumores encapsulados sin fibras nerviosas dentro del tejido.
Neurofibromas		No encapsulados con fibras nerviosas a través del tejido.
Paraganlgiomas		Tumores encapsulados

TABLA 2 TUMORES CON AFECTACIÓN METASTÁSICA A LA COLUMNA VERTEBRAL Y SUS CARACTERÍSTICAS RADIOGRÁFICAS E HISTOLÓGICAS.

Existen estudios de laboratorio que nos pueden orientar en el diagnostico de esta patología, estos marcadores bioquímicos pueden elevarse en determinadas estirpes de los diferentes tumores que pueden causar metástasis ósea. Por ejemplo, la fosfatasa alcalina se eleva en el osteosarcoma.

En el sarcoma de Ewing se eleva lactato deshidrogenasa. En la leucemia se presenta elevación de la cuenta eritrocitaria y trombocitopenia. Las metanefrinas se elevan en neuroblastoma. (1,13)Con la sospecha de una metástasis de la columna vertebral, el siguiente paso es realizar la toma de biopsia por vía percutánea o abierta.

Se debe recordar, siempre en un paciente con una metástasis espinal, complementar estudios para determinar el origen del tumor primario, los estudios que se deben realizar son tomografía de torax, abdomen y pelvis. (1,10,14)

Para estadificar estas lesiones se han propuesto multiples clasificaciones, la mas aceptada en la actualidd es la de Weinstein-Boriani-Biagini que se usa para evaluar la extensión de la lesión en el plano axial, dividiendo la vertebra en doce zonas radiales y cinco capas concéntricas. (1) Tomita et al. Incluye además el plano sagital y con base en la afectación de la metástasis en la columna, propone una modificación de la clasificación y con ella las diferentes estrategias quirúrgicas que se pueden seguir. (15,16)Figura 1 y 2.

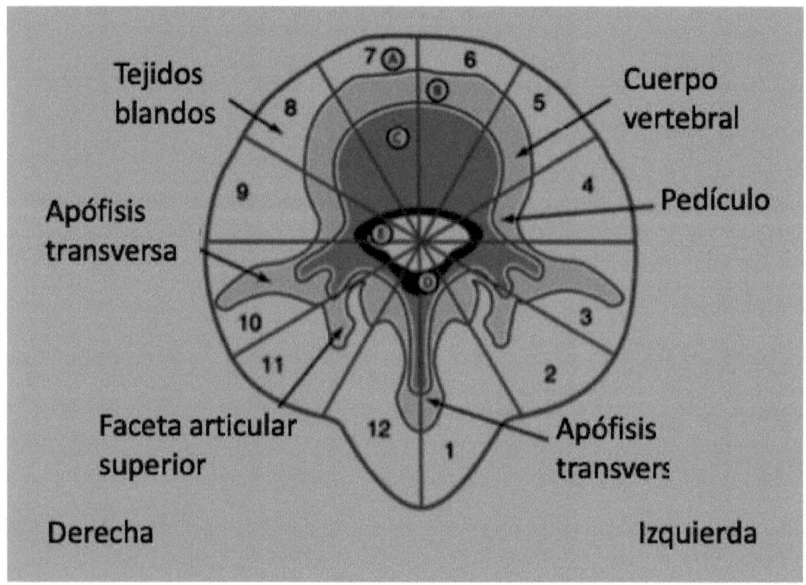

FIGURA 1 SISTEMA DE CLASIFICACION MODIFICADA WEINSTEIN-BORIANI-BIAGINI. A=TEJIDOS BLANDOS EXTRAOSEOS, B=INTRAOSEOS (SUPERFICIAL, C=INTRAOSEOS (PROFUNDO), D=EXTRAOSEO (EXTRADURAL), E=EXTRAOSEO (INTRADURAL), M=METASTASIS. (MODIFICADO DE CHAN P, BORIANI S, FOURNEY DR, ET AL: AN ASSESSMENT OF THE RELIABILITY OF THE ENNEKING AND WEINSTEIN-BORIANI-BIAGINI CLASSIFICATIONS FOR STAGING OF PRIMARY SPINAL TUMORS BY THE SPINE ONCOLOGY STUDY GROUP. SPINE [PHILA PA 1976] 2009;34[4]:384-391.)

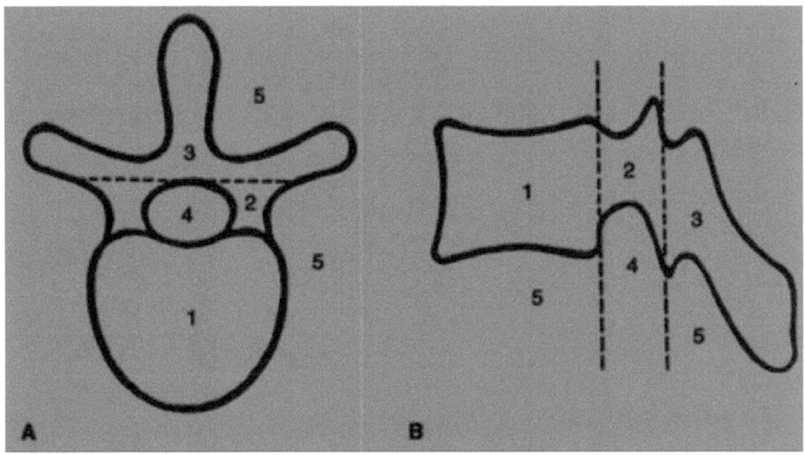

FIGURA 2 ILUSTRACIÓN DE LA CLASIFICACIÓN ANATÓMICA DE TOMITA. AXIAL (A) Y SAGITAL (B). 1= CUERPO VERTEBRAL, 2=PEDÍCULO, 3=LAMINA Y APÓFISIS TRANSVERSA, 4=CANAL ESPINAL Y ESPACIO EPIDURAL, 5=ESPACIO PARAVERTEBRAL. (MODIFICADO DE TORNITA K, KEWAHARA N, BABA H, TSUCHIYA H, FUJITA T, TORIBATAKE Y: TOTAL EN BLOC SPONDYLECTOMY: A NEW SURGICAL TECHNIQUE FOR PRIMARY MALIGNANT VERTEBRAL TUMORS. SPINE [PHILA PA 1976] 1997;22[3]:324-333.)

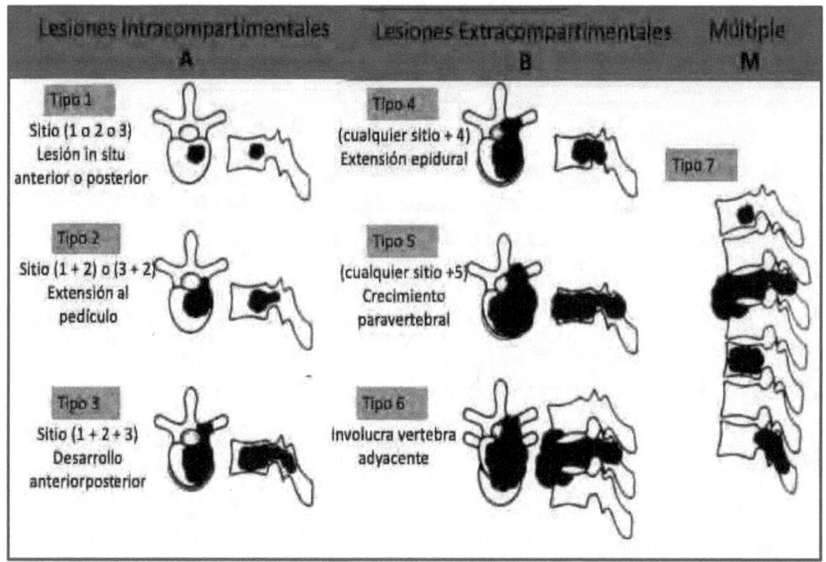

FIGURA 3 CLASIFICACIÓN QUIRÚRGICA DE TOMITA DE LOS TUMORES ESPINALES. EL TIPO DE LOS TUMORES HAN SIDO CARACTERIZADOS POR EL NUMERO DE AREAS VERTEBRALES AFECTADAS. (MODIFICADO DE TOMITA K, KAWAHARA N, BABA H, TSUCHIYA H, FUJITA T, TORIBATAKE Y: TOTAL EN BLOC SPONDYLECTOMY: A NEW SURGICAL TECHNIQUE FOR PRIMARY MALIGNANT VERTEBRAL TUMORS. SPINE [PHILA PA 1976] 1997;22[3]:324-333.)

TRATAMIENTO

El tratamiento para los tumores mediastinales regularmente es quirúrgico para los tumores encapsulados, en el caso de estadios avanzados de la enfermedad, se puede recurrir a terapias combinadas.

En el caso de los neuroblastomas estadio IV, es decir, cuando se presenta metástasis, el tratamiento es controversial y suele ser combinado. (3,5) Figura 3 y 4.Los objetivos del tratamiento incluyen mejorar la sobrevida a largo plazo, con descompresiones de urgencia o dando cuidados paliativos.

Aun continua en controversia, sin embargo, estudios recientes sugieren como parte del tratamiento para metástasis solitarias, estabilización y cuidados paliativos. (1,5,6)La resección quirúrgica de los tumores metastasios de columna se clasifican de cuatro formas: intralesional, marginal, amplia y radical.

La anatomía de la columna impide realizar resecciones radicales, por lo que la mayoría de las resecciones son marginales o amplias e incluyen: corpectomia (reseccióndel cuerpo vertebral), espondilectomia (vertebrectomia), resección sagital (resección en cuña del cuerpo vertebral con elementosposteriores) y resección del arco posterior. (1,5,6,16).

Tipo de Resección	Afectación de tumor	Clasificación WBB	Clasificación Tomita
Corpectomía	Cuerpo anterior (no involucra pedículos)	Zona 5, 6, 7 y 8 A, B y C	Tipo 1
Espondilectomía	Cuando el tumor afecta el centro de la vertebral (no involucra no mas de un pedículo)	Zonas 4, 5, 6, 7 y 8 A, B, C	Tipo 1, 2, 3, 4, 5 y 6
Resección sagital	Cuando el tumor esta en porción excéntrica del cuerpo vertebral, pedículo, y/o apófisis transversa.	Zonas 3, 4, 5, 8, 9 y 10	Tomita 1 (sitio 1)
Resección en bloque de arco posterior	Afectacion de arco posterior sin afectación de pedículos	Zonas 10, 11, 12, 1, 2, 3	Tomita 1 (sitio 3)

TABLA 3TIPOS DE TÉCNICAS PARA EL TRATAMIENTO DE LAS METÁSTASIS A LA COLUMNA VERTEBRAL DE ACUERDO A LA CLASIFICACIÓN WBB Y DE TOMITA.

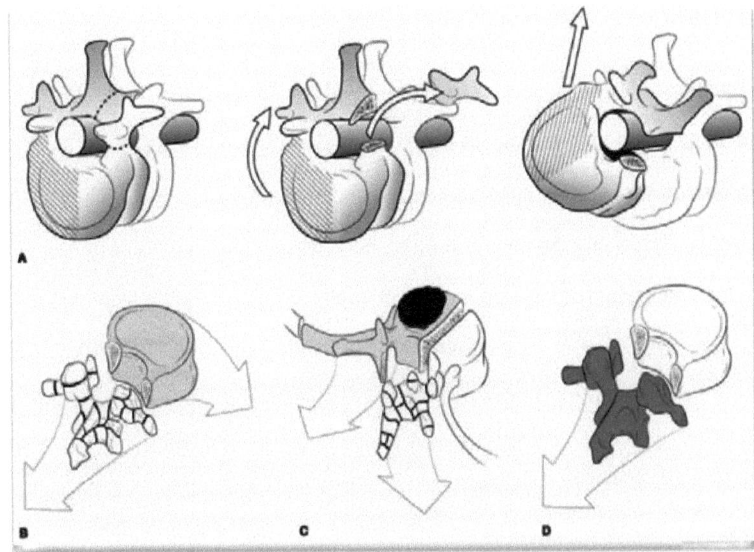

FIGURA 4 ILUSTRACIONES DE LAS RESECCIONES EN BLOQUE EN LA COLUMNA TORACOLUMBAR. A. ESPONDILECTOMIA EN LA QUE SE RESECA LA VERTEBRA COMPLETA. B. SE RETIRAN LOS ELEMENTOS POSTERIORES POR ABORDAJE POSTERIOR Y EL CUERPO VERTEBRAL POR VIA ANTERIOR. C. RESECCIÓN POSTERIOR DEL SEGMENTO AFECTDO DE LA VERTEBRAL. D. RESECCIÓN POSTERIOR DE LOS ELEMENTOS POSTERIORES CUANDO LOS PEDICULOS ESTAN LIBRES DE TUMOR. (MODIFICADO DE KREPLER P, WINDHAGER R, BRETSCHNEIDER W, TOMA CD, KOTZ R: TOTAL VERTEBREC- TOMY FOR PRIMARY MALIGNANT TUMOURS OF THE SPINE. J BONE JOINT SURG BR 2002;84[5]:712-715. PANELS B, C, AND D ADAPTED WITH PERMISSION FROM BORIANI S, WEINSTEIN JN, BIAGINI R: PRIMARY BONE TUMORS OF THE SPINE: TERMINOLOGY AND SURGICAL STAGING. SPINE [PHILA PA 1976] 1997;22[9]:1036-1044.)

PRONÓSTICO

El pronóstico está en función del estadio en el que se diagnostica el padecimiento, también se ha encontrado que la ausencia de aplificacion de MYCN es un factor de buen pronostico con una sobrevida a 5 años de hasta 88%. Otros factores a tomar en cuenta para el pronostico son la edad, el estadio, la histología y la ploidia celular. Para los neurogangliomas estadio I y II la sobrevida es excelente alcanzando hasta 98%, mientras que para los estadios IV la sobrevida esta entre 50%-70%.(3,17).

REFERENCIAS

1.   Kim HJ, McLawhorn AS, Boland PJ. Malignant Osseous Tumors of the Pediatric Spine. J Am Acad Orthop Surg. 2012;20(10):11.

2.   Singh AK, Sargar K, Restrepo CS. Pediatric Mediastinal Tumors and Tumor-Like Lesions. Semin Ultrasound CT MRI. junio de 2016;37(3):223–37.

3.   Wright CD. Mediastinal Tumors and Cysts in the Pediatric Population. Thorac Surg Clin. febrero de 2009;19(1):47–61.

4.   Gkampeta A. Bir çocukta birincil posterior mediastinal germ hücreli tümör. Türk Pediatri Art. 2019 .

5.   Hsieh PC, Li KW, Sciubba DM, Suk I, Wolinsky J-P, Gokaslan ZL. Posterior-Only Approach For Total En Bloc Spondylectomy For Malignant Primary Spinal Neoplasms: Anatomic Considerations and Operative Nuances. Oper Neurosurg. 2009;65(suppl_6):173–81.

6.   Hsu W, Jallo GI. Pediatric spinal tumors. En: Handbook of Clinical Neurology [Internet]. Elsevier; 2013 [citado el 13 de octubre de 2020]. p. 959–65.

7.   Petroze R, McGahren ED. Pediatric Chest II. Surg Clin North Am. junio de 2012;92(3):645–58.

8.   Chen C-H, Wu K-H, Chao Y-H, Weng D-F, Chang J-S, Lin C-H. Clinical manifestation of pediatric mediastinal tumors, a single center experience: Medicine.

2019;98(32):e16732.

9.   De Backer A, Madern G, Hakvoort-Cammel F, Oosterhuis J, Hazebroek F. Mediastinal Germ Cell Tumors: Clinical Aspects and Outcomes in 7 Children. Eur J Pediatr Surg. octubre de 2006;16(5):318–22.

10.   Le Fèvre C, Vigneron C, Schuster H, Walter A, Marcellin L, Massard G, et al. Metastatic mediastinal mature teratoma with malignant transformation in a young man with an adenocarcinoma in a Klinefelter's syndrome: Case report and review of the literature. Cancer/Radiothérapie. 2018;22(3):255–63.

11.   Acharya PT, Ali S, Stanescu AL, Phillips GS, Lee EY. Pediatric Mediastinal Masses: Magn Reson Imaging Clin N Am. 2019;27(2):227–42.

12.   Franco A, Mody NS, Meza MP. Imaging Evaluation of Pediatric Mediastinal Masses. Radiol Clin North Am. 2005;43(2):325–53.

13.   Sandoval JA, Malkas LH, Hickey RJ. Clinical Significance of Serum Biomarkers in Pediatric Solid Mediastinal and Abdominal Tumors. Int J Mol Sci. 2012;13(1):1126–53.

14.   Damgaard Pedersen K, Jensen J, Hertz H. CT whole-body scanning in pediatric radiology. Pediatr Radiol. 1978;6(4):222–9.

15.   Krepler P, Windhager R, Bretschneider W, Toma CD, Kotz R. Total vertebrectomy for primary malignant tumours of the spine. J BONE Jt Surg. 2002;84(5):4.

16.   Tomita K, Kawahara N, Baba H, Tsuchiya H, Fujita T, Toribatake Y. Total En

Bloc Spondylectomy: A New Surgical Technique for Primary Malignant Vertebral Tumors. Spine. 1997;22(3):324–33.

17.   Mukherjee D, Chaichana KL, Gokaslan ZL, Aaronson O, Cheng JS, McGirt MJ. Survival of patients with malignant primary osseous spinal neoplasms: results from the Surveillance, Epidemiology, and End Results (SEER) database from 1973 to 2003: Clinical article. J Neurosurg Spine. febrero de 2011;14(2):143–50.

OSTEOMAS

INTRODUCCIÓN

El osteoma es un tumor benigno que forma hueso de crecimiento lento y que consiste principalmente en hueso compacto o esponjoso bien diferenciado. Por lo general, surgen en las superficies de la bóveda craneal ya sean de su cortical externa (exostótica) o de la cortical interna (enostótica), mandíbula, senos paranasales y órbita[1].

Los osteomas a menudo son asintomáticos y con frecuencia son un hallazgo incidental en los estudios de imágenes realizados para afecciones no relacionadas. Los osteomas cuando son grandes o situados en una ubicación estratégica pueden causar una variedad de signos y síntomas que incluyen hinchazón indolora, asimetría facial y síntomas secundarios a la obstrucción de los senos nasales o paranasales como sinusitis, secreción nasal y formación de mucocéle[2].

EPIEMIOLOGÍA DE LOS OSTEOMAS

Los osteomas son tumores benignos, osteogénicos y de crecimiento lento que consisten principalmente en hueso maduro compacto o esponjoso con predilección por la región de la cabeza y el cuello, que incluye los huesos faciales, el cráneo y la mandíbula . También es el tumor benigno más común del tracto nasosinusal.

Existen varias teorías sobre el origen de los osteomas (traumático, infeccioso, embriológico) pero siguen en discusión. La verdadera incidencia de estos tumores no está clara ya que son frecuentemente asintomáticos y diagnosticados incidentalmente en radiografías de rutina. Afecta del 0,43 al 1% de la población [3]

Aunque son raros en los niños, los osteomas afectan a todos los grupos de edad, pero se diagnostican con mayor frecuencia en la cuarta o quinta décadas de la vida·

Los osteomas de la bóveda craneal son extremadamente raros. La órbita también es una localización infrecuente, representando entre el 0,9- 5,1% de todos los tumores orbitarios, siendo su origen más común los senos adyacentes a la mismas (en orden de frecuencia: frontal, etmoidal y maxilar). Los osteomas orbitarios puros (procedentes de las paredes de la cavidad, sin relación con los senos) son aún más raros. [4, 5]

OSTEOMAS DE LA BOVEDA CRANEAL

Los osteomas craneales se denominan según el hueso del que surgen, mientras que los osteomas de los senos paranasales se denominan en relación con el seno que invaden [6]

Haddad et al, describieron otra clasificación, dividiendo los osteomas craneales en cuatro tipos: Los osteomas intra craneales con lesión de parénquima son el tipo más raro, sin conexión con la duramadre.

Los osteomas con afección dural son asintomáticos y a menudo son hallazgos incidentales en radiografías simples sin inserción ósea, que surgen principalmente de la hoz del cerebro. Los osteomas de la base del cráneo son más comunes en el seno frontal, pero también pueden ocurrir en las celdillas aéreas etmoidales, los senos maxilar y esfenoidal, el maxilar y la mandíbula.Los osteomas de la bóveda del cráneo ocasionalmente surgen en el hueso temporal. Osteomas de más de 3 cm de diámetro y más de 110 g. se consideran tumores gigantes [7]

OSTEOMAS DE LOS SENOS PARANASALES

El osteoma es el tumor benigno más común de los senos paranasales. permanecen asintomáticos hasta que el tumor alcanza un cierto tamaño. aunque la etiología de los osteomas es controvertida, se han propuesto teorías embriológicas, traumáticas e infecciosas. los osteomas pueden descubrirse a cualquier edad, pero generalmente se encuentran durante la cuarta y quinta décadas, y hay un predominio masculino. se localiza con mayor incidencia en el seno frontal en el 96%, seguido del etmoides en el 2% y el seno maxilar en el 2% de los casos. el seno esfenoidal rara vez se ve afectado. [8]

Existe una preponderancia masculina de los osteomas del seno paranasal, y estos tumores suelen encontrarse durante la cuarta y quinta décadas. A diferencia de estudios previos, Celenk y cols en el 2012 en un un estudio retrospectivo, realizado en Estados Unidos de America, encontraron un predominio femenino entre los pacientes con osteoma del seno paranasal . [9]

DIAGNÓSTICO CLÍNICO

Los osteomas de los senos paranasales son en su mayoría asintomáticos y pueden detectarse incidentalmente mediante un examen radiológico.

Los signos y síntomas asociados con los osteomas del seno paranasal dependen de la ubicación, el tamaño y la dirección de crecimiento del tumor y pueden surgir cuando obstruyen las vías de drenaje del seno o se vuelven lo suficientemente grandes como para comprimir las estructuras adyacentes.

El dolor facial y el dolor de cabeza son los síntomas de presentación más comunes de los osteomas de los senos paranasales.Se puede desarrollar proptosis, diplopía, dolor periorbitario, ptosis y motilidad ocular restringida después del crecimiento de la lesión hacia la órbita. [10, 11] La obstrucción del ostium de los senos nasales puede conducir a la formación de un mucocele a partir del cual la infección puede extenderse intracranealmente. [9]

Los Osteomas de los senos paranasales tienen un potencial de crecimiento, como fue demostrado por Koivunen et al,[12] quienes analizaron la tasa de crecimiento de los osteomas de los senos paranasales con la ayuda de radiografías en 23 pacientes. Encontraron cierto crecimiento en 13 (56,5%) de 23 pacientes. La tasa de crecimiento media de esos 23 osteomas se estimó en 0,91 mm / año, variando de 0 a 6 mm / año. [12]

DIAGNÓSTICO POR IMAGEN

La tomografía computarizada (TC) es la modalidad de imagen de elección para el diagnóstico de osteomas. Los osteomas aparecen como una masa hiperdensa que ocupa el seno paranasal.(figura 1)   los hallazgos de osteoma por tomografía computarizada generalmente incluyen alta densidad, bordes bien definidos, falta de realce de contraste y destrucción lítica del hueso. La resonancia magnética puede ser útil en el diagnóstico diferencial, en la confirmación de un mucocele asociado y en caso de afectación intracraneal o intraorbitaria. [9, 13]

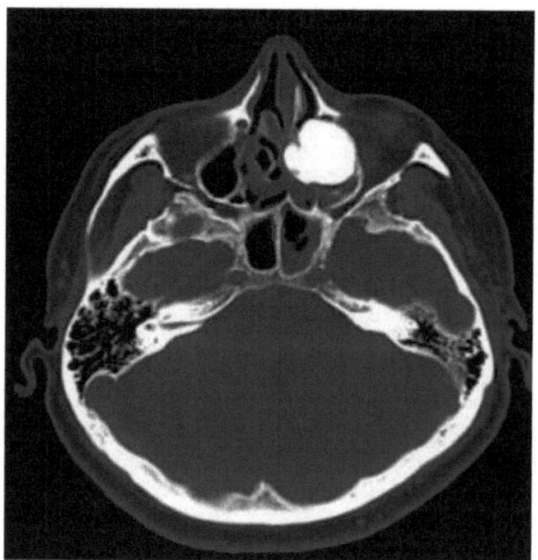

Figura 1. <u>Tomografía computarizada de senos paranasales que </u>muestra una masa ósea de 25 mm en el hueso etmoidal izquierdo, el <u>seno maxilar</u> y <u>las fosas nasales</u> y que involucra medialmente el<u>músculo recto medial</u> . (A. Romano, et al. 2019)

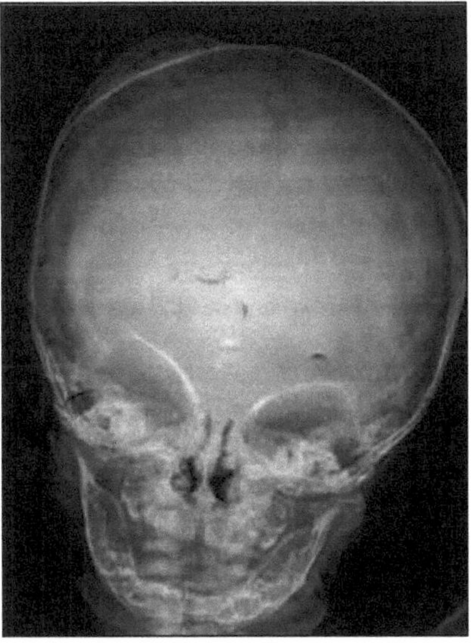

Figura 2. Radiografía de cráneo simple antero posterior de paciente de 1 año de edad con lesión parietal derecha heterogénea en su mayor parte radio opaca de bordes bien definidos.

TRATAMIENTO

El tratamiento de los osteomas con sintomatología de la bóveda craneal ha ido evolucionado con el tiempo. Inicialmente el tratamiento descrito era la enucleación de estas lesiones, pero se ha reportado cierta recurrencia, otra alternativa es la resección del hueso afectado, actualmente con las tecnicas de craneoplastia contemporáneas ha permitido la reconstrucción del defecto óseo resultante.

Algunos autores [14],[15] prefieren el control anual o bienal de los osteomas asintomáticos, si bien optan por la cirugía cuando presentan determinadas localizaciones como el ápex orbitario o el seno esfenoidal, también se han utilizado abordajes abiertos para la resección de los osteomas orbitarios.

Actualmente, la cirugía endoscópica permite un abordaje del tumor con una mínima morbilidad quirúrgica. [4],[14][15]

El tratamiento del osteoma de los senos paranasales es un tema controvertido, la mayoría de los autores está de acuerdo en que la intervención quirúrgica debe ser indicada en pacientes sintomáticos y en osteomas de rápido crecimiento. [16] La cirugía no está indicada en lesiones pequeñas y asintomáticas. (celenk) [9]

El objetivo de la cirugía es eliminar la lesión sin dañar las estructuras adyacentes. La elección del abordaje quirúrgico depende de la ubicación, el tamaño y la extensión del osteoma y de la experiencia del cirujano.Los abordajes externos siguen siendo el estándar de oro.

Los abordajes endonasales endoscópicos exclusivos están indicados principalmente para pequeños osteomas etmoidales sin extensión orbitaria o frontal significativa.

El abordaje para los osteomas del seno paranasal incluye rinotomía lateral, colgajo osteoplástico y procedimiento de Caldwell-Luc.

Este abordaje puede tener varias ventajas, incluida una mejor exposición quirúrgica, instrumentación bimanual y un mejor control de posibles complicaciones intraoperatorias, como hemorragias y fugas de liquido cefalorraquideo (Cuadro 1).

La cicatrización, el menor cumplimiento del paciente, la estancia hospitalaria más prolongada y la mayor morbilidad son las desventajas del abordaje externo. [17]La resección endoscópica endonasal de los osteomas del seno paranasal se ha convertido en una técnica alternativa con ventajas importantes. La decisión de resecar el tumor endoscópicamente se basa en la localización y el tamaño del tumor, las condiciones anatómicas y la presencia de extensión intracraneal o intraorbitaria. Las ventajas de este enfoque incluyen una mejor visualización de las estructuras anatómicas, la ausencia de formación de cicatrices, la reducción de la morbilidad, la estancia hospitalaria más corta y la limitación del sangrado. [13]

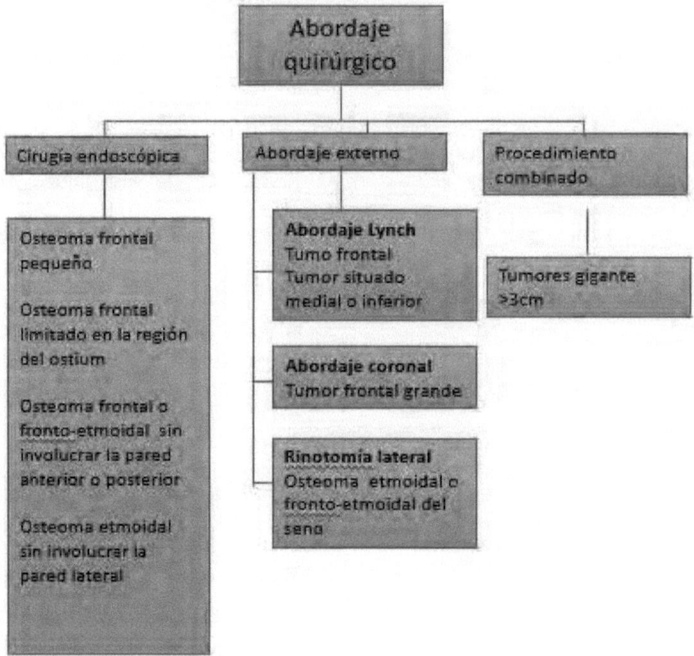

Cuadro 1. Algoritmo de osteomas sinonasales (obtenida de Chiu AG, Schipor I, Cohen NA, Kennedy DW, Palmer JN. Surgical decisions in the management of frontal sinus osteomas. Am J Rhinol 2005;19:191–7.).

Referencias:

1. Nielsen P., Rosenberg A. (2007). Update on Bone Forming Tumors of the Head and Neck. Head and Neck Pathol. 1:87–93. DOI 10.1007/s12105-007-0023-4

2. Greenspan A. (1993).Benign bone-forming lesions: osteoma, osteoid osteoma, and osteoblastoma. Clinical, imaging, pathologic, and differential considerations. Skeletal Radiol. 22: 485–500.

3. Chahed H, Hachicha H, Bachraoui R, Marrakchi J, Mediouni A, Zainine R, Ben Amor M, Beltaief N, Besbes G. (2016) Paranasal sinus osteomas: Diagnosis and treatment. Rev Stomatol Chir Maxillofac Chir Orale. Nov;117(5):306-310. doi: 10.1016/j.revsto.2016.04.007.

4. Peña González, I., Llorente Pendás, S., Rodríguez Recio, C., Junquera Gutiérrez, L.M., & Vicente Rodríguez, J.C. De. (2006). Osteomas cráneo-faciales: presentación de 3 casos y revisión de la literatura. *Revista Española de Cirugía Oral y Maxilofacial*, *28*(5), 301-306.

5. Eppley BL, Kim W, Sadove AM.(2003) Large osteomas of the cranial vault. J Craniofac Surg;14:97-

6. .Boysen M. (1978) Osteomas of the paranasal sinuses. J Otolaryngol. 7: 366–70

7. Haddad FS, Haddad GF, Zaatari G. (1997). Cranial osteomas: their classification and anagement. Report on a giant osteoma and review of the literature. Surg Neurol. 48: 143–7 [PubMed]

8. A. Romano, et al. (2019) Endoscopic approach for paranasal sinuses osteomas: Our experience and review of literature. <u>Oral and Maxillofacial Surgery Cases</u>

9. Çelenk , F., Baysal, E., Karata , Z., Durucu, C., Mumbuç , S., & Kanlıkama, M. (2012). Paranasal sinus osteomas. J Craniofac Surg., 433-437.

10. Erdogan , N., Demir , U., & Songu , M. (2009). A prospective study of paranasal sinus osteomas in 1,889 cases: changing patterns of localization. . Laryngoscope, 2355–2359.

11. Buyuklu, F., Akdogan, M., & Ozer, C. (2011). Growth characteristics and clinical manifestations of the paranasal sinus osteomas. Otolaryngol Head Neck Surg, 319–323.

12. Koivunen, P., Löppönen, H., Fors, A., & Jokinen, K. (1997). The growth rate of osteomas of the paranasal sinuses. . Clin Otolaryngol Allied Sci, 111-114.

13. Castelnuovo , P., Valentini , V., & Giovannetti , F. (2008). Osteomas of the maxillofacial district: endoscopic surgery versus open surgery. J Craniofac Surg, 1446–1452.

14. Huang , H., Liu , C., Lin, K., & Chen , H. (2001). gigant ethmoid osteoma with orbital extension, a nasoendoscopic approach using an intranasal drill. . Laryngoscope, 430-432.

15. Selva, D., White, V., O´Conell , J., & Rootman , J. (2004). Primary bone tumors of the orbit. Surv Ophthalmol , 328-42.

16. Kamide , T., Nakada, M., & Hayashi , Y. (2009). Intraparenchymal pneumocephalus caused by ethmoid sinus osteoma. J Clin Neurosci , 1487–1489.

17. Chiu, A., Schipor , I., Cohen , N., Kennedy, D., & Palmer, J. (2005). Surgical decisions in the management of frontal sinus osteomas. Am J Rhinol, 191–7.

NEUROBLASTOMA

INTRODUCCIÓN

El neuroblastoma es el tumor extracraneal más común de la infancia, derivado de las células de la cresta neural por defectos en la maduración, migración o diferenciación de las mismas. Una de las características más interesantes es que en algunos casos el neuroblastoma puede remitir completamente o diferenciarse espontáneamente, mientras que en otros son tumores metastásicos generalizados con mala respuesta a pesar de la terapia multimodal agresiva. Los Neuroblastomas de Sistema Nervioso Central de origen primario se considera que su origen y formación es por errores en el segundo estadio de la citogenesis neural. Conteniendo este tipo de lesiones una pobre diferenciación celular con células primitivas neuroepiteliales.

Por lo que estas lesiones se consideran sumamente raras, a tal grado que se estima que la presentación promedio de este tipo de casos que afectan el sistema nervioso central es de 1 caso cada década, sin embargo el subtipo de tumores primitivos neuroectodérmicos o PNET, o tumores no diferenciados así considerados en la nueva nomenclatura de la OMS del 2016 (NOS) constituyen al 6% de los tumores de el SNC en niños, sin embargo el tema asociado a los tumores neuroectodérmicos supratentoriales será tratado en un tema a parte.

Una vez aclarada la diferencia entre los tumores Neuroepiteliales Supratentoriales NOS o PNET, y los Neuroblastomas primarios de sistema nervioso central debe mencionarse que su presentación es de 26% en menores de 2 años de edad, con una predilección por el lóbulo frontal y parietal.

Los factores pronósticos que se han identificado hasta ahora incluyen la edad del paciente al momento del diagnóstico y el estadio del tumor, así como las características propias del tumor tales como la ausencia o presencia del oncogen MYCN.

Recientemente se ha adoptado un nuevo sistema internacional de clasificación que incorpora riesgos prequirúrgicos para dar un mejor tratamiento a nivel mundial.

Mediante la identificación de factores clínicos, patológicos y genéticos los pacientes pueden subdividirse en grupos de riesgo para el tratamiento.

Las tasas de supervivencia general de los pacientes con neuroblastoma de riesgo no alto son superiores al 90% con tratamiento limitado; los regímenes de tratamiento para pacientes con riesgo intermedio han sido diseñados para reducir la toxicidad asociada y la intensidad terapéutica.

Sin embargo, las tasas de supervivencia a largo plazo para los pacientes con neuroblastoma de alto riesgo es de menos de 50% a pesar del tratamiento multimodal agresivo y la reciente inclusión de inmunoterapia con anticuerpos dirigidos contra el antígeno GD2 en células tumorales de neuroblastoma.

El reto actual es reducir el tratamiento en pacientes con diagnóstico favorable e incrementar la supervivencia en los desfavorables. Para ello se están desarrollando terapias dirigidas y técnicas de diagnóstico genético y molecular.

EPIDEMIOLOGIA Y GENETICA

La incidencia estimada de neuroblastoma en América del Norte y Europa es de 10.5 casos por millón de niños menores de 15 años.

El neuroblastoma representa aproximadamente el 10% de todos los cánceres en edad pediátrica, pero desafortunadamente también representa hasta el 15% de las muertes en niños por cáncer.

El neuroblastoma es principalmente un cáncer de niños pequeños, ya que la mayoría se diagnostica antes de los 5 años de edad, con un promedio de edad de los pacientes en el momento del diagnóstico de 19 meses.

El neuroblastoma también es el cáncer más común diagnosticado en los neonatos y lactantes, con predilección por el sexo masculino. Los pacientes afroamericanos y nativos americanos tienen más probabilidades de tener una enfermedad más agresiva con tasas de supervivencia menores, aunque se desconoce la razón. Se ha visto relacionado con el consumo de alcohol o drogas durante el embarazo, así como la anemia materna, la hipertensión gestacional, un apgar menor a 7 y el estrés respiratorio neonatal.

Los estudios de detección a gran escala de bebés mediante la evaluación de los niveles de catecolaminas en orina, han llevado al diagnóstico del neuroblastoma en un mayor número de niños, la mayoría de los tumores detectados fueron de bajo riesgo, sin embargo se ha observado que la detección precoz de la enfermedad no previene de bajo riesgo no previene la progresión posterior a una enfermedad más agresiva y de alto riesgo, es probable que los tumores hayan establecido características de la enfermedad de bajo o alto riesgo en el momento de inicio de la enfermedad.

La etiología de la mayoría de los tumores de neuroblastoma sigue siendo desconocida, y aunque los factores ambientales se han sugerido como posibles causas, la vinculación directa no ha sido clara.

La mayoría de los pacientes con neuroblastoma no cuentan con un antecedente familiar asociado, lo que sugiere que las tasas de mutaciones oncogénicas de la línea germinal en estos pacientes son bajas. Aproximadamente 1 a 2% de todos los casos de neuroblastoma se asocia con antecedentes familiares positivos con herencia autosómica dominante con incompleta penetrancia.

El neuroblastoma también ocurre en pacientes con enfermedad de Hirschprung y síndrome de hipoventilación central, teniendo en común las mutaciones en el gen PHOX2B.

El gen quinasa del linfoma anaplásico (ALK) se ha encontrado en la mayoría de los pacientes con neuroblastoma familiar y esporádico.

PRESENTACIÓN CLÍNICA

El neuroblastoma puede tener comienzo desde la vida intrauterina y en algunas ocasiones puede remitir espontáneamente llegando a ser clínicamente imperceptible. Los signos y síntomas que llegan a presentar los pacientes con neuroblastoma reflejan la ubicación del tumor y la extensión de la enfermedad. La mayoría de los neuroblastomas se diagnostican en menores de 1 año de edad.

Con excepción de aquellos pacientes en quienes se presenta como una lesión primaria a nivel de el Sistema Nervioso Central la presentación clínica es variable por los datos de hipertensión intra craneal asociado a compresión tumoral o a hidrocefalia por ocupación y extensión al sistema ventricular, ocasionando lesiones en nervios craneales, desproporción en las suturas craneales y fontanelas tensas, así como macrocefalia.

Sin embargo otra de las formas de afectación de el Neuroblastoma a nivel extra e intra craneal es por su presentación secundaria como lesión metastásica, con lesión osteolítica en cráneo e incluso también a nivel de columna ocasionando fracturas patológicas de cuerpos vertebrales o compresión raquídea y extradural y a nivel intra graneal la mayoría de estas lesiones se encuentran a nivel extra dural, i infiltración lepto meníngea lo que en este caso dificulta aún más su diagnóstico o como lesiones extra axiales, incluso con casos reportados con infiltración a la porción intra y extra craneal del nervio óptico.

Más de la mitad de los casos aparecen en el abdomen, suprarrenales (60%) o como masas en retroperitoneo. Los demás se dividen en región cervical, torácica, pélvica (órgano de Zuckerland) y paravertebral.

La presentación más típica es de una masa asintomática. En los pacientes con tumores localizados, los síntomas dependerán de la ubicación, tamaño y compresión de los órganos adyacentes.

En tumores cervicales es típico el síndrome de Claude- Bernard- Horner que consta de ptosis, miosis y enoftalmos.

Cuando hay compresión espinal se pueden encontrar alteraciones sensitivas o motores debido a que hay una gran cantidad de haces nerviosos por lo que sugiere emergencia oncológica para laminectomia o quimioterapia de urgencia para evitar el daño medular.

Al hablar de tumores en región torácica, estos permanecen silentes por largo tiempo y suelen ser detectados como un hallazgo radiográfico o de ultrasonido en un niño asintomático.

El lugar más frecuente de metástasis es el hueso cursando con dolor óseo o articular, el sitio más común el tumor intraorbitario presentando equimosis (ojos de mapache) o proptosis, cuando invade médula ósea puede haber signos de hipoplasia medular, en hígado produce efecto masa sin afectar la función hepática. Las metástasis cutáneas pueden ser nódulos violáceos palpables y visibles dando un aspecto de mora azul.

En algunas ocasiones el neuroblastoma se puede presentar con síntomas neurológicos como ataxia y opsomioclonus que se refiere a cuadro de naturaleza autoinmune por reactividad cruzada entre antígenos asociados al neuroblastoma y estructuras del sistema nervioso, consta de irritabilidad, temblor, movimientos faciales y oculares anómalos y pérdida de hitos psicomotores (marcha, bipedestación y sedestación).

Algunos pacientes presentan secuelas en el aprendizaje, marcha y/o lenguaje. El tratamiento consta de la administración de dexametasona o inmunoglobulina intravenosa, actualmente se está considerando el uso de ciclofosfamina y anticuerpo monoclonal anti CD-20 Rituximab en casos refractarios.

El pronóstico de un lactante puede ser favorable o puede presentar una situación de riesgo desde el inicio debido al gran tamaño tumoral, lo que sucede a menudo en un estadio 4S por metástasis hepáticas presentando distress respiratorio requiriendo drenaje o descompresión abdominal.

DIAGNÓSTICO

Lo primordial es realizar una historia clínica detallada y una exploración física completa enfatizando en la localización del tumor y la cadena ganglionar proximal.El estudio inicial es la ecografía debido a su accesibilidad y su capacidad de elevar una sospecha diagnóstica para decidir el resto de los estudios.

El estudio de la anatomía se realiza con resonancia magnética devino a su nula radiación y a la utilidad para la identificación de la afectación espinal. El estudio de elección para valorar la extensión de la enfermedad es la gammagrafía con metayodobencilguanidina (MIBG).

HALLAZGOS RADIOLÓGICOS

A continuación, se hará mención de los hallazgos radiológicos en estudio de radiografía, tomografía y resonancia magnética de cráneo y columna enfocándonos en las formas de presentación del neuroblastoma en el sistema nervioso central como tumor primario o secundario por metástasis proveniente de uno de los órganos mencionados a nivel abdominal donde suelen desarrollarse también.

HALLAZGOS EN RADIOGRAFÍA DE CRÁNEO:

Las lesiones que se suelen encontrar a nivel extra craneal, suelen ser lesiones metastásicas de un neuroblastoma primario que afecta alguno de los órganos de cavidad abdominal,estos suelen afectar a nivel craneal ocasionando lesiones osteoliticas que incluso involucran la tabla interna, luciendo en la radiografía solo una lesión radiolucida difícil de delimitar , por lo que solo suele identificarse la lisis ocasionada en los huesos de la bóveda craneal involucrados, los neuroblastomas primarios suelen también enviar metástasis a nivel espinal ocasionando lisis de los cuerpos vertebrales y lámina transversa, mostrando a nivel de radiografía las mismas características mensionadas a nivel craneal(figura 1).

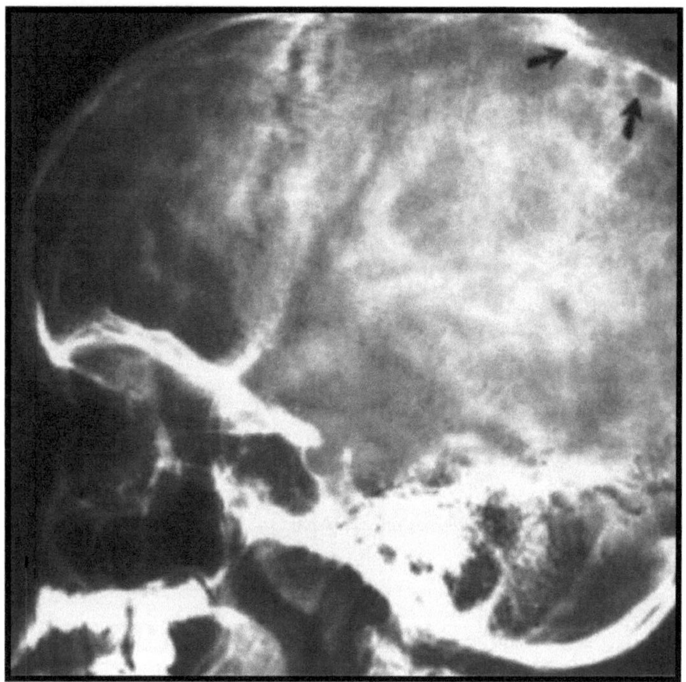

Figura 1.- Radiografía de cráneo lateral en la que se observa lesión osteolitica a nivel de hueso parietal señalado con flechas negras.

HALLAZGOS EN TOMOGRAFÍA DE CRÁNEO:

Debido a que en este estudio al igual que con la resonancia magnética se pueden encontrar tanto Neuroblastomas de origen primario en el sistema nervioso central, como lesiones metastásicas de tumor primario extra craneal que puede afectar los huesos de la bóveda craneal , huesos de macizo facial y columna, la ventaja de la tomografía es para delimitar lesiones extra craneales o extra e intracraneales intra o extra durales , que suelen verse como lesiones hiperdensas con realce heterogéneo con el medio de contraste que ocasionan lisis ósea la cual se delimita mejor con la ventana ósea y cuando la lesión de origen metastásico infiltra parénquima cerebral la imagen suele ser poco específica y similar a otras lesiones metastásicas, por lo general se observa una lesión bien delimitada con realce en anillo e hipodensa y escaso realce en el centro de la misma y edema perilesional que se observa hipodenso(figura 2)Las lesiones primarias del Neuroblastoma a nivel de sistema Nervioso central suelen ser lesiones de gran tamaño que afectan un lóbulo cerebral en mayor porcentaje frontal y parietal seguido de una localización supra e infra selar con irrupción al tercer ventrículo de apariencia lobulada con o sin zonas quísticas hipodensas, en su mayoría se observa como una lesión hiperdensa con realce homogéneo a la aplicación de medio de contraste. Con datos secundarios de hidrocefalia por lo general por compresión ventricular o infiltración y obstrucción del tercer ventrículo.

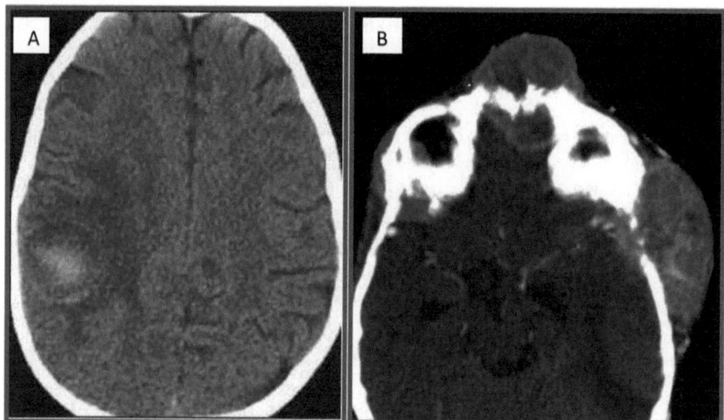

Figura2.- Imágenes de tomografía de cráneo computada en cortes axiales de diferentes pacientes. A) Imagen de tomografía de cráneo simple con lesión bien delimitada circular con halo hiperdenso y el resto con contenido heterogéneo con datos de sangrado. B) Imagen de tomografía de cráneo axial , contrastada con lesiones metastásicas de bordes bien delimitados hiperdensas , con escaso realce al medio de contraste, primera lesión a nivel frontal basal con lisis de huesos nasales y celdillas etmoidales con invasión extra craneal extra dural, lesión infiltrativa de mismas características a nivel de la pared lateral e intra orbitario derecho y lersión de mayor diámetro de bordes bien delimitados con lisis de tabla interna y externa de hueso temporal y compresión extradural.

Debemos considerar también las lesiones correspondientes a un Neuroblastoma primario del Sistema Nervioso Central y las lesiones metastásicas , que a pesar de que se discutieron las características de estas lesiones en el estudio de tomografía , pueden observarse mejor en este estudio la infiltración leptomeníngea del neuroblastoma, dicha infiltración leptomeníngea puede encontrarse como hallazgo asociado a metástasis de un neuroblastoma de origen extra craneal o en conjunto a una lesión metastásica infiltrativa del sistema nervioso central de origen metastásico más infiltración leptomeníngea.

Así como Infiltración o siembras leptomeníngeas asociadas a un Neuroblastoma Primario del sistema nervioso. Por lo que se deben considerar este tipo de presentación que es más fácil identificar en el estudio de resonancia magnética en T1 contrastado como imágenes hiperintensas a nivel dural y espacio subaracnoideo. En cuanto a las lesiones metastásicas que infiltran parénquima cerebral suelen observarse como lesiones extra axiales con bordes regulares o irregulares lobulares, que forman un halo que realza a la aplicación de medio de contraste en T1 con gadolíneo y su centro con realce heterohéneo hipointenso e hiperintenso, en T2 se observa una lesión de las mismas características estructurales, de apariencia iso-hiperdensa, con apreciación mayor de edema perilesional (Figura3).

A nivel espinal suelen observarse como lesiones extramedulares, extradurales con infiltración ósea de apariencia hipointensa en T1, e iso-hiperintensa en T2, y realce en su mayoría homogéneo en T1 contrastado (Figura4).Los Neuroblastomas de origen Primario en el Sistema Nervioso Central suelen tener una localización a nivel de lóbulo frontal, parietal o en la región selar y supraselar con infiltración del tercer ventrículo, con hidrocefalia obstructiva secundaria, suelen ser lesiones de gran tamaño y aspecto y bordes irregulares y lobular, con zonas quísticas pero en menor proporción en comparación a los tumores supratentoriales neuroectodermicos – NOS o conocidos como PNET en la nomenclatura previa al año 2016 por la OMS, a pesar de poseer el mismo grado de malignidad y un origen muy similar , su estructura es ligeramente distinta en el estudio de resonancia magnética.

En este estudio de imagen se observan como una lesión iso-hipointensa en T1 sin contraste , T2 iso-hiperintensa con zonas quísticas hipointensas y realce homogéneo en T1 contrastado o heterogéneo en su mayoría hiperintenso y regiones quísticas hipointensas, como hallazgos extra se puede notar en FLAIR y T2 con más claridad el edema transependimario asociado a hidrocefalia obstructiva que se presenta de forma más común por la localización de este tipo de lesiones o compresión ventricular (Figura 5).

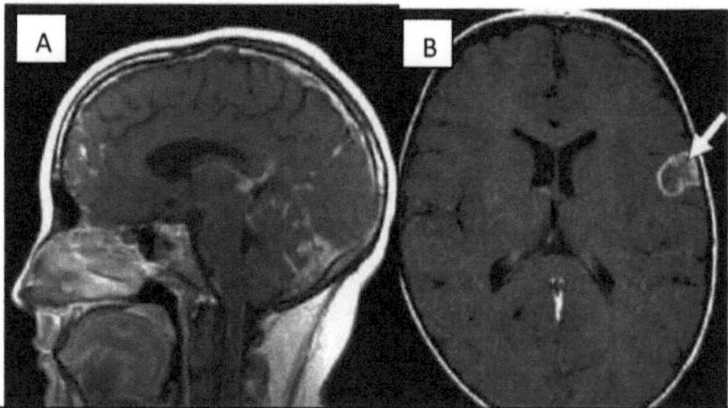

Figura 3.- A) corte sagital de resonancia magnética de cráneo en T1 contrastado con realce en espacio subaracnoideo frontal y en fosa posterior , perteneciente a un paciente con neuroblastoma de glándula suprarrenal.

B) Imagen de otro paciente , corte axial de resonancia magnética en T1 contrastado en el que se observa una lesión redondeada de bordes irregulares con halo hiperintenso y contenido heterogéneo por realce de medio de contraste, compatible con lesión metastásica de neuroblastoma extra craneal.

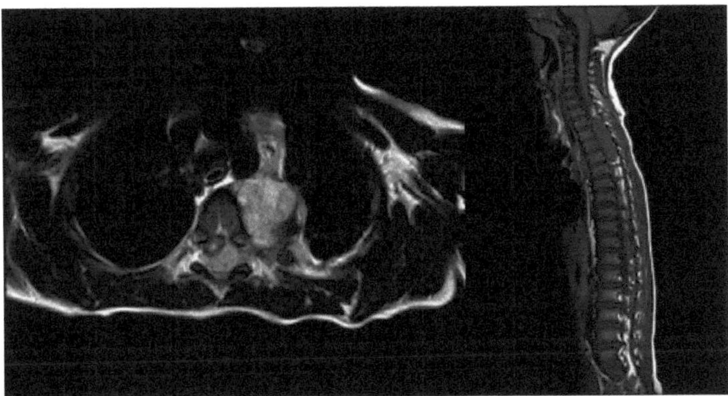

Figura 4.- A) Imagen de corte axial de resonancia magnética espinal a nivel de T4 observandose lesión hiperintensa con invasión de canal medular a través del espacio poraminal izquierdo con compresión extradural y extramedural, correspondiente a lesión metastásica espinal de neuroblastoma. B) Resonancia Magnética de Neuroeje de mismo paciente en corte sagital ponderado en T1 de apariencia ovalada de bordes bien delimitados e isointensa respecto a la médula espinal con extensión de T3 a T6.

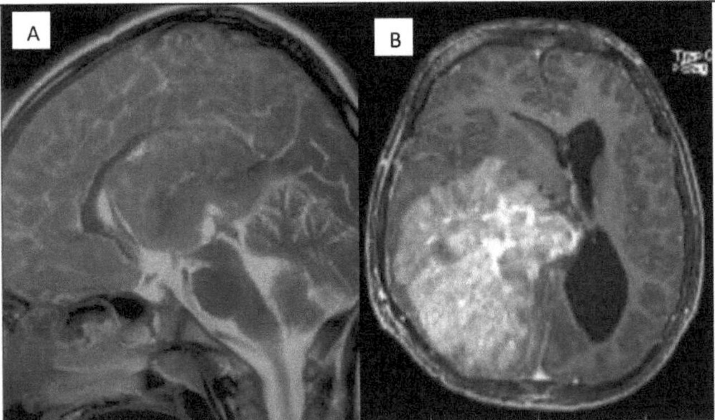

Figura 5.- A) Imagen de resonancia magnética en T2 , corte sagital de paciente de 4 años con lesión de bordes definidos y forma ovoide irregular isointensa respecto al parénquima cerebral con escazas zonas hiperintensas, obliterando por completo al tercer ventrículo y ocupando casi en su totalidad al ventrículo lateral. B) Corte axial de resonancia Magnética contrastada de oro paciente pediátrico , imagen ponderada en T1 contrastada con realce heterogéneo predominio hiperintenso ocupando lóbulo frontal , parietal y extensión al atrio ventricular derecho. Ambas lesiones Corresponden a Neuroblastomas primarios de el Sistema Nervioso Central.

HALLAZGOS HISTOLÓGICOS

En esta sección solo nos enfocaremos a la descripción histopatológica de los Neuroblastomas primarios de Sistema Nervioso Central, a pesar de haber comentado sobre los otros sitios de origen de los neuroblastomas, la importancia de este capítulo radica principalmente en el enfoque dado a los Neuroblastomas del sistema nervioso central, considerados en la clasificación de la OMS del año 2016 como tumores grado IV.

Estos tumores embrionarios se caracterizan por una pobre diferenciación de células neuro epiteliales, con un contenido de gupos de células neurociticas y un estroma variable con abundantes neuropilos.

A la Microscopía se observan zonas de diferenciación neurocítica las cuales se encuentran distribuidas entre grupos densos de células embrionarias primitivas.

La diferenciación neurocítica que presentan se manifiesta como células que poseen un núcleo ligeramente alargado con una matriz celular fibrilar de menor densidad que las células embrionarias comunes y citoplasma de contenido irregular. A nivel estructural se encuentran Rosetas de Homer Wright, y un patrón celular empalizado, zonas con necrosis y calcificaciones granulares. Ocasionalmente presentan un estroma sililar al generado en nervios periféricos por las células de Schwann (Schwanninan stroma like) (Figura 6).

Las células embrionarias se muestran inmunonegativas para marcadores neuronales, y algunas zonas muestran una baja expresión de Synaptoficina, y muy rara vez expresión a GFAP, lo que indica astrocitos reactivos presentes en el tejido tumoral. Los grupos de células Neurocíticas expresan Sinaptoficina o NeuN. Con un alto grado de expresión de Ki-67 en las células embrionarias.

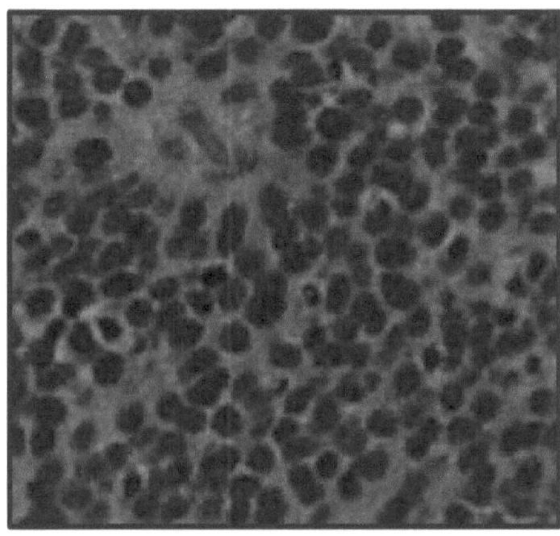

Figura 6.- Imagen de corte histológico en hematoxilina y eosina en la que se observan rosetas de Homer Wright , y células inmersas en un denso epitelio con neruopilos abundantes.

TRATAMIENTO

El tratamiento principal en este tipo de tumores al igual que el resto de tumores de origen embrionario que se tratarán en otros capítulos como los meduloblastomas y tumores embrionales neuroepiteliales NOS ,consiste en realizar tratamiento quirúrgico de forma oportuna y la planeación quirúrgicva acorde al sitio de invación de este tumor y si es requerido al mismo tiempo colocar ventriculostomía durante el procedimiento quirúrgico en caso de hidrocefalia, debido a que la colocación inicial de un sistema de derivación ventrículo peritoneal será fallida por la gran cantidad de proteínas y celularidad en el líquido cefalorraquídeo que propiciarán la disfunción de la misma.

Posterior al tratamiento quirúrgico se recomienda tratamiento adyuvante con Radioterapia en mismas dosis que se emplean para los PNET (ver capítulo 18) aplicando de preferencia radiación a nivel cráneo espinal, la cual no se aplica a menores de 3 años , con un régimen de 8 ciclos seguidos de quimioterapia con etopósido, cisplatino y vincristina, aunque esta suele ser muy variable puesto que en la literatura también se reporta la aplicación de vincristina, procarbacina y prednisolona incluso a nivel intratecal para tratar las probables siembras subaracnoideas, este tratamiento suele aplicarse de forma más específica en menores de 3 años por la contraindicación al tratamiento con radioterapia, sin embargo el tratamiento debe ser bien orientado por el Oncólogo pediatra, y se recomienda en mayores de 3 años de edad siempre el uso de radioterapia y quimioterapia adyuvante.Debido a los pocos casos reportados principalmente en cuanto a los neuroblastomas del sistema nervioso central el pronóstico y recidivas tumorales a pesar del tratamiento suelen variar respecto a la literatura, y la edad en la que se diagnostican es un factor de mal pronóstico a menor edad, en pacientes la taza de sobrevida estimada de 2 años en el 4% y a los 5 años del 16% para infantes mayores de 3 años de edad a pesar de recibir tratamiento quirúrgico y tratamiento médico adyuvante.

Referencias

1.-tandfonline.com/doi/full/10.1080/14737140.2017.1285230?src=recsys#

2.-https://www.pediatriaintegral.es/wp-content/up   loads/2016/xx07/01/n7-434-446_PedroRubio.pdf

3.-https://www.secipe.org/coldata/upload/revista/2018_31-2_57-65.pdf

4.-Mark Bernstein, Mitchel S.Berger. Neuro-Oncology, The Essentials, 3rd edition.Thieme.2015; 340-341.

5.-David N. Louis,MD. Hiroko Ohgaki PhD. Otmar D. Wiestler. WHO Classification of Tumors of the Central Nervous System. Revised 4th edition 2016;206-207.

6.- Louis S.Constine, Nancy J.Tarbell, Edward C.Halperin.Pediatric Radiation Oncology,6th edition,by Wolters Kluwer 2016.Chapter 6;491-500.

7.-A.James Barkovich, Bernadette L.Koch, Kevin R. Moore.Diagnostic Imaging.Pediatric Neuroradiology.ELSEVIER 2015.S6; 414-417.

8.- Nalin Gupta, Anuradha Banerjee, Daphne A. Haas-Kogan, third edition.Springer International Publishing 2017;93-94.

09.- Amar Gajjar, Gregory H. Reaman, Judy M.Racadio, Franklin O.Smith.Brain Tumors in Children.Springer International Publishing AG, part of Springer Nature 2018;116-118.

10.- Robert F Keating, James Tait Goodrich, Roger J. Packer.Tumors of the Pediatric Central Nervous System. Second edition.Thieme Medical Publishers,Inc. 2013; 216-221.

11.- George I.Jallo,MD. Karl F.Kothbauer,MD, Violette M.R.Recinos,MD.Handbook of Pediatric Neurosurgery.2018 Thieme Medical Publishers.pag;89.

12.-Alan R. Cohen. Pediatric Neurosurgery Tricks of the Trade.2016 Thieme Medical Publishers,Inc.Pag;564

13.- Rajan Jain, Marco Essig. Brain Tumor Imaging. 2016 Thieme Medical Publishers,Inc.Pag;54-58.

15.- Nicholas D´Ambrosio,Jhon K. Lyo, Robert J. Young. Imaging of Metastatic CNS Neuroblastoma.American Roentgen Ray Society-AJR;194.May 2010;1-7.

OSTEOSARCOMA

INTRODUCCIÓN

El osteosarcoma es el tumor óseo maligno primario más común en niños (una incidencia anual de 5,6 casos por millón de niños) y adolescentes con un segundo pico en la población anciana. Estos tumores se caracterizan por células fusiformes de origen mesenquimatoso que depositan una matriz osteoide (osteoblástica) en forma de encaje inmadura.

EPIDEMIOLOGÍA

El osteosarcoma espinal tiene una incidencia máxima en la cuarta década de la vida, con una ligera predilección por los varones.

El osteosarcoma espinal representa sólo el 3% -15% de todos los tumores espinales primarios. Con frecuencia se localiza en los elementos posteriores (pedículos y procesos transversales, articulares y espinosos) de las regiones torácica y sacra de la columna, pero rara vez se informa en la sección cervical de los procesos de la columna. La columna lumbosacra es el sitio de afectación en 60 a 70% de los casos, siendo raro el cuerpo vertebral torácico. Sin embargo, una serie mostró la misma afectación de la columna torácica y lumbar.

La afectación primaria del cuerpo vertebral es la más común y representa hasta el 90% de los casos. Aunque la mayoría de los casos de osteosarcoma se inician a través de mutaciones esporádicas, un número significativo de incidentes está relacionado con factores de riesgo como la radiación terapéutica para otros cánceres, la enfermedad ósea de Paget, síndromes de cáncer hereditario como Li-Fraumeni (mutación del TP53 gen codifica p53), retinoblastoma (pérdida de la proteína pRb codificada por RB1), síndromes de Bloom y de Werner.

Histológicamente, el osteosarcoma espinal se clasifica en dos grupos principales: superficial y convencional. El osteosarcoma de superficie suele ser una neoplasia maligna de bajo grado, como el parosteal, con una capacidad de metástasis distal limitada. Pocas incidencias informaron una desdiferenciación de parosteal de bajo grado a parosteal de alto grado en el 16% al 43% de los casos. El osteosarcoma convencional es un tumor de alto grado clasificado en subtipos: osteoblasto, condroblasto (más común) y fibroblasto (más raro). Las células pequeñas y el telangiectásico también se detectan como otros subtipos de osteosarcoma espinal. El osteosarcoma telangiectásico se caracteriza por células sarcomatosas de alto grado con cavidades llenas de sangre dilatadas.

Radiográficamente, el osteosarcoma telangiectásico se asemeja a los quistes óseos aneurismáticos, por lo que debe realizarse un examen cuidadoso de la matriz osteoide para evitar un diagnóstico erróneo. El osteosarcoma de células pequeñas es un tumor raro de alto grado que podría confundirse con el sarcoma de Ewing, ya que tiene una respuesta positiva similar a la tinción del marcador CD99 y la translocación entre los cromosomas 11 y 22. Sin embargo, podría diferenciarse del sarcoma de Ewing por la presencia de matriz osteoide y células tumorales fusiformes.

DATOS CLÍNICOS

Los síntomas del osteosarcoma espinal varían desde dolor de espalda radical o axial, lesiones líticas, rotura cortical, compresión de la médula espinal o incluso déficits neurológicos en etapas tardías, paraparesia y deterioro de la función de la vejiga. La mayoría de estos síntomas son inespecíficos y surgen de otras enfermedades que dificultan el diagnóstico del osteosarcoma espinal en una etapa temprana del desarrollo del tumor. Una serie informó que el 28% de los osteosarcomas espinales primarios se presentan con metástasis, generalmente al pulmón.

DIAGNÓSTICO POR IMAGEN

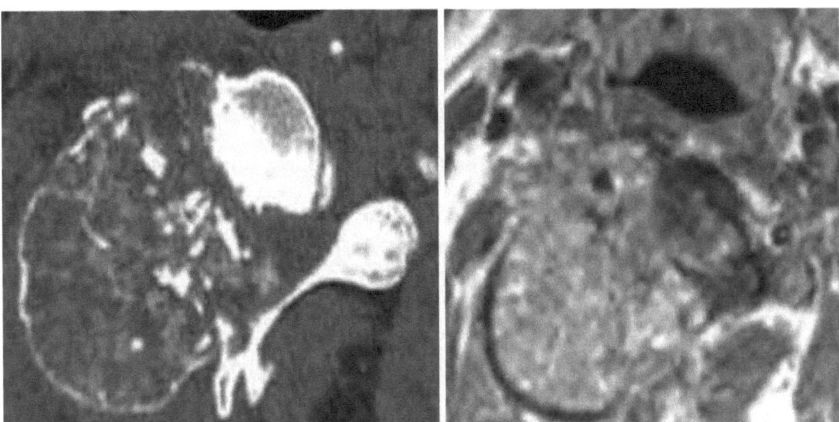

Figura 1. Imagen izquierda se observa tomografía en corte axial con una masa expansiva centrada en la lámina / faceta derecha con matriz mineralizada esclerótica. Imagen derecha corte axial ponderada en T1, la masa tiene una señal intermedia y un componente epidural derecho. La médula espinal se desplaza y se comprime hacia la izquierda.

El cuerpo vertebral está más comúnmente involucrado en el osteosarcoma espinal. La mayoría de las lesiones tienen una matriz esclerótica, que a veces aparece como un cuerpo vertebral de "marfil". Hasta el 5% de los casos no tiene ninguna anomalía radiográfica. La destrucción cortical, la remodelación expansiva, la reacción perióstica agresiva y las fracturas patológicas se ven mejor con la TC. La TC mostrará mineralización de la matriz hasta en un 80% de los casos.

Es común la pérdida de altura del cuerpo vertebral con preservación del disco adyacente. Se puede observar afectación de cuerpos vertebrales multinivel. En la resonancia magnética, estos tumores tienen una señal de baja a intermedia en T1 y una señal alta en las imágenes ponderadas en T2 (figura 1).

ESTADIFICACIÓN Y TRATAMIENTO.

La estadificación se realiza en función de varios factores del tumor, incluidos su tamaño, diseminación, compromiso de los ganglios linfáticos y anomalías celulares. En el caso de los tumores espinales primarios, a lo largo de los años se han desarrollado diferentes sistemas de estadificación; algunos se están volviendo obsoletos, pero otros todavía se utilizan clínicamente. El sistema de estadificación Enneking, utilizado en sarcomas musculoesqueléticos principalmente en lesiones de extremidades, se ha adoptado en muchos casos para tumores espinales óseos a pesar de que no toma en cuenta la presencia de un compartimento epidural continuo, la implicación neurológica de sacrificar la médula espinal y las raíces y la necesidad de restaurar la estabilidad espinal.

Debido a los inconvenientes del sistema de clasificación inicial mencionados anteriormente, se requirieron estrategias de estadificación más nuevas para abordar estos problemas y proporcionar mejores resultados clínicos. Estas clasificaciones más nuevas incluyeron el sistema de estadificación quirúrgica Weinstein-Boriani-Biagini (WBB), Tomita et al., clasificaron los tumores espinales quirúrgicos y la clasificación de Tokuhashi.

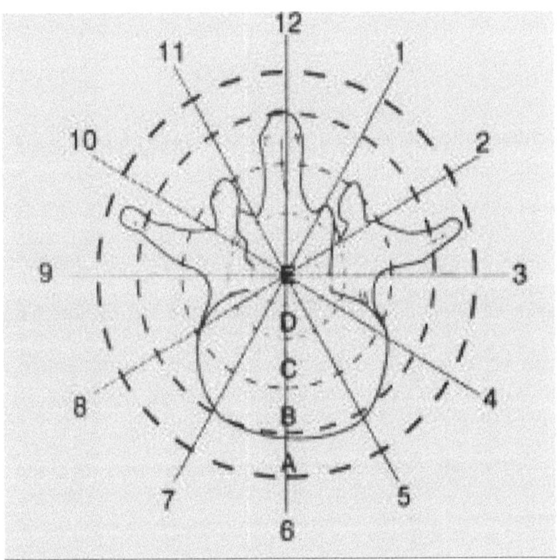

Figura 2. Clasificación de Weinstein-Boriani-Biagini

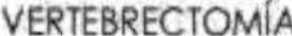

HEMIVERTEBRECTOMÍA

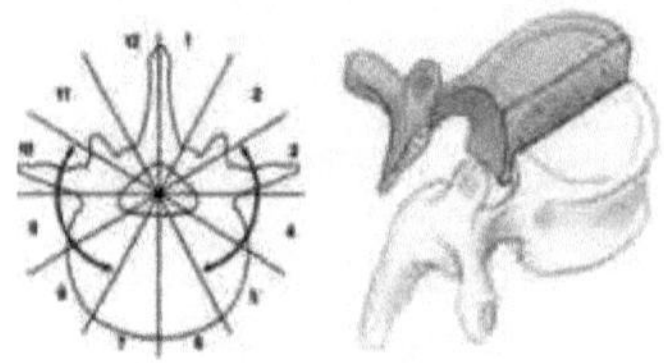

VERTEBRECTOMÍA

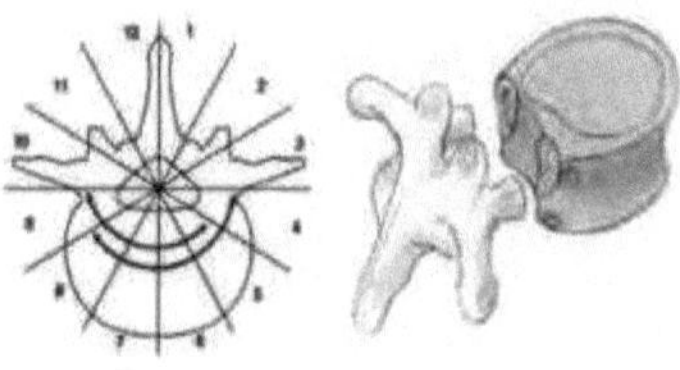

RESECCIÓN DE ARCOS POSTERIORES

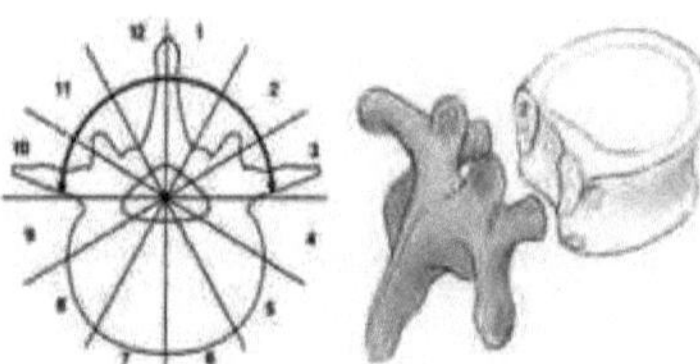

Figura 3. Tratamiento quirúrgico dependiendo de la estadificación quirúrgica de WBB.

A excepción de la estadificación WBB que está diseñada para tumores primarios de la columna, la mayoría de estas clasificaciones se basan en estudios relacionados con la metástasis espinal, que es más común que los tumores primarios de la columna. Basado en el margen quirúrgico apropiado, se desarrolló el sistema de estadificación quirúrgica WBB (Figura 3), las vértebras en el plano axial se dividen en el sentido de las agujas del reloj en 12 zonas radiantes y en cinco zonas (A a E) posterior a anterior.

Con esta clasificación, si un tumor está confinado a las zonas 4-8 o 5-9 se puede realizar una vertebrectomía (escisión en bloque del cuerpo vertebral), si las zonas 3-5 u 8-10 están afectadas, se puede realizar una resección sagital, o se puede realizar una resección del arco posterior si el tumor se encuentra entre las zonas 10 a 3.

En lo que respecta a la supervivencia, la mediana de supervivencia es de 11 meses. La escisión amplia en bloque es el tratamiento más eficaz. Se administra quimioterapia neoadyuvante para disminuir la posibilidad de recurrencia local. La radioterapia se puede utilizar como neoadyuvante o adyuvante.

Referencias

Aguilera, D., Janss, A., Mazewski, C., Castellino, R., Schniederjan, M., Haynes, L., . . . MacDonald, T. (2016). Successful Retreatment of a Child with a Refractory Brainstem Ganglioglioma with Vemurafenib. *Pediatr Blood Cancer, 63*, 541-543.

Baussard, B., Di Rocco, F., Garnett , M., Boddaert, N., Lellouch, A., Grill, J., . . . Sainte-Rose, C. (2007). Pediatric Infratentorial Gangliogliomas: A retrospective Series. *J Neurosurg, 107*(4 Suppl Pediatrics), 286-291.

Bilginer, B., Yalnızoglu, D., Soylemezoglu, F., Turanlı, G., Cila, A., Topçu, M., & Akalan, N. (2008). Surgery for epilepsy in children with dysembryoplastic neuroepithelial tumor: Clinical spectrum, seizure outcome, neuroradiology, and pathology. *Childs Nerv Syst, 25*(4), 485-491.

Bonfield, C., & Steinbok, P. (2015). Pediatric cerebellar astrocytoma: A review. *Childs Nerv Syst, 31*(10), 1677-1685.

Cavalcante, A., Fernandes, I., Ramina, R., & Borges, G. (2007). Vestibular Schwannoma: Surgical results on 240 patients operated on dorsal decubitus position. *Arq Neuropsiquiatr, 65*(3-A), 605-609.

Chadderton, R., West, C., Schulz, S., Quirke, C., Gattamaneni, R., & Taylor, R. (1995). Radiotherapy in the treatment of low-grade astrocytomas. *Child's Nerv Syst, 11*(8), 443-448.

Chamberlain, M. (2016). Recurrent Ganglioglioma in Adults Treated with BRAF Inhibitors. *CNS Oncology, 5*(1), 27-29.

Chand, M., Jain, D., Gupta, A., Sarkar, C., Suri, V., Garg, A., . . . Chandra , S. (2009). Dysembryoplastic neuroepithelial tumor: a clinicopathological study of 32 cases. *Neurosurg Rev, 32*(2), 161-170.

Charbel K. Moussalem, E. M. (2020). Spinal sarcomas and immunity: An undervalued relationship. *Seminars in Cancer Biology, 64*, 36-50.

Compton, J., Issa, N., Eckel, L., Schomas, D., Giannini, C., & Meyer, F. (2012). Long-Term Outcomes for Low-grade Intracranial Ganglioglioma: 30-year Experience from the Mayo Clinic. *J Neurosurg, 117*, 825-830.

Daumas-Duport, Catherine, Scheithauer, B., Chodkiewicz, J.-P., Laws, E., & Vedrenne, C. (1988). Dysembryoplastic Neuroepithelial Tumor: A Surgically Curable Tumor of Young Patients with Intractable Seizures. *Neurosurgery, 23*(5), 545-556.

Di Rocco, C., & Tamburrini, G. (2006). Ganglioglioma. In C. Tonn, S. Grossman, J. Rutka, & M. Westphal, *Neuro-Oncology of CNS Tumors* (S. 394-400). Germany: Springer.

Dirven, C., Mooij, A., & Molenaar, M. (1997). Cerebellar pilocytic astrocytoma: A treatment protocol based upon analysis of 73 cases and a review of the literature. *Child's Nerv Syst, 13*(1), 17-23.

Dorward, I., Luo, J., Perry, A., Gutmann, D., Mansur, D., Rubin, J., & Leonard, J. (2010). Postoperative imaging surveillance in pediatric pilocytic astrocytomas. *J Neurosurg Pediatrics, 6*(4), 346-352.

Dudley, R., Torok, M., Gallegos, D., Mulcahy, J., Hoffman, L., Liu, A., . . . Hankinson, T. (2015). Pediatric Low-Grade Ganglioglioma: Epidemiology, Treatments, and Outcome Analysis on 348 Children From the Sourveillance, Epidemiology, and End Resuts Database. *Neurosurgery, 76*(3), 313-320.

Due-Tonnessen, B., Lundar, T., Egge, A., & Scheie, D. (2013). Neurosurgical treatment of low-grade cerebellar astrocytoma in children and adolescents: a single consecutive institutional series of 100 patients. *J Neurosurg Pediatrics, 11*(3), 245-249.

Dulce D Uribe-Rosales, C. C.-A.-M. (Enero - Marzo 2014). Aspectos biológicos y clínicos para comprender mejor al osteosarcoma. *Investigacion en Discapacidad , 3*(1), 33-40.

Enneking WF, S. S. (1980). A system for the surgical staging of musculoskeletal sarcoma. *Clin Orthop Relat Res, 153*, 106-120.

Garrett, M., Eschbacher, J., & Nakaji, P. (2008). Dysembryoplastic Neuroepithelial Tumor: A Review. *Barrow Quarterly, 24*(1), 9-13.

Gerganov, V., & Samii, M. (2012). Giant Vestibular Schwannomas. *World Neurosurgery, 77*(5), 627-628.

Gerganov, V., Klinge, P., Nouri, M., Stieglitz, L., Samii, M., & Samii, A. (2009). Prognostic clinical and radiological parameters for immediate facial nerve function following vestibular schwannoma surgery. *Acta Neurochir, 151*(6), 581-587.

Geyer, R., Finlay, J., Boyett, J., Wisoff, J., Yates, A., Mao, L., & Packer, R. (1995). Survival of Infants with Malignant Astrocytomas. *CANCER, 75*(4), 1045-1050.

Harati, A., Scheufler, K., Schultheiss, R., Tonkal, A., Harati , K., Oni, P., & Dietmer, T. (2017). Clinical features, microsurgical treatment, and outcome of vestibular schwannoma with brainstem compression. *Surgical Neurology International, 8*(45).

Haydon, D., Dahiya, S., Smyth, M., Limbrick, D., & Leonard, J. (2014). Greater Extent of Resection Improves Ganglioglioma Recurrence-Free Survival in Children: A Volumetric Analysis. *Neurosurgery, 75*(1), 37-42.

Jensen, R., Caamano, E., Jensen, E., & Couldwell, W. (2006). Development of Contrast Enhancement After Long-term Observation of a Dysembryoplastic Neuroepithelial Tumor. *Journal of Neuro-Oncology, 78*(1), 59-62.

Jurkiewicz, E., Pakula-Kosciesza, I., Chelstowska, S., Nowak, K., Roszkowski, M., Grajkowska, W., & Szary, C. (2010). Infratentorial tumors in children -value of ADC in prediction of grade of neoplasms. *Pol J Radiol, 75*(4), 18-23.

Kawataki, T., Sato, E., Kato , T., Sato, T., Horikoshi, T., & Kinouchi, H. (2010). A cortical dysembryoplastic Neuroepithelial tumor initially occurring in the periventricular white matter. *J Neurosurg Pediatrics, 6*(6), 600-603.

Kehler, U., Arnold, H., & Müller, H. (1990). Long-term follow-up of infratentorial pilocytic astrocytomas. *Neurosurg. Rev., 13*, 315-320.

Khashab, M., Gargan , L., Margraf, L., Koral , K., Nejat, F., Swift, D., . . . Bowers, D. (2009). Predictors of Tumor Progression among Children with Ganglioglioma. *J Neurosurg Pediatrics*(3), 461-466.

Koerbel, A., Gharabaghi, A., Safavi, S., Tatagiba, M., & Samii, M. (2005). Evolution of vestibular schwannoma surgery: the long journey to current success. *Neurosurg Focus, 18*(4), E10:1-6.

Lapras, C., Patet, J., Lapras , C., & Mottolese, C. (1986). Cerebellar astrocytoma in chilhood. *Child Nerv Syst, 2*, 55-59.

Lee, M.-C., Kang, J.-Y., Seol, M.-B., Kim, H.-S., Woo, J.-Y., Lee, J.-S., . . . Kim, S.-U. (2006). Clinical features and epileptogenesis of dysembryoplastic neuroepithelial tumor. *Childs Nerv Syst, 22*(12), 1611-1618.

Lin, E., & Crane, B. (2017). The Management and Imaging of Vestibular Schwannomas. *Am J Neuroradiol, 38*(11), 2034-2043.

López-Aguilar, E., Sepúlveda, A., Rivera, H., Cerecedo, F., Valdés, M., Delgado, S., . . . Romo, H. (2003). Preirradiation ifosfamide, carboplatin and etoposide (ICE) for the treatment of high-grade astrocytomas in children. *Childs Nerv Syst, 19*(12), 818-823.

Louis, D., Perry , A., Reifenberger, G., von Deimling, A., Figarella-Branger, D., Cavenee, W., . . . Ellison, D. (2016). The 2016 World Heatlh Organization Classification of Tumors of the Central Nervous System: a summary. *Acta Neuropathol, 131*, 803-820.

Luzzi, S., Elia, A., Del Maestro, M., Elbabaa, S., Carnevale, S., Guerrini, F., . . . Galzio, R. (2019). Dysembryoplastic Neuroepithelial Tumors: What You Need to Know. *World Neurosurgery, 127*, 255-265.

M. Akhtar Anwara, C. E.-B. (2020). Novel therapeutic strategies for spinal osteosarcomas. *Seminars in Cancer Biology, 64*, 83-92.

M. Ciftdemir, M. K. (2016). Tumors of the spine. *World J. Orthop, 7*(2), 109-116.

Matthies, C., & Samii, M. (1997). Management of 1000 Vestibular Schwannomas (Acoustic Neuromas): Clinical Presentation. *Neurosurgery, 40*(1), 1-10.

Matthies, C., Samii, M., & Krebs, S. (1997). Management of Vestibular Schwannoma (Acoustic Neuromas): Radiological Features in 202 Cases-Their Value for Diagnosis and Their Predictive Importance. *Neurosurgery, 40*(3), 469-482.

Minkin, K., Klein, O., Mancini, J., & Lena, G. (2008). Surgical strategies and seizure control in pediatric patients with dysembryoplastic neuroepithelial tumors: A single-institution experience. *J Neurosurg Pediatrics, 1*(3), 206-210.

Moazzam, A., Wagle, N., & Shiroishi, M. (2014). Malignant Transsformation of DNETs: a case report and literature review. *NeuroReport, 25*(12), 894-899.

Odia, Y. (2016). Gangliocytomas and Gangliogliomas: Review of Clinical, Pathologic and Genetic Features. *Clinics in Oncology, 1*(1017), 1-6.

Ogiwara, H., Bowman, R., & Tomita, T. (2012). Long-term Follow-up of Pediatric Bening Cerebellar Astrocytomas. *Neurosurgery, 70*(1), 40-48.

P. López Roldána, S. Á. (211). Actualización del osteosarcoma para el médico de familia. *Semergen, 37*(1), 22-29.

Patibandla, M., Ridder, T., Dorris , K., Torok, M., Liu, A., Handler, M., . . . Hankinson, T. (2016). Atypical Pediatric Ganglioglioma is Common and Associated with a Less Favorable Clinical Course. *J Neurosurg Pediatr, 17*, 41-48.

Pencalet, P., Maixner, W., Sainte-Rose, C., Lellouch, A., Cinalli, G., Zerah, M., . . . Renier, D. (1999). Benign cerebellar astrocytomas in children. *J Neurosurg, 90*(2), 265-273.

Prasad, L., Kumar, R., Kurwale, N., & Suri, V. (2016). Intraventricular Gangliogliomas: A Review. *World Neurosurgery, 87*, 39-44.

Raimondi, A., & Tomita, T. (1981). Hydrocephalus and Infratentorial Tumors. *J Neurosurg, 55*(1), 174-182.

Ranger, A., & Diosy, D. (2015). Seizures in children with dysembryoplastic neuroepithelial tumors of the brain. A review of surgical outcomes across several studies. *Childs Nerv Syst, 31*(6), 847-855.

Rivera-Luna, R., Zapata-Tarrés, M., Medina-Sansón, A., López-Aguilar, E., Niembro-Zúñiga, A., Amador, J., . . . Bornstein-Quevedo, L. (2007). Long-term survival in children under 3 years of age with low-grade astrocytoma. *Childs Nerv Syst, 23*(5), 543-547.

1. Rogelio Cortés-Rodríguez, G. C.-P.-Q. (Mayo - Agosto 2010). Guía de diagnóstico y tratamiento para pacientes pediátricos con osteosarcoma. *Archivos de Investigación Materno Infantil, II*(2), 60-66.

Rosember, S., & Fujiwara, D. (2005). Epidemiology of Pediatric tumors of the Nervous System According to the WHO 2000 classification: A report of 1,195 cases from a single institution. *Childs Nerv Sys, 21*(11), 940-944.

Roser, F., & Tatagiba, M. (2010). The first 50s: Can we achieve acceptable results in vestibular schwannoma surgery from the beginning? *Acta Neurchir, 152*(8), 1359-1365.

S. Boriani, J. W. (1997). Primary bone tumors of the spine. Terminology and surgical staging. *Spine, 22*(9), 1036-1044.

Saad, M., Shata, H., Younis, M., & Taha, A. (2020). Microsurgical Management of Vestibular Schwannomas with Brainstem Compression: Surgical Challenges and Outcome. *Open Journal of Modern Neurosurgery, 10*(1), 122-134.

Salles, D., Laviola, G., de Moraes, A., & Stávale, J. (2020). Pilocytic Astrocytoma: A Review of General Clinical, and Molecular Characteristics. *Journal of Child Neurology, 35*(12), 852-858.

Samii, M., & Matthies, C. (1997). Management of 1000 Vestibular Schwannoma (Acoustic Neuromas): Surgical Management and Results with an Emphasis on Complications and How to Avoid Them. *Neurosurgery, 40*(1), 11-23.

Samii, M., & Matthies, C. (1997). Management of 1000 Vestibular Schwannomas (Acoustic Neuromas): The Facial Nerve Preservation and Restitution of Function. *Neurosurgery, 40*(4), 684-695.

Samii, M., Gerganov, V., & Samii, A. (2006). Improved preservation of hearing and facial nerve function in vestibular schwannoma surgery via the retrosigmoid approach in a series of 200 patients. *J Neurosurg, 105*(4), 527-535.

Sampetrean, O., Maehara, T., Arai, N., & Nemoto, T. (2006). Rapidly Growing Dysembryoplastic Neuroepithelial Tumor: Case Report. *Neurosurgery, 59*(6), E1337-E1338.

Sathyakumar, K., Mani, S., Harshe, G., Prabhu, K., Chacko, A., & Chacko, G. (2020). Neuroimaging of pediatric infratentorial tumors and the value of diffusion-weighted imaging (DWI) in determining tumor grade. *Acta Radiológica.* doi:https://doi.org/10.1177%2F0284185120933219

Schneider, J., Viola, A., Confort, S., Ayunts, K., Le Fur, Y., Viout, P., . . . Girard, N. (2007). Tumeurs de la fosse postérieure de l'enfant: apport des techniques d'imagerie avancées. *Journal of Neuroradiology, 34*(1), 49-58.

Simonova, G., Kozubikova, P., Liscak, R., & Novotny, J. (2016). Leksell Gamma Knife treatment for pilocytic astrocytomas: long-term results. *J Neurosurg Pediatr, 18*(1), 58-64.

Somaza, S., Kondziolka, D., Lunsford, D., Flickinger, J., Bissonette, D., & Albright, L. (1996). Early Outcomes after Stereotactic Radiosurgery for Growing Pilocytic Astrocytomas in Children. *Pediatr Neurosurg, 25*(3), 109-115.

Sommer, B., Wimmer, C., Coras, R., Blumcke, I., Lorber, B., Hamer, H., . . . Roessler, K. (2015). Resection of Cerebral Gangliogliomas Causing Drug-Resistant Epilepsy: Short- and Long-term Outcomes Using Intraoperative MRI and Neuronavigation. *Neurosurg Focus, 38*(1), 1-8.

Spoerri, O., Demierre, B., Stichnoth, F., & Hori, A. (1986). Intracerebral Ganglioglioma. *J Neurosurg, 65*, 177-182.

Sposto, R., Ertel, I., Jenkin, R., Boesel, C., Venes, J., Ortega, J., . . . Hammond, D. (1989). The effectiveness of chemotherapy for treatment of high grade astrocytoma in children: Results of a ramdomized trial. *Journal of Neuro-Oncology, 7*(2), 165-177.

Starnoni, D., Giammattei, L., Cossu, G., Link, M., Roche, P.-H., Chacko, A., . . . Daniel, R. (2020). Surgical management for large vestibular schwannomas: a systematic review, meta-analysis, and consensus statement on behalf of the EANS skull base section. *Acta Neurochirurgica, 162*(11), 2595-2617.

Tatke, M., Sharma, A., & Malhotra, V. (1998). Dysembryoplastic Neuroepithelial Tumour. *Child's Nerv Syst, 14*, 293-296.

Vaquero , J., Zurita, M., Coca, S., Oya, S., & de Prado, F. (1996). Tumor Neuroepitelial Disembrioplásico: Una Causa de Epilepsia Curable Quirúrgicamente. *Neurocirugía, 7*(1), 19-26.

Varshneya, K., Sarmiento, M., Nuño, M., Lagman, C., Mukherjee, D., Nuño, K., . . . Patil, C. (2016). A National Perspective of Adult Gangliogliomas. *Journal of Clinical Neuroscience, 30*, 65-70.

Villarejo, F., Álvarez-Sastre, C., Martínez-Quiñones, J., Colomar, P., Pascual, A., & Pérez-Díaz, C. (1999). Tumores neuroepiteliales disembrioplásicos. *Rev Neurol, 29*(9), 810-814.

Yuan, J., Sharma, N., Choudhri, H., Figueroa , R., & Sharma, S. (2011). Intraventricular dysembryoplastic neuroepithelial tumor in a pediatric patient: is it the most common extracortical location for DNT? *Childs Nerv Syst, 27*(3), 485-490.

Zhang, S., Wang, X., Liu, X., Ju, Y., & Hui, X. (2013). Brainstem Gangliogliomas: A Retrospective Series. *J Neurosurg, 118*, 884-888.

SCHWANOMAS DE NERVIOS PERIFERICOS

INTRODUCCION

Los tumores de nervios periféricos (TNP) son relativamente raros. La presentación clínica de los TNP es variable y depende de la ubicación anatómica y del nervio específico involucrado.

Los síntomas son causados por: invasión nerviosa directa, infiltración de tejidos circundantes, o compresión por efecto de masa local.

Los TNP primarios se clasifican de acuerdo con las características específicas de la diferenciación e incluyen cualquier tumor que surja de las células dentro de la vaina nerviosa.

Los tumores derivados de células de Schwann peri neurales incluyen: schwannomas, neurofibromas y tumor maligno de la vaina del nervio periférico (TMVNP); los que surgen de células ganglionares dentro del sistema nervioso simpático incluyen ganglioneuroma y ganglioneuroblastoma; y los que surgen de los capilares endoneurales incluyen hemangiomas. Los Tumores secundarios que involucran periféricos los nervios incluyen carcinoma localmente invasivo o metastásico, linfoma y sarcoma (tabla 1).

La gran mayoría de los tumores de la vaina nerviosa son esporádicos, sin etiologías claras.

Hay, sin embargo, algunos factores predisponentes bien definidos para el desarrollo de tumores particulares de la vaina nerviosa, en particular schwannomas, neurofibromas y TMVNP. El factor principal es la presencia de ya sea neurofibromatosis tipo 1 (NF1) o tipo 2 (NF2).

Los pacientes con NF1 desarrollan múltiples neurofibromas y, en un grado menor pero aún significativo TMVNP.

Por el contrario, los pacientes con NF2 desarrollan schwannomas multiples, entre otros tumores, y los schwannomas vestibulares bilaterales son diagnósticos de NF2.

Una predisposición claramente definida como factor ambiental o iatrogénico es la radioterapia.

TABLA 1. CLASIFICACION SIMPLIFICADA DE TUMORES DE NERVIO PERIFERICO

CLASIFICACION	TIPO DE TUMOR
BENIGNOS	Schwannoma Neurofibroma Ganglioneuroma Hemangioma
MALIGNOS	***PRIMARIOS*** Tumor maligno de la vaina nerviosa de nervio periférico. Ganglioneuroblastoma ***SECUNDARIOS*** Metastasis Linfoma

EPIDEMIOLOGÍA

Casi 2000 TNP benignos de nervios periféricos se diagnostican y son tratados en los Estados Unidos anualmente, y aunque son raros, el tratamiento quirúrgico es complejo y requiere manejo especializado.

Los schwannomas representan alrededor del 6,8% al 8% de todos los tumores intracraneales, de los cuales 80-90 por ciento son schwannomas vestibulares, anteriormente conocidos como "Neuromas acústicos".

Los schwannomas vestibulares suelen afectar la región del ángulo pontocerebeloso por expansión desde un origen en la rama vestibular.

La incidencia global máxima oscila entre aproximadamente 0,92 y 1,9 por 100 000 habitamtes y la incidencia relacionada con la edad aumenta entre la cuarta y la sexta décadas, con una edad media de presentación clínica dentro de la quinta década (media 47 años).

Con pocas excepciones, la mayoría de las series muestran una predilección femenina con una proporción de sexos (mujer / hombre) de 1,5-2: 1, la mayoría de los tumores (95%) son solitarios o unilateral sin una aparente asociación con familiares factores de riesgo, mientras que el 5 por ciento son bilaterales, ocurriendo como parte de NF2. Casi todos los pacientes con NF2 desarrollan schwannomas vestibulares.

Después de la rama vestibular del octavo nervio, la localización intracraneal más frecuente es: son la raíz del nervio trigémino, el ganglio de Gasser y las tres divisiones principales del trigémino, que representan aproximadamente el 0,2 por ciento de todos los tumores intracraneales.

Los Schwannomas de las raíces espinales representan del 16-30 por ciento de todas las tumores intraraquideos. Cualquier región puede verse afectada, con los segmentos inferiores, la región lumbosacra y la cola de caballo como los sitios más frecuentemente afectados, aunque los pacientes con NF2 puede desarrollar con mayor frecuencia lesiones de la raíz cervicotorácica.

MANIFESTACIONES CLÍNICAS

Los pacientes con schwannomas periféricos usualmente se presentan con una larga historia con una masa en alguna extremidad. Cuanto más grande, superficial y distal, usualmente se presentan como una masa visible o palpable localizada sobre el curso de un nervio, el cual puede ser movilizado fácilmente lateralmente pero no longitudinalmente al eje del nervio. Menos comúnmente el paciente reporta dolor o parestesia en la distribución del nervio, especialmente cuando la masa es palpada o movilizada.

Puede ocurrir síndromes dolorosos en la distribución somestésica de cada nervio, pero en la mayoría de los casos el paciente reporta únicamente aumento de sensibilidad. Los pacientes usualmente no se presentan con déficits neurológicos preoperatorios.

DIAGNÓSTICO POR IMAGEN

Electromiografía:

En muchos casos, solamente un pequeño número de fibras nerviosas están afectadas, y el resultado de la electromiografía es normal. Cuando la lesión afecta suficientes porciones del nervio, sin embargo, el estudio demuestra enlentecimiento o bloqueo de la conducción en el nervio estimulado con datos de denervación en los músculos correspondientes.

Ultrasonografía

El ultrasonido de alta resolución y frecuencia demuestra masas de baja ecogenicidad, limites bien definidos. En muchos casos no es posible identificar relaciones anatómicas del tumor con este método.

Tomografía computada

La tomografía computada puede proveer información acerca de la localización de la masa y si es particularmente efectiva en tumores en cavidad pélvica y torácica. La degeneración quística puede demostrarse. En la fase previa al contratada del estudio, la masa puede ser menos densa que el musculo adyacente y tiene límites suaves.

En la fase post contraste los datos son muy variables algunas veces no hay reforzamiento y en otras ocasiones existe un reforzamiento anular o central. El reforzamiento central se presenta en un 40 por ciento de los casos.

Resonancia magnética

Los datos obtenidos en la resonancia magnética son similares a aquellos de otros tumores de tejidos blandos. La resonancia magnética es el mejor estudio de imagen para los schwannomas porque es: capaz de demostrar el tumor, su capsula, y el nervio del cual se origina. En la secuencia de T1 el tumor se observa isointenso, ligeramente hipointenso o hiperdenso comparado con el musculo adyacente. En la secuencia de t2- es marcadamente hiperintenso, la intensidad de señal puede ser homogéneo o heterogéneo. Con el medio de contraste se observa un intenso reforzamiento (figura 1).

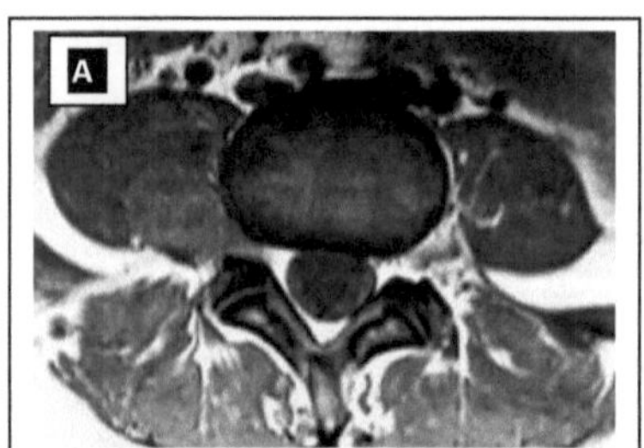
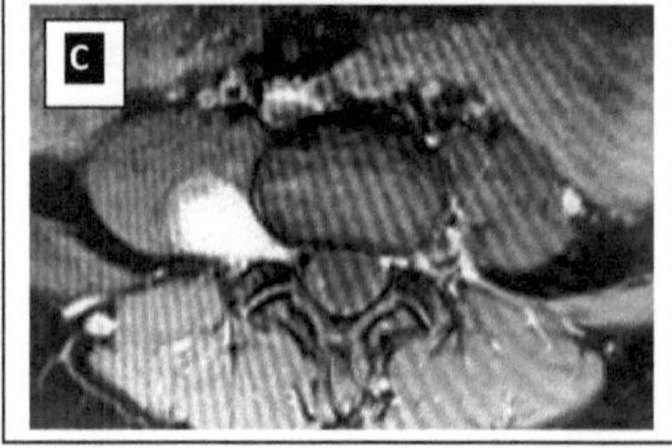
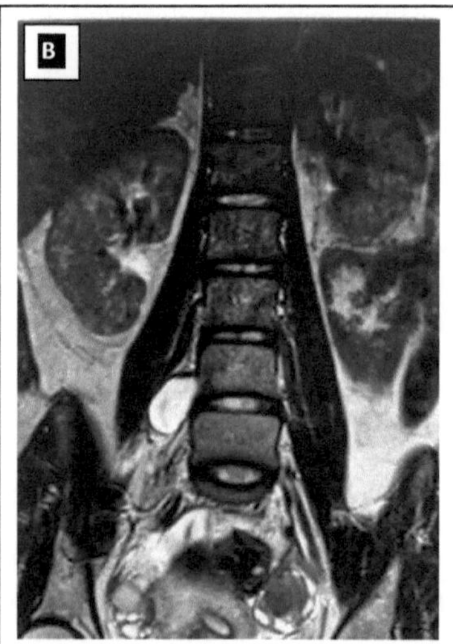

Figura 1:Resonancia magnética nuclear en secuencias A: T1, B: T2, C: T1 contastado.

BIOPSIA

Los Schwannomas no deben ser biopsiados. Es muy frecuente la muestra insatisfactoria, el procedimiento puede dañar fascículos nerviosos viables que corren sobre la superficie del tumor y puede destruir planos de tejido alrededor de la lesión, haciendo la disección quirúrgica mucho más difícil en la cirugía definitiva, el resultado quirúrgico es peor que los pacientes a los que se sometieron a biopsia preoperatoria.

TRATAMIENTO:

En las extremidades la incisión cutánea debe extenderse a lo largo del curso anatómico del nervio, para evitar contracturas cutáneas. Cuando se intervenga en sitios de articulaciones se debe dar predilección a incisiones curvilíneas y luego si es necesario ser incluidas en incisiones lineales.Para los tumores no palpables se sugiere guía de ultrasonido transdérmico para ayudar a localizar y diseñar la incisión directamente sobre el tumor. la longitud de a lesión debe ser suficiente para exponer la lesión unos pocos centímetros proximal y distal a ella. Las incisiones pequeñas se asocian a mayor incidencia de lesión neurológica yatrogénica.

PRONOSTICO:

Como regla, los schwannomas de las extremidades pueden ser resecados totalmente por un cirujano experimentado, con mínimo riesgo de déficit neurológico adicional postquirúrgico.

En muchos casos cualquier parestesia postoperatoria en la distribución del nervio intervenido resolverá adecuadamente en algunas semanas. La recurrencia del tumor es muy rara después de la resección radical.

RESUMEN:

Los schwannomas de nervio periférico son lesiones raras. Su crecimiento a partir de unas pocas fibras del nervio principal desplazando el resto más que ser una lesión que infiltre (FIGURA 3): permite su resección radical en la mayoría de los casos, con mínimo riesgo neurológico yatrogénico, haciendo su recidiva rara. Lo más importante de su tratamiento quirúrgico es evitar el daño yatrogénico de las fibras nervosas sanas. Se recomienda una planeación preoperatoria (FIGURA 4) exhaustiva desde la incisión y, a pesar de que muy rara la sección del nervio: se debe tener disponible en el quirófano el material necesario para la reparación del nervio (FIGIURA 5).

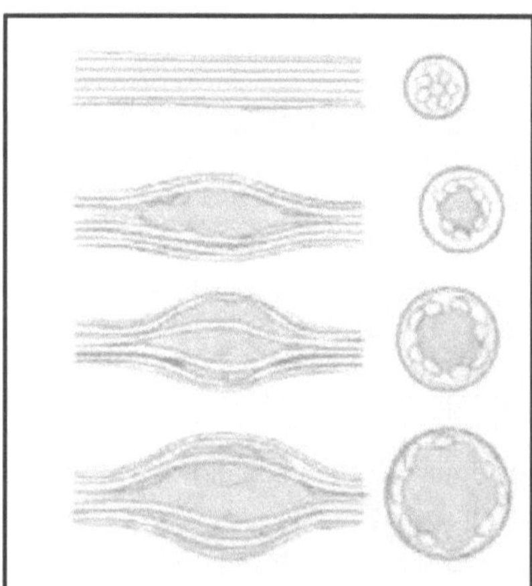

Figura 2. Esquema representativo de la formación y crecimiento progresivo, así como su distribución y elongación de fibras nerviosas de forma uniforme en nervios periféricos.

Annals of Plastic Surgery • Volume 63, Number 2, August 2009

FIGURA 3

Evaluación neurológica indica probable tumor de nervio periférico
Presentación clínica del paciente:
-Dolor neuropático
-Masa palpable
- Parestesia y ocasionalmente parresia distal
Estudio neurológico del caso:
Electromiografía
Velocidades de conducción
Ultrasonido de alta resolución
Imagen por resonancia magnética
No
Si
Tratar patología medicamente
Cirugía:
Confirma el diagnostico
Documenta déficit motor o sensitivos preoperatorio
Realiza la cirugía

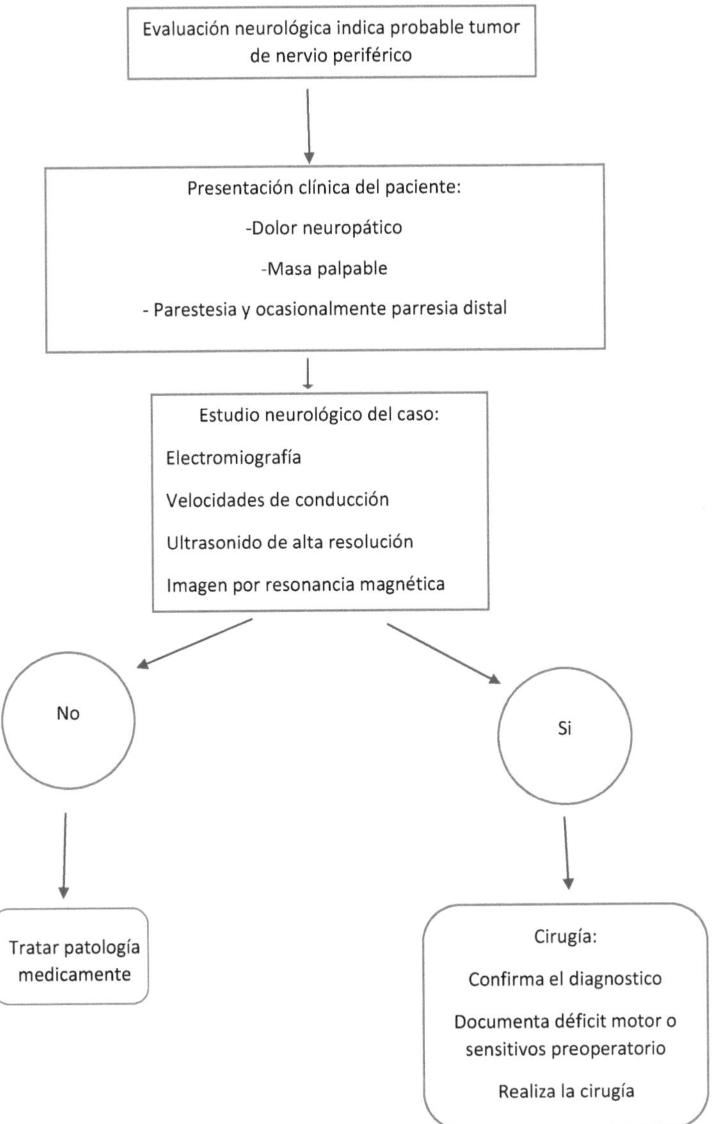

FIGURA 4

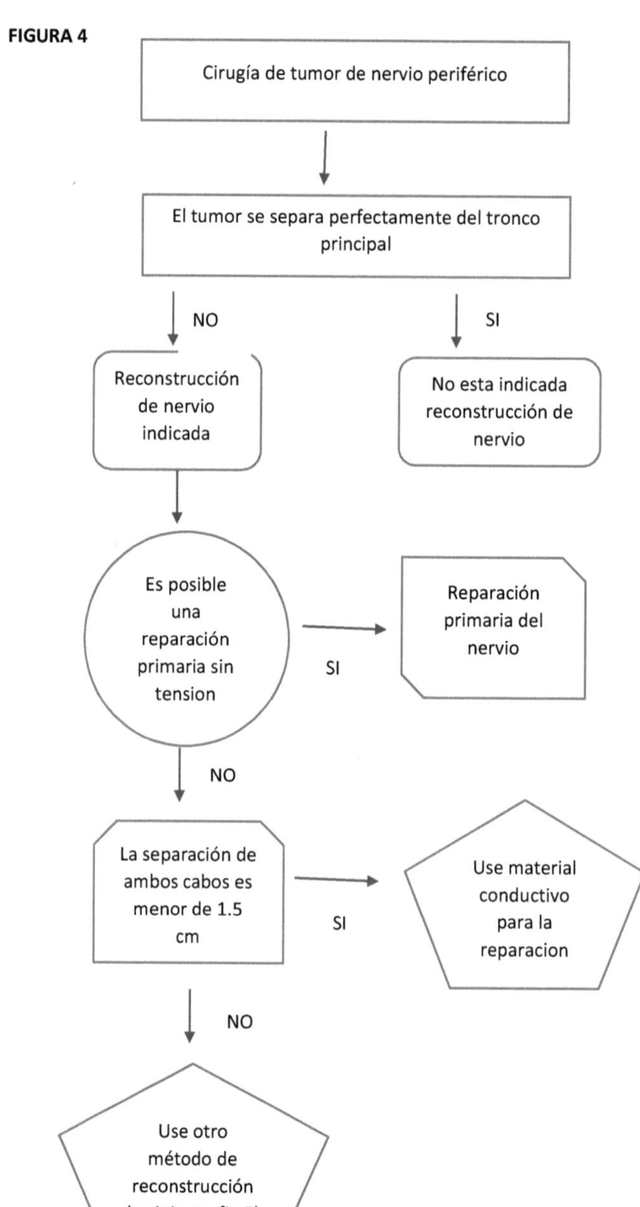
Cirugía de tumor de nervio periférico
El tumor se separa perfectamente del tronco principal
NO
SI
Reconstrucción de nervio indicada
No esta indicada reconstrucción de nervio
Es posible una reparación primaria sin tension
SI
Reparación primaria del nervio
NO
La separación de ambos cabos es menor de 1.5 cm
SI
Use material conductivo para la reparacion
NO
Use otro método de reconstrucción (ex injerto, fig 5)

228

Figura 5

Tipos de reparación de la brecha nerviosa

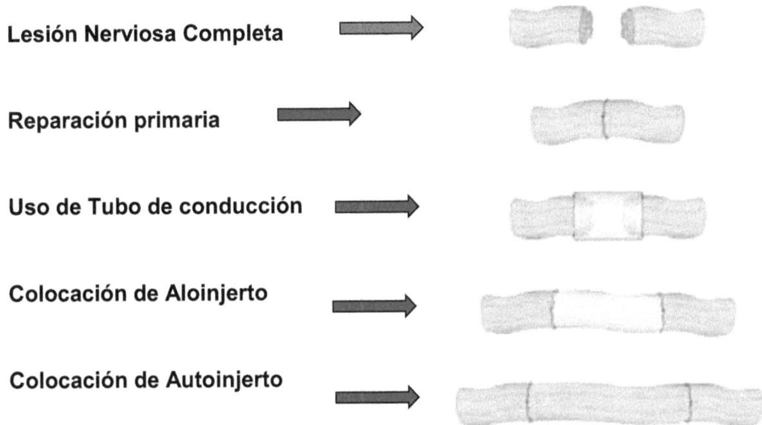

Referencias:

1.Neuropathic Pain. Lindsay A. Zilliox, MD, MS. Continuum (Minneap Minn) 2017;23(2):512–532.Common Entrapment Neuropathies. Lisa D. Hobson-Webb, MD; Vern C. Juel, MD, FAAN. Continuum (Minneap Minn) 2017;23(2):487–511

2.Ultrasound of Focal Neuropathies Lisa D. Hobson-Webb* and Luca Padua†‡ *Department of Neurology, Neuromuscular Division, Duke University, Durham, North Carolina, U.S.A.; †Department of Geriatrics, Neurosciences & Orthopaedics, Università Cattolica, Roma, Italy; and ‡Fondazione Don Gnocchi, Milan, Italy. J Clin Neurophysiol 2016;33: 94–102

3.Schwannornatosis: A clinical and pathologic study.M. MacCollin, MD; W. Woodfin, MD; D. Kronn, MD; and M.P. Short, MD.From the Department of Neurology (Drs. MacCollin and Short) and Pathology (Dr. Short), Massachusetts General Hospital, Boston, MA; the Department of Neurology (Dr. Woodfin), Neurological Clinic of Texas, Dallas, TX; and the Division of Human Genetics (Dr. Kronn), New York University Medical Center, NY.NEUROLOGY 1996;46: 1072-1079

4.Neurofibroma and schwannoma.Rosalie E. Fernera and Michael J. O'Dohertyb a Department of Neuroimmunology, Division of Clinical Neurosciences, and bDepartment of Radiological Sciences, Guy's, King's and St. Thomas' School of Medicine, London, UK, Curr Opin Neurol 15:679±684

5.Nerve Sheath Tumors.Maryam Kherad Pezhouh, MD, MSc,and Elizabeth Montgomery, MD.From the Department of Pathology, The Johns Hopkins Hospital, Baltimore,MD. AJSP: Reviews & Reports • Volume 22, Number 2, March/April 2017.

6.PRESERVE THE NERVE: MICROSURGICAL RESECTION OF PERIPHERAL NERVE SHEATH TUMORS. Stephen M. Russell, M.D. Department of Neurosurgery, New York University School of Medicine, New York, New York.Neurosurgery 61:ONS-113–ONS-118, 2007.

7.Imaging of Peripheral Nerve Lesions in the Lower Limb. Donald Neil Simmons, MB, BS, FRACR,* David A. Lisle,fi and James M. Linklater, FRANZCRfi. From the *Musculoskeletal Ultrasound Centre of Excellence, Dr Jones and Partners, Adelaide, South Australia; and †Castlereagh Sports Imaging, North Sydney Orthopaedic and Sports Medicine Centre, Australia.
Top Magn Reson Imaging & Volume 21, Number 1, February 2010.

8.Pictorial Essay: Diverse Imaging Features of Spinal Schwannomas.Hemant A. Parmar, MD,* Mohannad Ibrahim, MD,* Mauricio Castillo, MD,fiand Suresh K. Mukherji, MD*.Department of Radiology, University of Michigan, Ann Arbor, MI; and †Department of Radiology, University of North Carolina, Chapel Hill, NC.J Comput Assist Tomogr & Volume 31, Number 3, May/June 2007.

9.Diagnosis and Management of Peripheral Nerve Schwannomas.Mario G. Siqueira, MD, and Roberto S. Martins, MD.Dr. Siqueira is Clinical Professor and Chief, and Dr. Martins is Clinical Professor, Peripheral Nerve Surgery Unit, Department of

Neurosurgery, University of São Paulo Medical School.Contemporary Neurosurgery, VOLUME 28 • NUMBER 16.August 15, 2006.

10.Innovative Treatment of Peripheral Nerve Injuries Combined Reconstructive Concepts.Ivica Ducic, MD, PhD, Rose Fu, BS, and Matthew L. Iorio, MD,Department of Plastic Surgery, Georgetown University Hospital, Washington, DC. Annals of Plastic Surgery Volume 68, Number 2, February 2012

11.Benign Peripheral Nerve Tumors Treatment Algorithm and Reconstructive Options
Ivica Ducic, MD, PhD,* Daniel M. Barrett, MS,† and Ali Al-Attar, MD, PhD.Department of Plastic Surgery, Georgetown University Hospital,Washington, DC; and †Virginia Commonwealth University, School of Medicine,Richmond, VA.Annals of Plastic Surgery • Volume 63, Number 2, August 2009.

12. The Journal of Foot & Ankle Surgery. Peripheral Nerve Schwannoma: A Review of Varying Clinical Presentations and Imaging Findings.Pradeep Albert, MD1, Jalpen Patel, DPM2, Karim Badawy, BS 3, William Weissinger, DPM4,Marc Brenner, DPM5, Ian Bourhill, MD6, John Parnell, MD7. ELSEVIER 2016 by the American College of Foot and Ankle Surgeons.

13.Case Report of Schwannomas: Benign Tumour of the Peripheral Nerve Sheath
 Ansilata Marlyn Anesly,1 Faisal Ameer,1 Hillol Kanti Pal2,
Plastic Surgery, Thumbay Hospital,
Ajman, United Arab Emirates. EMJ Neurol. 2020;8[1]:103-107.

14. Clinicopathological variables of sporadic schwannomas of peripheral nerve in 291 patients and expression of biologically relevant markers. Eric D. Young, BS,1 Davis Ingram, BS,2,6 William Metcalf-Doetsch.Department of Cancer Biology, University of Kansas Medical Center, Andover, Kansas; Departments of 2Surgical Oncology, 3Pathology and Laboratory Medicine, 4Neuro-Oncology, and 5Neurosurgery and 6 The Sarcoma Research Center, University ofTexas MD Anderson Cancer Center, Houston, Texas. J Neurosurg Volume 129 • September 2018. AANS 2018, except where prohibited by US copyright law.

15. Ammoun S, Hanemann CO: Emerging therapeutic targets in schwannomas and other merlin-deficient tumors.
Nat Rev Neurol 7:392–399, 2011

ESTESIONEUROBLASTOMA

INTRODUCCIÓN

El estesioneuroblastoma o neuroblastoma olfatorio (NBO) es una neoplasia maligna nasosinusal neuroendócrina que se origina en el neuroepitelio olfatorio nasal, en proximidad a la lámina cribosa. Estas células se sitúan normalmente en la parte superior de la cavidad nasal, incluidos el cornete nasal superior, techo de la nariz, y placa cribiforme, y tienden a invadir la base del cráneo, bóveda craneal y órbita (1). Fue descrito en 1942 por Berger, Luc y Richard (2). Debido al origen incierto de este tumor, se han usado varios nombres para describirlo, incluyendo estesioneuroma olfatorio, neuroestesioma, carcinoma neuroendócrino, neurocitoma olfatorio, y neuroblastoma olfatorio, siendo este último el término más aceptado actualmente. Ha habido controversias en la literatura respecto al diagnóstico y tratamiento, dado que presenta un comportamiento biológico muy variable, desde un crecimiento asintomático y lento hasta un comportamiento altamente agresivo con potencial de dar metástasis regionales y a distancia. Debido a su poca frecuencia, no ha habido estudios prospectivos para evaluar el mejor acercamiento terapéutico (1,3).

EPIDEMIOLOGÍA

El NBO constituye el 2-3% de los tumores nasosinusales malignos. La incidencia varía entre autores. El NBO tiene una incidencia de 0,4 por millón de habitantes, y hasta la fecha sólo se han reportado 1200 casos (1).

La edad promedio es de 45 años, con un rango de los 10 a los 84 años. La mayoría de los casos se observa entre la cuarta y sexta décadas de la vida. La incidencia muestra dos picos, el primero en el grupo de edad comprendido entre los 11 y los 20 años (16.8% del total) y segundo entre los 50 y 60 años; sin embargo, se han registrado casos esporádicos en niños menores de 10 años (1). Se han presentado casos en pacientes de 2 años de edad. (4,5). Hay un pequeño predominio en hombres en relación a las mujeres (1.2:1) y no hay reportes de predominio en razas o etnias. Estas diferencias talvez se deban al refinamiento en el diagnóstico diferencial a lo largo del tiempo (1).

ORIGEN Y LOCALIZACIÓN

El neuroblastoma puede crecer en sitios donde se encuentre tejido nervioso simpático derivado de células primitivas neuroectodérmicas de la cresta neural (6), denominadas simpatogonias. Estas suelen diferenciarse en neuroblastos, que después maduran para convertirse en células ganglionares. Si no logran diferenciarse más allá de los primeros dos estadios, la lesión resultante se denomina neuroblastoma (4).

La localización exacta y la histiogénesis precisa del NBO no se conocen claramente. La distribución anatómica más frecuentemente es la parte alta de la cavidad nasal, localizándose en la lámina cribosa, cornete nasal superior y a la mitad superior del septum nasal. El órgano vomeronasal de Jacobson, el ganglio esfenopalatino, la placoda olfatoria y los nervios terminales de Loci (nervios terminales), son el posible origen de los NBO (1).

Se ha descrito también un origen ectópico en la parte baja de la cavidad nasal, o en algún seno paranasal. Pocas veces se presenta como una masa intracraneal en el lóbulo frontal involucrando a la lámina cribiforme y, menos frecuente, como un tumor intracraneal sin componente nasal (3).

HISTOLOGÍA

El NBO se presenta como una masa polipoide, unilateral, multilobulado, blanda, de superficie brillante y, a veces, cubierto de mucosa olfatoria intacta. La superficie de corte es rosa grisácea y muy vascularizada. A veces, la superficie puede presentar ulceración y tejido de granulación, especialmente en tumores de alto grado. Varía en tamaño desde un nódulo pequeño, a una gran masa friable. Localmente los casos avanzados pueden presentar signos de invasión y destrucción de estructuras tales como la cavidad nasal, los senos paranasales, tejidos blandos faciales y piel, así como la bóveda craneana (3,4,7).

Se considera que el NBO se origina del neuroectodermo debido al patrón histológico similar a de los tumores malignos de ganglios simpáticos, medula adrenal y retina (8). La apariencia histológica es semejante a la de varios tumores de células pequeñas redondas azules (3), pero los cambios característicos consisten un fondo neurofibrilar. Estas células son redondas u ovoides, con un núcleo pequeño e hipercromático, cromatina granular en "sal y primienta", nucléolo pequeño o ausente y escaso citoplasma (5).

Pueden estar agrupadas en nidos separados por septos vasculares o estroma fibroso hialinizado; o en un patrón de pseudorrosetas (Homer Wright) o de rosetas verdaderas con vaso central (Flexner-Wintersteiner), o en racimos de células relativamente uniformes. Casi no se aprecian imágenes mitóticas, excepto en tumores de alto grado, que pueden mostrar un gran pleomorfismo nuclear, alta actividad mitótica y necrosis (3). Ocasionalmente hay calcificación intersticial en tumores de bajo grado (3,7).

Se consideran 4 grados histológicos descritos por Hyams et al (9), de bien diferenciado (grado I), a menos diferenciado (grado IV), basado en la actividad mitótica, el pleomorfismo nuclear, la arquitectura, la formación de rosetas, la matriz fibrilar y la necrosis.

 Esta clasificación es un reflejo del comportamiento biológico del NBO desde los casos indolentes y menos agresivos, hasta los tumores más agresivos (10). Es un sistema complejo y subjetivo, y a veces la separación entre grados es arbitraria. Por lo tanto, ha habido una tendencia en agrupar estas categorías en tumores de bajo grado (I y II) y en alto grado de malignidad (III y IV), para proveer una más fácil descripción de estos tumores con respecto a su pronóstico (11).

Otro problema en este sistema es que los tumores de alto grado de malignidad, siendo pobremente diferenciados, pueden mimetizar otros tumores agresivos diferentes al NBO y son difíciles de diferenciarlos entre sí. Los tumores de alto grado han sido asociados con una enfermedad loco-regional más agresiva y peor sobrevida, comparado con los tumores de bajo grado. Incluso la gradación de Hyams puede ayudar a guiar la selección del tratamiento adyuvante.

El NBO muestra generalmente tendencia positiva a la reacción de inmunohistoquímica con enolasa neuroespecífica, sinaptofisina y cromogranina. Presentan reactividad variable a citoqueratina, vimentin, antígeno de membrana epitelial, CD56 (cluster of differentiation, por sus siglas en inglés) y beta-tubulina. La proteína S-100 tiene reactividad variable, y está limitado a la periferia de los nidos celulares, principalmente en lesiones de alto grado. El FL1 es negativo, lo que descarta el diagnóstico de un tumor neuroectodérmico periférico y sarcoma de Ewing. Se sabe que el índice de proliferación es alto (10-50%) por pruebas usando el marcador Ki-67 (3). Los patrones histológicos se muestran en la figura A a la J:

FIGURAS A-J: CORTES HISTOLOGICOS DE ESTESIONEUROBLASTOMAS (NEUROBLASTOMA OLFATORIO)

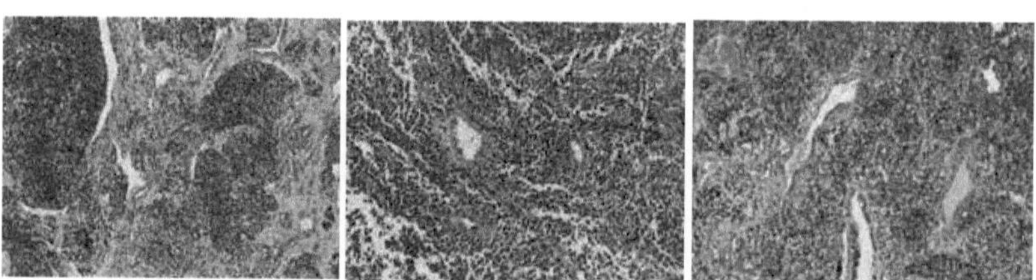

Neuroblastoma olfatorio. A. Tumor con patrón lobular separado por estroma vascularizado. B y C. Tumor con patrón difuso y vasos en un estroma hialinizado.

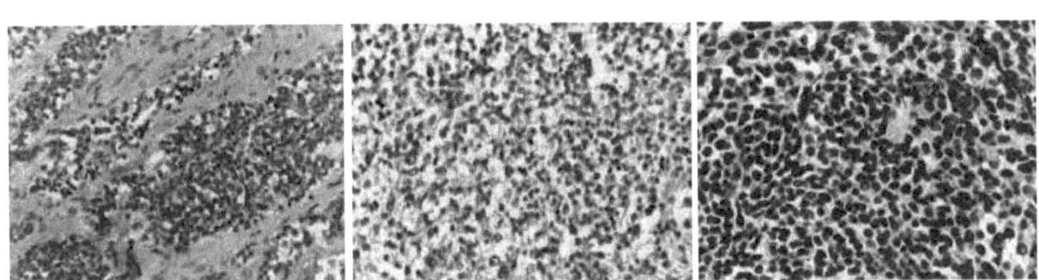

Neuroblastoma olfatorio. D, E y F. Las células son de pequeño a mediano tamaño, con escaso citoplasma, núcleo redondo con cromatina granular en "sal y pimienta" y nucléolo poco evidente.

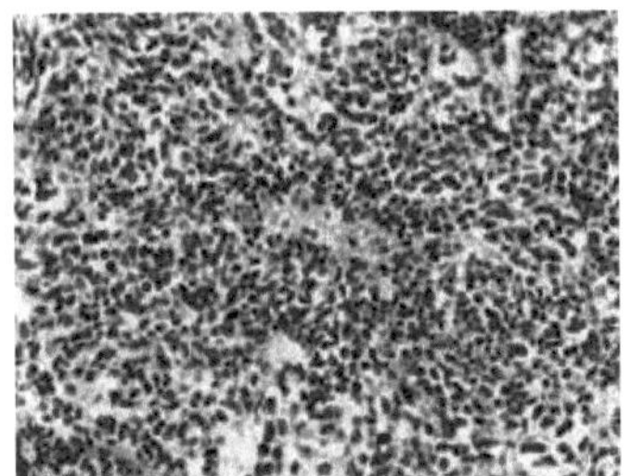

Neuroblastoma olfatorio. G. Células neoplásicas en empalizada alrededor de una matriz fibrilar central (pseudorrosetas de Homer-Wright).

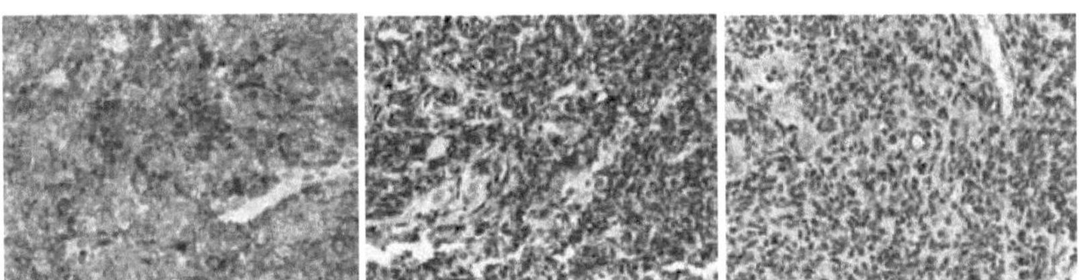

Neuroblastoma olfatorio. Patrón de inmunohistoquímica. H. Sinaptofisina en citoplasma positiva. I. CD56 en membrana citoplasmática positiva. J.CD99 negativo con control positivo intrínseco en endotelio vascular; diagnóstico diferencial con sarcoma de Ewing. Todas las Fotomicrografías cortesía de la Dra. Ana Alfaro Cruz, Servicio de Patología, Hospital General de México, "Dr. Eduardo Liceaga".

PATRONES MOLECULARES Y CITOGENETICOS

Los datos citogenéticos para el NBO son limitados. En un estudio donde se analizó la caracterización citogenética de un caso, se reportaron numerosas aberraciones cromosomales, involucrando predominantemente a los cromosomas 2q, 5, 6q, 17, 19, 21q, y 22, así como trisomía 8. Otro estudio aplicó hibridación genómica comparativa convencional (CGH) a 22 NBO (12), y reportó deleciones frecuentes de los cromosomas 1p, 3p/q, 9p, y 10p/q, así como amplificaciones de 17q, 17p13, 20p, y22q. También notaron una deleción específica en el cromosoma 11 y ganancia en el cromosoma 1p, lo que se asoció a metástasis y peor pronóstico (3).

Guled et al. (13) aplicaron un arreglo basado en oligonuecleótidos CGH para identificar el número de cambios en las copias del DNA en 13 casos; se identificaron nuevas regiones cromosómicas que estaban frecuentemente alteradas en adición a las reportadas previamente. Los cambios más frecuentes incluyeron ganancias en los cromosomas *7q11.22–q21.11, 9p13.3, 13q, 20p/q, y Xp/q*, así como pérdidas en los cromosomas *2q31.1, 2q33.3, 2q37.1, 6q16.3, 6q21.33, 6q22.1, 22q11.23, 22q12.1, y Xp/q*. Las pérdidas fueron más frecuentes que las ganancias y los tumores de alto grado mostraron más alteraciones que los de bajo grado.

Los cambios frecuentes en los tumores de alto grado fueron ganancias en *13q14.2–q14.3, 13q31.1, y 20q11.21–q11.23, y pérdida en Xp21.1* (en 66% de los casos). Ganancias en *5q35, 13q, y 20q, así como pérdidas en 2q31.1, 2q33.3, y 6q16–q22* estuvieron presentes en 50% de los casos. Las regiones identificadas donde hubo cambios en el número de copias de genes han sido implicadas en una variedad de tumores, especialmente carcinomas. Además, estos resultados indican que las ganacias en *20q* y *13q* pueden ser importantes en la progresión del estesioneuroblastoma (3).

PRESENTACION CLINICA

El tumor crece lentamente, se disemina en forma submucosa, y eventualmente se extiende a estructuras adyacentes, especialmente los senos paranasales, órbita y cerebro. Los síntomas predominantes son obstrucción nasal (77%), epistaxis (42 al 62%), hiposmia (50%), dolor facial (35%) y cefalea (30%). También sinusitis y anosmia. Los síntomas suelen ser unilaterales. Ocasionalmente el NBO se descubre como una masa nasal sin síntomas preponderantes.

En casos más avanzados, se presentan síntomas de invasión local más allá de la nariz y los senos paranasales, tales como epífora y proptosis, y se refieren alteraciones visuales como diplopía (10%), y disminución de la visión (8%). El promedio de la sintomatología se presenta con 6-12 meses de duración (5,14). Con poca frecuencia se encuentran síntomas de invasión intracraneana tales como lesiones de la cara basas del lóbulo frontal, y convulsiones.

En pocas ocasiones se han reportado síntomas paraneoplásicos debidos a secreción ectópica de hormonas incluyendo Síndrome de Cushing e hiponatremia secundaria a la secreción de hormona adrenocorticotrópica y hormona antidiurética respectivamente (3). El 70 % de los pacientes presenta un estadio avanzado al momento del diagnóstico. Puede haber protrusión facial y proptosis en el 8%, y metástasis cervicales en el 4%. Se describe que el tumor puede ser multicéntrico, con tumores aislados por arriba y por debajo de la lámina cribosa (7,14). En los pacientes pediátricos, puede haber metástasis cervicales al momento del diagnóstico, y puede haber recurrencia tumoral lejos del tumor nasal inicial varios años tras su resección (7). Las metástasis a distancia se presentan en los casos avanzados (3,14).

EVALUACIÓN POR IMAGEN

El papel de la radiología incluye localizar el tumor de forma que se pueda anticipar con mayor precisión los límites quirúrgicos. Se requiere de evaluación por tomografía computada y de resonancia magnética siendo un punto de especial interés la existencia de erosión a la lámina cribosa. Se han reportado áreas de necrosis y calcificación tanto radiológica como histológicamente (5,14). La tomografía computada es el estudio inicial, permite evaluar la erosión ósea de la lámina cribiforme, la fóvea etmoidal y la lámina papirácea, con cortes cada 1,5mm.

En la fase sin contraste, aparecen como masas homogéneas iso o hiperdensas a los tejidos blandos, y que remodelan el hueso. Es habitual que se extiendan a los senos etmoidal y maxilar ipsilaterales, pero poco frecuentemente afectan los senos esfenoidales (3,4,5). Figuras K a la O.

FIGURAS K A LA O: CORTES TOMOGRAFICOS DE NEUROBLASTOMA OLFATORIO

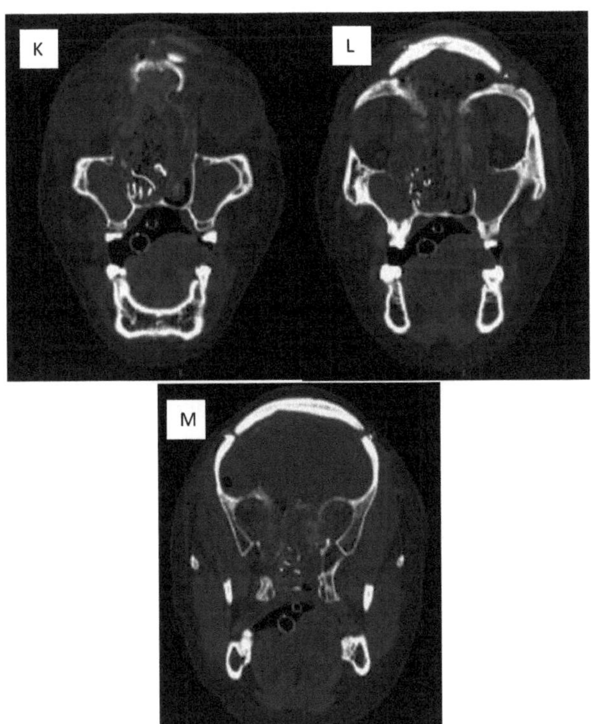

Neuroblastoma olfatorio. Tomografia computada fase simple en ventana ósea. K, L, y M. El tumor se extiende a cavidad nasal bilateral, con invasión a senos etmoidales, fosa craneal anterior y media, y órbita. Patrón expansivo y lítico, con densidad heterogénea con calcificaciones y secuestros óseos. Probable ocupación de senos maxilares por secreciones retenidas.

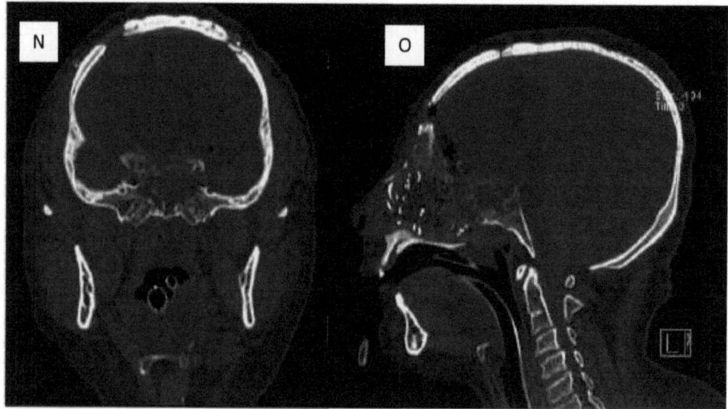

Nueroblastoma olfatorio. Tomografía comutada fase simple. N y O. El tumor invade al seno esfenoidal y silla turca, con afección a seno cavernoso, así como lisis importante de las apófisis clinoides.

En la fase contrastada, su captación es moderada y homogénea, sin áreas quísticas o hemorrágicas. La erosión ósea se presenta en todos los pacientes con estadio C (5). Sin embargo, puede haber remodelación ósea sin erosión debido su patrón de crecimiento silencioso (3).

El NBO generalmente cruza la lámina cribosa y entrar al espacio intracraneal, donde se aprecia mejor por imagen de resonancia magnética (15), si bien al inicio suele ser de crecimiento lento y unilateral, permitiendo al hueso alrededor remodelarse. El comportamiento agresivo ocurre comúnmente más tarde con extensión intracraneal a través de la lámina cribosa, pudiéndose observar calcificación tumoral o hiperostosis de la base de cráneo anterior (8).

La imagen de resonancia magnética es el estándar de oro para evaluar la extensión del NBO y estadificarlo (3,16). Es superior a la tomografía en detectar qué tanto involucra a los tejidos blandos a nivel intracraneal, orbital, base de cráneo e invasión perineural. Además, puede diferenciar entre invasión de duramadre y parénquima cerebral.

La lesión se ve hipointensa con respecto a la materia gris en la fase T1 balanceada, y de intermedia a hiperintensa en la fase T2 balanceada (3) Muestra un reforzamiento intenso con contraste, excepto en áreas de hemorragia o necrosis.

También puede diferenciar entre secreciones retenidas y la lesión, dado que las secreciones son hiperintensas en la fase T2. El hallazgo de degeneración quística intracerebral puede ser sugestiva de invasión intracraneana. La clásica forma de mancuerna que atraviesa la lámina cribiforme es poco frecuente. La secuencia saturada para grasa puede diferenciar el tumor de la grasa y músculos orbitarios.

El arqueamiento suave de la interfaz entre tumor y grasa sugiere que el tumor está contenido aún en la periórbita, mientras que los márgenes irregulares sugieren franca invasión orbital. Sin embargo, el diagnóstico definitivo de invasión a dura u órbita se confirman durante la cirugía. El NBO puede presentarse como un tumor maligno calcificado en la cavidad nasal alta o bóveda etmoidal, y al igual que el carcinoma de células escamosas, típicamente tiene baja intensidad en la secuencia T_2 balanceada (3).

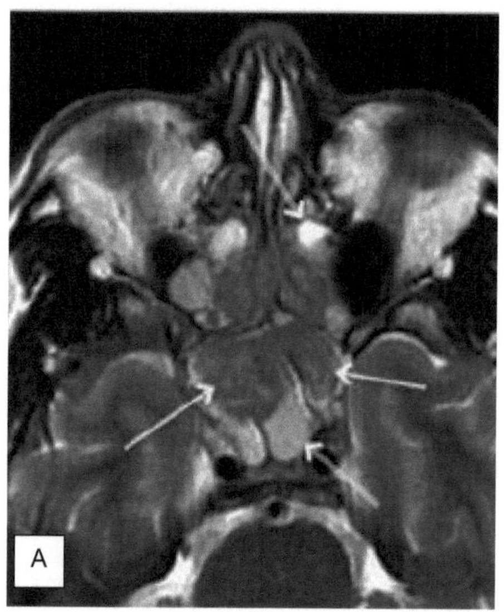

En la figura A) se muestra un corte de resonancia magnética de cráneo en un plano axial en la porción anterior de la base de cráneo ponderada en T2, observándose lesión neoplásica compatible con neuroblastoma, de bordes redondeados, aspecto multilobular y heterogénea ocupando seno etmoidal y esfenoidal, con invasión a región selar.

Las imágenes de cuello son importantes tanto al inicio como en el seguimiento. La incidencia de metástasis en ganglios cervicales en la presentación inicial es de aproximadamente 5%, pero la recurrencia tumoral a ganglios es de aproximadamente el 30% de los casos (1). La tomografía con emisión de positrones (PET/CT) puede ser valiosa en la evaluación inicial de pacientes con enfermedad avanzada, y cuando se debe re estadificar el tumor posterior al tratamiento (3).

CLASIFICACIÓN

El NBO generalmente presenta al inicio y durante un largo periodo un crecimiento expansivo, y posteriormente un crecimiento infiltrativo a estructuras cercanas.

Sin embargo, su comportamiento biológico puede ser variable e impredecible; en algunos casos el comportamiento es muy agresivo (14). Muchos sistemas han sido propuestos para estadificar la lesión.

La clasificación de Kadish fue la primera en utilizarse, y sigue siendo popular dada su simplicidad y fácil aplicación (tabla 1).

Sus desventajas son que no describe detalles de la extensión local del tumor y que no toma en cuenta la diseminación linfática y la presencia de metástasis a distancia que afectan importantemente el pronóstico y el resultado final del tratamiento. Morita et al. (17) propusieron una modificación al agregar un estadio D para los casos con invasión a ganglios linfáticos o metástasis a distancia al momento del diagnóstico, como se muestra en la tabla 1 (3,4,14,18).

Tabla 1. Clasificación clínico-radiológica de Kadish modificada

CLASIFICACIÓN CLÍNICO-RADIOLÓGICA DE KADISH			
Clasificación de Kadish	Localización	Frecuencia (%)	Sobrevida a 5 años
Kadish A	Tumor confinado a la cavidad nasal	18% (rango 8-28%)	100%
Kadish B	Tumor extendido a uno o más senos paranasales	32% (rango 24-40%)	60-86%
Kadish C	Tumor extendido a órbita, base craneal, o intracraneal	50% (rango 44-64%)	60-64%
(Estadio D, de la modificación de Morita)	Metástasis regional o a distancia.		

Modificado de Prado Calleros (14).

Debido a estas críticas, Dulguerov y Biller propusieron una clasificación TNM con una descripción más detallada de la extensión local y tomando en cuenta la presencia de invasión linfática a cuello, y metástasis a distancia. Tabla 2 (3, 16).

Tabla 2. Clasificación TNM

ESTADIO	CARACTERÍSTICAS
T1	Tumor que involucra la cavidad nasa y/o senos paranasales (excluyendo el esfenoides) y respetando las celdillas etmoidales mas superiores
T2	Tumor que involucra cavidad nasal y/o senos paranasales (incluyendo esfenoides) con extensión hacia o erosión de la lámina cribosa
T3	Tumor que se extiende a la órbita o protruye hacia la fosa craneal anterior
T4	Tumor que invade el cerebro
N0	No hay metástasis a ganglios cervicales
N1	Presencia de metástasis a ganglios cervicales
M0	Sin metástasis (a distancia)
M1	Con metástasis a distancia

Dulgarov (3,16).

Tabla 3. Grado histológico y pronóstico

GRADO HISTOLÓGICO DE HYAMS				
	Grado 1	Grado 2	Grado 3	Grado 4
Arquitectura lobular	Presente	Presente	+/-	+/-
Actividad mitótica	Ausente	Presente	Prominente	Marcada
Pleomorfismo nuclear	Ausente	Presente	Prominente	Marcada
Necrosis	Ausente	Ausente	Ocasional	Común
Pseudorrosetas de Homer-Wright (H-W) o rosetas de Flexner-Wintersteiner (F-W)	H-W +	H-W+	F-W +	FW +
Recurrencia	0%		80 a 100%	
Sobrevida a 5 años	60%		40%	

Modificado de Prado Calleros (14).

DIAGNÓSTICO DIFERENCIAL

El NBO es miembro de una familia de tumores de células redondas y pequeñas de la nariz y los senos paranasales. El diagnóstico diferencial es amplio, e incluye carcinoma indiferenciado sinonasal, carcinoma neuroendócrino sinonasal, carcinoma de células pequeñas, adenoma pituitario, rabdomiosarcoma y melanoma (3), así como otros tumores nasosinusales como carcinoma nasosinusal indiferenciado, linfoma, melanoma y sarcoma (14).

TRATAMIENTO

Debido a su localización anatómica y lo poco frecuente del NBO, así como lo avanzado de la enfermedad en la mayoría de los casos, es importante diferenciarlo de otros tumores neuroendócrinos, los cuales han mostrado tener un alto índice de falla sistémica y, por tanto, requieren tratamiento sistémico adicional.

En contraste, el NBO tiene un mejor resultado con tratamiento loco-regional. Su tratamiento ha evolucionado a lo largo de los años debido a los avances en los procedimientos quirúrgicos y nuevos esquemas de técnicas de radioterapia.

El uso de quimioterapia en los NBO permanece controversial en cuanto a su indicación óptima y cuáles drogas deben ser usadas. (3). Así, el tratamiento es frecuentemente multimodal, que requiere de un grupo interdisciplinario que incluye frecuentemente al otorrinolaringólogo, cirujano de cabeza y cuello, oncólogo, radioterapeuta, neurocirujano y neurooftalmólogo. El tratamiento tiene relación directa con la extensión del tumor, si bien no hay un manejo estándar. Se reporta tratamiento quirúrgico combinado con radioterapia en el 88% de los casos, así como radioterapia y quimioterapia solas o combinadas (14). El tratamiento multimodal es frecuentemente recomendado ya que la mayoría de los casos se presentan en estadios avanzados (Kadish C). La resección qurúrgica seguida de radioterapia postoperatoria generalmente otorgan el mejor resultado en términos de mejorar la sobrevida y reducir la incidencia de recurrencia local (3).

CIRUGÍA

El procedimiento estándar para el NBO es la resección craneofacial anterior incluyendo la craneotomía bifrontal combinada con la rinotomía lateral transfacial. El abordaje quirúrgico nasal con craneotomía frontal permite la resección de la duramadre por encima de la lámina cribosa, resección del bulbo olfatorio, y resección del laberinto etmoidal en bloque, lámina papirácea, septum y lámina cribiforme, cuando el tumor se asienta por arriba de la lámina cribiforme.

Se debe personalizar el tratamiento para una completa resección (6, 8). Esta técnica tiene la ventaja de una excelente exposición, resección tumoral en bloque, y permite una excelente reconstrucción con un colgajo pericraneal vascularizado (b). Para pacientes con tumores Kadish A (localizados debajo de la lámina cribosa) se puede realizar resección transnasal endoscópica, resección por rinotomía lateral, resección craneofacial o abordaje combinado, con reconstrucción inmediata de la base del cráneo seguida de radioterapia.

En pacientes con Kadish B se practica resección craneofacial por craneotomía bifrontal y radioterapia de 55-65 Gy, ya sea preoperatoria o postoperatoria (4,7).

En las ultimas dos décadas, los procedimientos endoscópicos endonasales han ganado popularidad, ya no sólo para estadios tempranos (donde se minimizaba la invasión a la base del cráneo), sino también para estadios más avanzados con invasión extensa, dado que, al refinarse las técnicas quirúrgicas y reconstructivas, permiten una resección completa, sin necesidad de incisiones faciales, y evitando la retracción del lóbulo frontal que se presenta en la craneotomía anterior.

Los procedimientos endoscópicos puros permiten acceso a la base de cráneo anterior, desde la tabla posterior del seno frontal (limite anterior), hasta el plano esfenoidal (límite posterior) y hacia ambas láminas papiráceas lateralmente. Se pueden extraer así la dura, los tractos olfatorios, y los bulbos olfatorios, así como el parénquima cerebral involucrado en la lesión.

La extensa invasión al parénquima cerebral es considerada una contraindicación relativa para los procedimientos endoscópicos puros, y debe considerarse agregar una craniotomía frontal. Las contraindicaciones para el procedimiento endoscópico intranasal puro incluyen lesión que afecta a la lámina anterior del seno frontal, piel y tejido subcutáneo, saco nasolagrimal, arteria carótida, y extensa invasión a órbita y cerebro, así como la extensión lateral por encima de la órbita o invasión del paladar (3).

La reconstrucción de la base del cráneo es el principal reto tras la cirugía endoscópica para evitar fístulas de líquido cefalorraquídeo. En todos los casos se debe lograr una reconstrucción impermeable y multicapas. El colgajo nasoseptal vascularizao ha ganado popularidad, sin embargo, no siempre es posible, en caso de involucrar al septum, o puede no ser adecuado para defectos grandes.

En esos casos, se debe se deben intentar otros colgajos vascularizados con pedículo. Se han usado muchos aloinjertos y homoinjertos exitosamente en la reconstrucción de la base del cráneo (3).

El principal riesgo de los abordajes endoscópicos puros es la reconstrucción fallida, que permite la comunicación entre la nariz y la cavidad intracraneal, con riesgo de fístula de líquido cefalorraquídeo, siendo mayor para los abordajes endoscópicos puros que para los abordajes craneofaciales tradicionales, y de meningitis ascendente.

Las fístulas de líquido cefalorraquídeo se reportan entre el 5% y el 17%. Independientemente del abordaje, en todos los casos debe lograrse una resección total macroscópica con márgenes negativos. Uno de los principales debates sobre la resección endoscópica pura del NBO es la imposibilidad de realizar una resección en bloque, si bien este tipo de resección no demostró proporcionar un resultado oncológico superior en comparación con la resección por partes con márgenes negativos adecuados. Además, debido a la complejidad de la anatomía de la base del cráneo, incluso con abordajes craneofaciales abiertos, la resección en bloque de esos tumores puede no ser posible en muchos casos (3).La cirugía y la radioterapia han mostrado ser igual de efectivas en estadios A y B de Kadish, por el mimo autor. También reportaron el 50% de recurrencia local en pacientes tratados con cirugía, y sólo del 20% con terapia combinada (5). Se reportan complicaciones del tratamiento neuroquirúrgicas en 20-23% de los pacientes tratados con resección craneofacial, de las cuales la mitad son fístulas de líquido cefalorraquídeo, la tercera parte son por neumoencéfalo que requiere descompresión, y el resto de los casos incluyen hipertensión endocraneal, accidente cerebrovascular, absceso epidural y osteomielitis frontal (14).

RADIOTERAPIA

El NBO tiene una alta tasa de recurrencia local, por lo que muchas instituciones han optado por la resección quirúrgica seguida de radioterapia como método de tratamiento estándar. La radiación posoperatoria ha mostrado mejor control local de la enfermedad. Sin embargo, para la enfermedad en estadio temprano (Kadish A) y con márgenes de resección negativos, el papel de la radiación posoperatoria es cuestionable aún, y la cirugía sola podría ser suficiente.

La dosis de radiación utilizada suele oscilar entre 55 y 65 Gy. Dada la complejidad de la ubicación anatómica y la proximidad a varias estructuras críticas, siempre existe la preocupación con respecto a las posibles complicaciones de la radiación adyuvante. Sin embargo, con el avance de las técnicas de radiación, las técnicas conformadas (como radioterapia de intensidad modulada y terapia con haz de protones) han mostrado mejores resultados en el control local, minimizando la toxicidad y las complicaciones de las estructuras críticas cercanas (3).

QUIMIOTERAPIA

El papel de la quimioterapia en el NBO no está claramente definido en la literatura. Se sugiere la quimiosensibilidad del NBO debido a sus similitudes biológicas con otros tumoresde la cresta neural, como el tumor neuroendocrino de alto grado. Generalmente se puede considerar la quimioterapia en pacientes con estadio avanzado, alto grado de Hyams, enfermedad regional extensa, metástasis a distancia, márgenes positivos, tumores irresecables y tumores recidivantes.

No existe un régimen de quimioterapia estándar para tratar el NBO Algunos autores documentan el uso de ciclofosfamida, vincristina y doxorrubicina, mientras que otros consideraron el uso de regímenes basados en cisplatino. El cisplatino combinado con etopósido parece ser un régimen popular.

La quimioterapia adyuvante puede mejorar el control locorregional, así como prolongar el promedio del tiempo registrado hasta la recaída; sin embargo, no hay beneficio adicional sobre la supervivencia global (1). El uso de La quimioterapia neoadyuvante se ha probado en muchos estudios en casos de tumores avanzados con extensión intracraneal y compromiso intraorbitario, con el fin de disminuir la mayor parte posible del tumor para una resección quirúrgica adecuada, o incluso para guiar el tratamiento no quirúrgico en forma de quimio y rradiación definitiva (3). Los casos avanzados irresecables en estadio C deben ser tratados agresivamente con quimioterapia preoperatoria y radioterapia, para ganar control local de la lesión y aumentar la posibilidad de sobrevida. Se administra quimiorradioterapia neoadyuvante con ciclofosfamida 650mg/m^2 y vincristina 1.5mg/m^2, seguida de resección craneofacial (4, 5,7,14).Las complicaciones relacionadas a la quimioterapia se presentan en el 17% de los casos, algunas de gravedad como infarto al miocardio o neuropatías con parálisis bilateral de cuerdas vocales que requiere traquetomía. Como complicaciones de la radioterapia se has descrito cataratas, queratopatía, retinopatía y ceguera (14).

MANEJO DE CUELLO

La tasa general de metástasis en los ganglios linfáticos cervicales en pacientes con NBO puede alcanzar hasta un 30%, siendo el nivel II el más frecuente involucrado.

La presencia de ganglios linfáticos cervicales en el momento de la presentación oscila entre el 5 y el 8%. Los pacientes que presentan ganglios positivos en cuello al inicio, deben ser manejados con disección de cuello al mismo tiempo quirúrgico que el tumor primario, y agregarse radioterapia posoperatoria.

No hay datos suficientes sobre la extensión de la disección del cuello en tales casos; sin embargo, la mayoría de los centros recomiendan realizar disección selectiva del cuello ipsilateral a la lesión. El NBO tiene una alta tasa de recurrencias regionales tardías. A pesar de que el uso de la radiación posoperatoria para el tumor primario ha sido el tratamiento estándar, el valor de la radiación electiva del cuello para aquellos pacientes N0 todavía no está claro. Algunos autores sugieren que podría mejorar el resultado al reducir la tasa de recurrencia regional al usar este tratamiento, oscila entre el 20 y el 44%.

Sin embargo, este mejor control regional no se traduce en mejora de la sobrevida. Esto podría estar relacionado con la larga latencia de las metástasis ganglionares y el control adecuado mediante el tratamiento de rescate para esas recurrencias (1).

Todos los pacientes con recidiva ganglionar deben recibir tratamiento con disección del cuello, y radiación postoperatoria. Se sugiere que la radiación selectiva del cuello proporcionaría mayor beneficio en los pacientes más jóvenes con estadio C de Kadish (3).

RECURRENCIA

Se reporta recurrencia en el 20-37% de los pacientes y ocurre a los 18 meses en promedio. La recurrencia puede ocurrir hasta 10 años después de la cirugía primaria, por lo que se requiere seguimiento a largo plazo, si bien el 70-80% ocurre en los dos primeros años (1). La mayoría de las recurrencias locales y regionales pueden ser tratadas favorablemente con cirugía y quimioterapia, con salvamento en el 60-80% de los casos (14). Los sitios más frecuentes de recurrencia son locales, pero se pueden observar metástasis cervicales y pulmonares (19).

Las recurrencias cervicales se reportan en el 20-27% de los pacientes, y requieren disección radical de cuello bilateral, algunos casos se tratan con quimiorradioterapia (1). Debido a la elevada incidencia de enfermedad cervical, algunos autores sugieren el tratamiento electivo del cuello con radioterapia (14).

PRONÓSTICO

La sobrevida para los casos Kadish A y B es del 86%, para los Kadish C es del 64% (1). La sobrevida libre de enfermedad a 5 años es mejor con el tratamiento combinado de cirugía y radioterapia (72%) que la cirugía sola (62%) (14).

Si se realiza en los estadios A y B de Kidish una rinotomía lateral extensa la recidiva se espera en el 50% de los casos (1). Si se complementa con la craneotomía descrita como intervención inicial, la tasa de curación puede ser mayor al 90%, dado que puede existir tumor intracraneal microscópico a pesar de una lámina cribosa normal macroscópicamente (4).

En casos de recurrencia, la sobrevida se reduce a 43% y sin ésta alcanza el 90% [ref]. Las metástasis cervicales se observan en el 6-17% de los casos al momento del diagnóstico y son de mal pronóstico. Las metástasis a distancia se reportan en el 10-12% de los pacientes, con una mortalidad del 60% (14).

Referencias:

1. Fiani, B., Quadri, S. A., Cathel, A., Farooqui, M., Ramachandran, A., Siddiqi, I., … Siddiqi, J. (2019). *Esthesioneuroblastoma: A Comprehensive review of Diagnosis, Management and current Treatment options. World Neurosurgery.* doi:10.1016/j.wneu.2019.03.014

2. Berger L, Luc R, Richard D. L'esthesioneuroepitheliome Olfactif. Bulletin de l'Association Francaise ᷾ pour l'É tude du Cancer. 1924;13:410-421 [in French]

3. Abdelmeguid, A. S. (2018). *Olfactory Neuroblastoma. Current Oncology Reports, 20(1).* doi:10.1007/s11912-018-0661-6

4. Som, Peter M. et al. Radiología de cabeza y cuello. España. Mosby/Doynma libros, 2ª. ed; p.189-90

5. Gul, B., Kulaoglnu, S., Yukse, M., Dogan, H. (1997). *Esthesioneuroblastoma in a young child. Case report. Neurosurgical Review, 20(1), 59–61.* doi:10.1007/bf01390528

6. Cummins, Charles W. et al.Pediatric otolaryngology head and neck surgery. United States of America. Mosby, 3rd ed.; p.238

7. Cummins, Charles W. et al. Otolaryngology-head and neck surgery. United States of America. Mosby, 3rd ed.; p.759

8. Bailey, Byron J. et al. Head and neck surgery-Otolaryngoology, 3rd edition. United States of America. Lippincott Williams &Wilkins,2001; p.339

9. Hyams V, Batsakis J, Michaels L. Tumors of the upper respiratory tract and ear. Armed forces institute of pathology fascicles, 2nd series. Washington: American Registry of Pathology Press; 1988.

10. Hyams VJ. Olfactory neuroblastoma (Case 6). In: Batsakis JG, Hyams VJ, Morales AR, eds. Special Tumors of the Head and Neck. Chicago: ASCP Press; 1982:24- 29.

11. Goshtasbi, K., Abiri, A., Abouzari, M., Sahyouni, R., Wang, B. Y., Tajudeen, B. A., … Kuan, E. C. (2019). *Hyams grading as a predictor of metastasis and overall survival in esthesioneuroblastoma: a meta-analysis. International Forum of Allergy & Rhinology.* doi:10.1002/alr.22373

12. Gay, L. M., Kim, S., Fedorchak, K., Kundranda, M., Odia, Y., Nangia, C., … Ross, J. S. (2017). *Comprehensive Genomic Profiling of Esthesioneuroblastoma Reveals Additional Treatment Options. The Oncologist, 22(7), 834–842.* doi:10.1634/theoncologist.2016-0287

13. Guled M, Myllykangas S, Frierson HFJ et al. Array comparative genomic hybridization analysis of olfactory neuroblastoma. Mod Pathol 2008;21: 770–778.

14. Prado Calleros, Héctor Manuel. Práctica de la otorrinolaringología y cirugía de cabeza y cuello. México. Editorial Panamericana, 2012; p.796-9

15. Kennedy, David W. Diseases of the sinuses. Hamilton-London.B.C.Decker Inc. 2001; p.146

16. Dulguerov P, Calcaterra T. Esthesioneuroblastoma: the UCLA experience 1970–1990. Laryngoscope. 1992;102(8):843–9. https://doi.org/10.1288/00005537-199208000-00001.

17. Morita A, Ebersold MJ, Olsen KD, Foote RL, Lewis JE, Quast LM. Esthesioneuroblastoma: prognosis and management. Neurosurgery. 1993; 32:706-714 [discussion: 714-715].

18. Kadish S, Goodman M, Wang CC. Olfactory neuroblastoma. A clinical analysis of 17 cases. Cancer. 1976;37:1571-1576

19. Ballenger, Jhon Jacob, Snow Jr, James B. Otorhinolaryngology: Head and neck surgery 15th ed. United States of America. Williams & Wilkins, 1996; p.204

HISTIOCITOSIS DE LARGENHANS

DEFINICIÓN

La histiocitosis de células de Langerhans, es una neoplasia, maligna, rara, caracterizada por lesiones de histiocitos monoclonales capaces de infiltrarse en casi cualquier órgano, se conoce también como histiocitosis X, granulomas eosinófilico, enfermedad de Letterer -Siwe y enfermedad de Hashimoto- Pritzker. [1, 5, 10] Mal llamada histiocitosis, ya que estudios recientes han sugerido que la célula maligna es en realidad un precursor dendrítico de la médula ósea en lugar de una célula de Langerhans transformada de la epidermis.[1]

EPIDEMIOLOGIA

Es una enfermedad de los niños con pico de presentación de 1 a 3 años [4] su incidencia en adultos se aproxima a 1 a 2 casos por millón con una edad media de 35 ± 14 años en el momento del diagnóstico.[1] Después de los 15 años de edad, es significativamente rara en adultos[3] y está fuertemente asociada con el tabaquismo.[8]

Las lesiones se consideran de riesgo del sistema nervioso central si se producen en la orbita, temporal, esfenoidal, etmoidal o mastoides y/ o en senos paranasales.

La afectación del sistema nervioso central puede manifestarse como diabetes insípida central, a través de la infiltración de las estructuras hipotálamo-hipofisaria, inclusive se considera el primer sintoma que puede llegar a presentare [1]. Los órganos circunventriculares, incluida la hipófisis posterior, son particularmente vulnerables a la infiltración de histiocitosis debido a la ausencia de una barrera hematoencefálica [1]

CLASIFICACIÓN

se clasifica según la afectación de órganos en un sistema único (generalmente huesos o pulmones en adultos) versus enfermedad multisistémica.[1]

Tres etapas: Primero, una enfermedad del sistema único, con buen pronóstico; segundo, enfermedad multisistémica y finalmente, enfermedad multisistémica con disfunción orgánica con el peor pronóstico y asociada mayormente a recaída. [3,7] si se llega a presentar recaída esté reportada como que se desarrolla dentro de los 2 años posteriores al cese de la terapia.[7]

FISIOPATOLOGIA

Aunque la morfología celular benigna de la histiocitosis es relativamente similar a una enfermedad inflamatoria, su patrón de proliferación clonal es una señal importante de neoplasia . Las lesiones únicas o múltiples compuestas de la célula proliferativa de Langerhans conducen a manifestaciones clínicas que van desde lesión de un solo órgano a afectación generalizada de múltiples órganos. [3]

PRESENTACIÓN CLÍNICA

Puede debutar como diabetes insipida hasta el 25% de todos los casos[12] y cuando está asociado a enfermedad multisistémica, la tasa sube hasta el 50% de los casos.[1] Se considera el síntoma más temprano.[3] La diabetes insípida generalmente ocurre dentro de los 4 años posteriores al diagnóstico. [7]

Además del cuadro clinico puede presentarse como disfunción hipotalámica, aumento de la presión intracraneal, parálisis de los nervios craneales y convulsiones.[14] Aunque no es común se puede llegar a presentar un sindrome de Korsakoff como manifestación neuropsiquiatrica. [15]

Los tres principales órganos afectados de histiocitosis son: Huesos 80%, piel 33% y la hipófisis 25%. Otros órganos menos afectados son el hígado 15%, pulmón 15%, y ganglios linfáticos 5%, sistema nervioso central 20%, excluyendo hipófisis 2 - 4%.[5] puede afectar tejidos blandos incluyendo los testiculos. [11] La presencia de asociación hipotalamico- hipofisiaria aislada es muy rara. [11]

La disfunción hipofisaria ocurre en solo 5 - 20% de los pacientes, casi siempre acompañados de diabetes insipida. [11] Presentan deficiencias hormonales, el tipo más común en niños y adultos es la deficiencia de hormona del crecimiento en el 67%, seguido por gonadotropina del 53 - 58% y deficiencias de la hormona estimulante de la tiroides 3.9%.[3]

Algunos autores han considerado la disfunción hipofisiaria, es muy rara generalmente asociado con diabetes insipida y a menudo es detectado después del tratamiento de la histiocitosis, se considera una consecuencia de cirugía, irradiación y quimioterapia. [11]

DIAGNÓSTICO DIFERENCIAL

Germinoma, hipofisitis linfocítica, debido a la presentación clinica como carcinoma indiferenciado, linfoma, tiroiditis linfoide, tiroiditis granulomatosa crónica. [10]

ESTUDIOS DE IMAGEN

Cuando hay sospecha de esta enfermedad, lo inicial es usar radiografías simples de cráneo(figura 1), y complementar con tomografía simple con ventana ósea(figura 2), con una reconstrucción craneal en 3D, cuando se sospecha que hay alguna lesión a sistema nervioso, se realiza resonancia magnética de cráneo que generalmente muestra hiperintensidad T2 / Flair, lesión mal definida, Imagen axial ponderada en T1 lesión que realza posterior al contraste, ausencia de brillo en la neurohipófisis,(figura 3)[6,9.]

La presencia de un engrosamiento del tallo hipofisario en el momento del diagnóstico de diabetes insipida, o en su seguimiento es sugerente, pero no patognomónico, de infiltración tumoral. [9]

Se ha propuesto la Tomografía computarizada por emisión de positrones con F-fluorodeoxiglucosa en el diagnóstico de la histiocitosis de células de Langerhans multisistemica.[8]

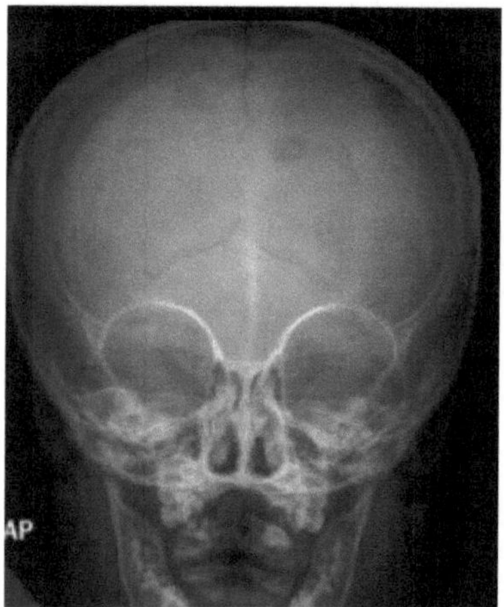

Figura 1: Radiografía de cráneo AP de paciente de 1 año con lesiones osteológicas radio opacas en hueso frontal izquierdo.

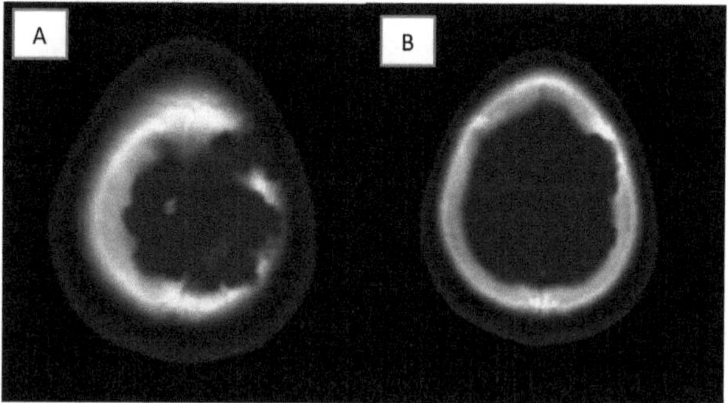

Figura 2: A) TAC de cráneo en ventana ósea con múltiples lesiones líticas en el vértex y ambos huesos frontales y parietales. B) Lesiones osteológicas que se continúan con la tabla interna en hueso frontal en el mismo paciente.

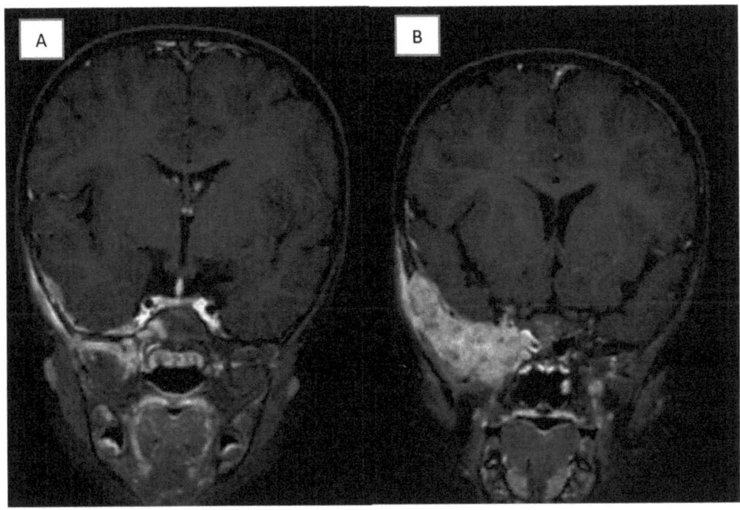

Figura 3: A) Resonancia magnética de cráneo en T1 contrastado en corte coronal evidenciándose realce dural y en piso medio de base de cráneo derecho con extensión de lesión que realza y se muestra hiperintensa en región selar.B) Corte de resonancia magnética de mismo paciente evidenciando aumento de tamaño de la lesión. Paciente con variante de Histiocitosis de Langerhans conocida como enfermedad de:

Hand-Schüller-Christian.

HALLAZGOS HISTOLÓGICOS E INMUNOHISTOQUÍMICA

Se observó que los histiocitos malignos contienen gránulos de Birbeck y la proteína langerina CD207 [4], ambos asociados con las células de Langerhans, las células dendríticas que forman lesiones de la histicocitosis son en realidad precursoras de la médula ósea que viajan a los sitios de la lesión y se diferencian en células langerina + [1,14].

Con la tinción de Hematoxilina y eosina se observan celulas de núcleos estriados alargados (núcleo similar al grano de café), neutrófilos, pequeños linfocitos T perivasculares, y algunos eosinófilos. [1] La inmunohistoquímica positiva para CD1a, Langerina y BRAF V600E. [2]

Los expertos sugirieron que se deberían considerar como probable diagnóstico de histiocitosis cuando se observan más abundantemente células citoplasmáticas grandes en el fondo de linfocitos y eosinófilos en la patología tiroidea. [10]

DIAGNÓSTICO

Se basa en una biopsia, con hallazgos microscópicos típicos que incluyen patología granulomatosa con células mononucleares con núcleos sangrados acompañados de linfocitos y eosinófilos. La tinción histológica para marcadores como CD1a y S100.

PRONÓSTICO

Afecta casi a cualquier órgano, el esqueleto 78.7% y la piel 36.7% son los órganos más frecuentemente involucrados. La participación de múltiples órganos, como la piel, ganglios linfáticos, pulmones, bazo, hígado, médula ósea, oídos, nariz y faringe, muestra un mal pronóstico.[3] La infiltración de la región hipotalámica-hipofisiaria está presente en 5 - 50% de los casos. Según los informes, la tasa de supervivencia a 5 años para histiocitosis multifocal con quimioterapia combinada es del 94% al 100%.[7]

TRATAMIENTO

El tratamiento puede variar desde resección de la lesión, la cual rara vez se encuentra como una lesión sólida, lo más común es encontrar lesiones líticas en cráneo hasta tabla interna, hasta quimioterapia.[1] La quimioterapia está indicada cuando hay lesión multisistémica, lesiones de riesgo del sistema nerviso central y casos particulares de afectación ósea multifocal.[1]Algunas publicaciones han demostrado que el tratamiento con radiación aplicado en las primeras etapas puede ser efectivo, con una remisión parcial o incluso completa . Según la terapia estándar actual en niños, la escisión quirúrgica total logra una buena eficacia solo en el tratamiento de pacientes con diabetes ínsipida aislada. [3]El tratamiento sistémico (vinblastina y esteroides o monoterapia con 2-CdA) está indicado cuando los pacientes desarrollan déficit visual, o un aumento del volumen de la lesión (excepto el tallo hipofisario) o la lesión meníngea se documenta en la resonancia magnética secuencial. Se ha informado que la incidencia de diabetes insipida fue menor con citarabina (5.9%) que sin citarabina (9.3%) y la 2-clorodesoxiadenosina fue efectiva para el tratamiento de una lesión masiva en el sistema nervioso central. La 2-cloro-desoxiadenosina muestra una mayor toxicidad, especialmente la supresión de la médula ósea, que la citarabina. [7] El tratamiento quiúrgico está indicado, cuando existen sintomas neurológicos o se cuenta con resultado de biopsia positiva. [5]Una vez que se diagnosticada la histiocitosis, se debe realizar todo el espectro de exámenes, como la tomografía computarizada, la biopsia de médula ósea, biopsia ósea, para determinar la afectación multisistémica.[10]

La incidencia tan baja de la histiocitosis localizada en un solo órgano, es la razón principal por la que no hay consenso sobre el tratamiento óptimo.

La extirpación quirúrgica completa es el " mejor escenario ", cuando afecta a sistema nervioso suele estar muy cerca del hipotálamo, el tallo hipofisario, el quiasma óptico y / o los nervios ópticos, por lo que rara vez es posible realizar un enfoque tan agresivo. Los datos limitados de la literatura muestran que la irradiación a dosis bajas (≤ 22 Gy) suele ser la terapia de primera línea y adecuada para la mayoría de los casos. El tratamiento también incluye quimioterapia de agente único, más comúnmente vinblastina o la quimioterapia multiagente suele ser la primera opción en pacientes con histiocitosis multifocal[13]. En algunos pacientes con enfermedad quimiorresistente, se ha informado que la ciclosporina A es efectiva. En el caso de recaída de la enfermedad, la elección del enfoque terapéutico dependerá de los sitios coexistentes (hueso, piel, pulmón o ganglios linfáticos). El manejo de histicocitosis multisistemica puede realizarse mediante quimioterapia sola o con radioterapia y resección quirúrgica. [11]

Referencias:

1.- Nicholas, P. D., III, & Garrahy, I. (2019). A case of multisystem Langerhans cell histiocytosis presenting as central diabetes insipidus. Journal of Community Hospital Internal Medicine Perspectives, 9(6), 515-517. https://doi.org/10.1080/20009666.2019.1698231.

2.- Yeaney, G. A., Kshettry, V. R., & Isada, C. (2020). Teaching NeuroImages: CNS pituitary-hypothalamic Langerhans cell histiocytosis in an adult. Neurology, 94(4), e434-e435. https://doi.org/10.1212/wnl.0000000000008850.

3.- Zhou, W., Rao, J., & Li, C. (2019). Isolated Langerhans cell histiocytosis in the hypothalamic-pituitary region: a case report. BMC Endocrine Disorders, 19(1), 2-7. https://doi.org/10.1186/s12902-019-0474-0.

4.- Sollier, M., Halbron, M., Donadieu, J., Idbaih, A., Cohen Aubart, F., Vigouroux, C., … Amouyal, C. (2019). Diabetes Mellitus, Extreme Insulin Resistance, and Hypothalamic-Pituitary Langerhans Cells Histiocytosis. Case Reports in Endocrinology, 2019, 1-8. https://doi.org/10.1155/2019/2719364.

5.-Tan, H., Yu, K., Yu, Y., An, Z., & Li, J. (2019). Isolated hypothalamic-pituitary langerhans' cell histiocytosis in female adult. *Medicine*, *98*(2), e13853. https://doi.org/10.1097/md.0000000000013853

6.- Garg, D., Pedapati, R., Nakra, T., Singh, R. K., Prabhakar, A., Dash, D., ... Tripathi, M. (2019). Langerhans cell histiocytosis presenting as a rapidly evolving frontotemporal syndrome. Neurological Sciences, 40(5), 1055-1058. https://doi.org/10.1007/s10072-019-3709-y.

7.- Nakagawa, S., Shinkoda, Y., Hazeki, D., Imamura, M., Okamoto, Y., Kawakami, K., & Kawano, Y. (2016). Central diabetes insipidus as a very late relapse limited to the pituitary stalk in Langerhans cell histiocytosis. Journal of Pediatric Endocrinology and Metabolism, 29(7), 2-5. https://doi.org/10.1515/jpem-2015-0391

8.- Obert, J., Vercellino, L., Van Der Gucht, A., de Margerie-Mellon, C., Bugnet, E., Chevret, S., ... Tazi, A. (2016). 18F-fluorodeoxyglucose positron emission tomography-computed tomography in the management of adult multisystem Langerhans cell histiocytosis. European Journal of Nuclear Medicine and Molecular Imaging, 44(4), 598-610. https://doi.org/10.1007/s00259-016-3521-3.

9.- Corredor Andrés, B., Muñoz Calvo, M. T., López Pino, M. Á., Márquez Rivera, M., Travieso Suárez, L., Pozo Román, J., & Argente, J. (2019). Engrosamiento del tallo hipofisario en niños y adolescentes con diabetes insípida central: causas y consecuencias. Anales de Pediatría, 90(5), 293-300. https://doi.org/10.1016/j.anpedi.2018.05.002.

10.- Xie, J., Li, Z., & Tang, Y. (2018). Successful management of multiple-systemic Langerhans cell histiocytosis involving endocrine organs in an adult. Medicine, 97(26), e11215. https://doi.org/10.1097/md.0000000000011215.

11.- Radojkovic, D., Pesic, M., Dimic, D., Radjenovic Petkovic, T., Radenkovic, S., Velojic-Golubovic, M., … Radojkovic, M. (2018). Localised Langerhans cell histiocytosis of the hypothalamic-pituitary region: case report and literature review. Hormones, 17(1), 119-125. https://doi.org/10.1007/s42000-018-0024-6.

12.- Montefusco, L., Harari, S., Elia, D., Rossi, A., Specchia, C., Torre, O., … Arosio, M. (2018). Endocrine and metabolic assessment in adults with Langerhans cell histiocytosis. European Journal of Internal Medicine, 51, 61-67. https://doi.org/10.1016/j.ejim.2017.11.011.

13.- Yeh, E. A., Greenberg, J., Abla, O., Longoni, G., Diamond, E., Hermiston, M., … McClain, K. L. (2017). Evaluation and treatment of Langerhans cell histiocytosis patients with central nervous system abnormalities: Current views and new vistas. Pediatric Blood & Cancer, 65(1), e26784. https://doi.org/10.1002/pbc.26784.

14.- Huo, Z., Lu, T., Liang, Z., Ping, F., Shen, J., Lu, J., … Zhong, D. (2016). Clinicopathological features and BRAFV600E mutations in patients with isolated hypothalamic-pituitary Langerhans cell histiocytosis. Diagnostic Pathology, 11(1), 2-6. https://doi.org/10.1186/s13000-016-0548-5.

15.- Broner, J., Danière, F., Coestier, B., Menjot de Champfleur, N., & Le Quellec, A. (2016). Mammillary bodies infiltration in Langerhans-cell histiocytosis. Journal of Neuroradiology, 43(6), 417-419. https://doi.org/10.1016/j.neurad.2016.09.002.

TUMORES MALIGNOS DE LA VAINA DEL NERVIO PERIFÉRICO

(SARCOMAS NEUROGÉNICOS)

INTRODUCCIÓN

Los tumores malignos de la vaina del nervio periférico (MPNST) son raros sarcomas de partes blandas de origen ectomesenquimatoso[1]. La Organización Mundial de la Salud acuñó el término MPNST para reemplazar la terminología anterior heterogénea y a menudo confusa, como "Schwannoma maligno", "Neurilemmoma maligno", "Sarcoma neurogénico" y "Neurofibrosarcoma". Aunque el término MPNST ahora se usa para identificar cualquier tumor maligno que surge de un nervio periférico o su vaina adjunta.[2]

Los tumores malignos de la vaina del nervio periférico surgen de ramas nerviosas periféricas mayores o menores o vainas de fibras nerviosas periféricas, y se derivan de células de Schwann o células pluripotentes originadas de la cresta neural.[3] Arthur Purdy Stout (1885–1967) desempeñó un papel fundamental en la comprensión actual de la patogénesis de los tumores de la vaina del nervio periférico al identificar la célula de Schwann como el principal contribuyente a la formación de neoplasias benignas y malignas de la vaina del nervio.[4]

EPIDEMIOLOGÍA

Se estima que del 5 al 10% de los 6000 sarcomas de tejidos blandos diagnosticados en los Estados Unidos por año corresponden a MPNST, con una incidencia del 0,001% en la población general.[5] Debido a su rareza, estos tumores a menudo se tratan como una subcategoría de sarcomas de tejidos blandos, donde comprenden del 3 al 10% de todos los tumores. Aproximadamente la mitad de los pacientes con MPNST están genéticamente predispuestos a neurofibromatosis-1 (NF-1), en los cuales se ha informado que la incidencia es tan alta como 29%.

Sin embargo, datos más recientes han demostrado que la incidencia de sarcomas neurogénicos, incluso en esta población predispuesta, es mucho más baja (aproximadamente 3-5%), y la transformación maligna se limita a los neurofibromas plexiformes proximales.[6]

Estos tumores se presentan con la misma frecuencia en hombres y mujeres; la incidencia máxima de MPNST es en la séptima década de la vida en la población general, pero en la tercera o cuarta década en personas con NF1. La gran mayoría de los MPNST ocurren en pacientes con NF1 con un riesgo acumulado de por vida de hasta 10%.[2] En un análisis de la base de datos del American Survival, Epidemiology, and End Results (SEER), el 14% de los casos de MPNST se desarrolla en niños, con una incidencia de 0,56 por millón de personas por año, sin embargo, representan el tercer sarcoma de tejido blando no rabdomiosarcoma (NRSTS) más común en niños.[7]

El 10% de estos tumores ocurren en pacientes que han recibido radioterapia para otros procesos de la enfermedad, en promedio, 15 años después de los tratamientos iniciales. La incidencia de MPNST inducidas por radiación varía de 5,5 a 11%.[2]

La tasa de supervivencia a 5 años va de 16% a 50 % para pacientes con NF1 frente a 44% a 82% en pacientes sin el trastorno.[8] La tasa de recurrencia local reportada después de la resección total bruta es de 32 a 65% después de intervalos medios de 5 a 32.2 meses.[2]

HALLAZGOS CLÍNICOS

Los tumores malignos de la vaina del nervio periférico son tumores que surgen de un nervio periférico o en tejido blando extraneural y muestran diferenciación de la vaina del nervio, originándose en estructuras nerviosas como el plexo braquial, la cadena simpática cervical y los nervios craneales y sus ramas.[1, 9, 10]

Un sarcoma de tejido blando es de origen neurogénico si cumple alguno de los siguientes criterios: 1) asociación macro o microscópica con un nervio periférico; 2) transformación maligna de un neurofibroma preexistente; o 3) características inmunohistoquímicas o ultraestructurales compatibles con el origen del nervio periférico.[11] Clínicamente los pacientes suelen presentar un tumor agrandado que puede ser palpable o descubierto en el estudio de imagen.

El dolor puede estar asociado con el tumor, pero no es un síntoma constante, pueden generar síntomas neuropáticos, como parestesia, debilidad motora o dolor radicular de inicio súbito y progresivo.[12] Tienden a ser tumores profundos asociados con un tronco nervioso principal, localizados con mayor frecuencia en las extremidades proximales y en el tronco, y con menos frecuencia en la región de la cabeza y el cuello.[13]

Se debe prestar especial atención al examen físico de la presencia de manchas café con leche, pecas axilares, pecas inguinales y nódulos de Lisch que pueden indicar la presencia neurofibromatosis, ya que la mitad de los pacientes con MPNST están genéticamente predispuestos a NF-1. El tumor es móvil de lado a lado, pero no a lo largo del nervio proximal y distalmente. La probabilidad de malignidad aumenta con el aumento del tamaño del tumor, una consistencia difícil de palpar y una masa que se fija al tejido blando circundante.[2,6]

La mayoría de los MPNST se presentan como grandes tumoraciones profundas. En los casos que surgen superficialmente en las extremidades, los tumores se presentan como masas fusiformes o excéntricas dentro de un nervio mayor. En la superficie de corte, varían de color blanco tostado, amarillo o rojo con decoloración irregular por necrosis y hemorragia. La consistencia suele ser firme, con focos más suaves que representan degeneración mixoide o necrosis. Aunque los tumores pueden parecer engañosamente bien circunscritos, es común la infiltración de tejidos blandos adyacentes.[8]

Otra característica clínica interesante de este tumor es la multifocalidad y el desarrollo de segundos tumores primarios de las mismas características histológicas.[2, 14]

El examen histológico mínimo debe comprender secciones teñidas con tinciones de tinción convencionales, incluyendo Hematoxilina y Eosina y reticulina. Los MPNST son tumores infiltrantes no encapsulados compuestos de células fusiformes dispuestas en un patrón en espiral con núcleos irregulares, formación de quistes y empalizada nuclear. Los criterios patológicos para malignidad incluyen la invasión de los tejidos circundantes por las células tumorales, la invasión vascular, el marcado pleomorfismo nuclear, la necrosis y la presencia de mitosis.[15, 16, 17, 18, 19]

DIAGNÓSTICO POR IMAGEN

La resonancia magnética (RM) se ha convertido en el estándar de oro para la obtención de imágenes de tumores de nervios periféricos. Si se encuentra clínicamente una masa palpable solitaria en un paciente y se sospecha un MPNST, está indicada la RM de la extremidad afectada, simple y con contraste. Si hay múltiples tumores palpables, o cualquier indicio de neurofibromatosis o schwannomatosis en la exploración física, el estudio debe ser más amplio e incluir una serie completa de la columna vertebral para definir cualquier tumoración espinal o foraminal.[2]

Las técnicas más actuales que utilizan la Neurografía por Resonancia Magnética (NRM), la cual, ofrece una mejor visualización y definición de las lesiones tumorales del nervio periférico y produce imágenes de mayor resolución de los nervios con una mayor separación del tejido blando circundante.[2, 20]

En la RM, los MPNST generalmente tiene una señal heterogénea en las imágenes ponderadas en T1 y T2, así como una mejora heterogénea del contraste con gadolinio debido a la necrosis y la hemorragia. Algunos MPNST son similares en apariencia a los tumores benignos de la vaina nerviosa.

En la tomografía computada (TC) se aprecian lesiones de tejidos blandos que generalmente pueden tener márgenes circunscritos o irregulares. Las calcificaciones son poco frecuentes. Los tumores pueden tener atenuación mixta, con zonas sólidas de atenuación de tejidos blandos, zonas quísticas y / o necróticas, y focos ocasionales de hemorragia, con o sin invasión y destrucción ósea.[21] Las áreas de hemorragia o necrosis, el realce heterogéneo y las áreas quísticas pueden sugerir una neoplasia maligna, pero de ninguna manera son definitivas y ocasionalmente se pueden ver en tumores benignos.[2, 22]

La tomografía por emisión de positrones (PET) con el análogo de glucosa (FDG) es una técnica de imagen dinámica que permite la visualización y cuantificación del metabolismo de la glucosa en las células y refleja el aumento del metabolismo en los tumores malignos.

La PET-FDG es un método potencialmente útil y no invasivo para detectar cambios malignos en los neurofibromas plexiformes.[23, 24]

HALLAZGOS HISTOPATOLÓGICOS

Los MPNST surgen de un nervio periférico o en tejidos blandos extraneurales y muestran diferenciación de la vaina nerviosa. Los hallazgos histológicos frecuentes, aunque no del todo específicos, incluyen fascículos de celularidad alternante, verticilos, empalizadas o arreglos en forma de roseta, diseminación perineural / intraneural cuando se asocia con nervios, acentuación subendotelial de células tumorales y grandes áreas de necrosis.

Ocasionalmente se produce diferenciación heteróloga en forma de cartílago y hueso, o menos comúnmente músculo esquelético, músculo liso, angiosarcoma e incluso glándulas bien formadas; expresan la proteína S100 de forma intensa, típica y difusa. El principal precursor benigno reconocible de MPNST es el neurofibroma, en particular el tipo plexiforme en el contexto de NF1. Los MPNST también pueden surgir raramente en ganglioneuromas / ganglioneuroblastomas e incluso con menos frecuencia, en feocromocitomas MPNST que surgen en precursores benignos. La transformación maligna en MPNST del schwannoma es un fenómeno mucho más raro, y generalmente toma la forma de cambio epitelioide, un componente primitivo de células pequeñas o angiosarcoma[25].

Sistema francés para clasificar los sarcomas de tejidos blandos (FNCLCC)

Diferenciación tumoral

Depende del tipo histológico / grado de diferenciación que va desde tumores bien diferenciados similares a homólogos maduros

Recuento mitótico

Puntuación 1: entre 0 y 9 mitosis por 10 campos de alta potencia (0,1734 mm2)

Puntuación 2: entre 10 y 19 mitosis por 10 campos de alta potencia

Puntuación 3: más de 20 mitosis por 10 campos de alta potencia

Necrosis tumoral

Puntuación 0: ausencia de necrosis

Puntuación 1: menos del 50% de necrosis

Puntuación 2: necrosis superior al 50%

1 (puntuación 2-3), Grado 2 (puntuación 4-5), Grado 3 (puntuación 6-8)

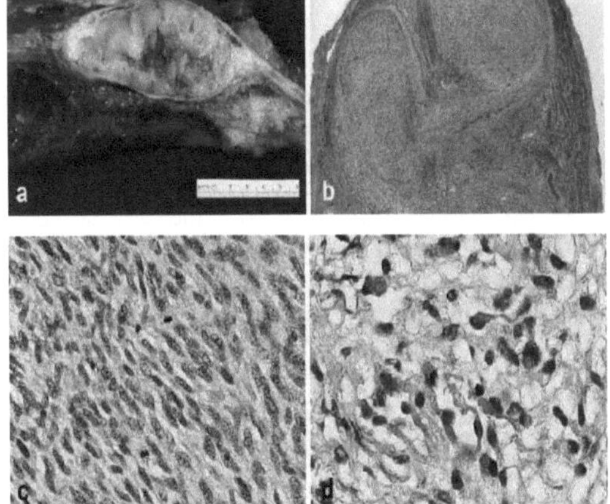

MPNST crea masas carnosas y abigarradas que involucran grandes troncos nerviosos periférico, con afectación multifascicular se caracterizan por células fusiformes uniformes con núcleos hipercromáticos dispuestos en fascículos

c. Laminilla en la que se aprecian elementos heterólogos, incluida la diferenciación miogénica. d) Inmunorreactividad parcial de S100 y expresión de desmina

TRATAMIENTO

Una vez que se sospecha el diagnóstico de MPNST, la cirugía es el pilar principal del tratamiento. La resecabilidad depende en gran medida de la ubicación del tumor, y oscila entre el 20% en MPNST paraspinales y el 95% en tumores de las extremidades. [26, 27] El objetivo final de la cirugía es la extirpación completa de la lesión con márgenes libres de tumor al menos 2 cm en todos los lados.[2]

Desafortunadamente, en los MPNST que involucran el plexo braquial o pélvico o la porción proximal del brazo, una resección amplia para limpiar los márgenes no se logra sin la parálisis o incluso la pérdida de extremidades, por el sacrificio del suministro vascular. Por lo tanto, la resección local amplia parece funcionar mejor para los tumores que involucran las porciones más distales de la extremidad. Para lesiones más proximales, puede ser necesaria la amputación de la extremidad. La resección agresiva local y el control disminuyen el riesgo de metástasis sistémicas y conducen a un mejor pronóstico general. No se recomienda la reconstrucción del nervio después de la extirpación de lesiones malignas del plexo braquial y lumbosacro, debido a que la radiación adyuvante y la quimioterapia comprometerán la capacidad de los axones de crecer hacia el órgano objetivo.[28]

Aunque la radioterapia proporciona control local y puede retrasar la aparición de recurrencia, tiene poco efecto sobre las tasas de supervivencia a largo plazo.[29] Actualmente, se recomienda la radioterapia postoperatoria, incluso si se obtienen márgenes quirúrgicos claros.

La radioterapia adyuvante debe administrarse siempre que sea posible para lesiones de grado intermedio a alto y para tumores de bajo grado después de una escisión marginal.[22]

La dosis típica es de 6000 a 7000 cGy. Se ha recomendado la radioterapia antes de la cirugía si la ubicación, el tamaño y la distribución del tumor dificultan técnicamente proporcionar una radioterapia óptima después de la escisión; si se anticipa disección a lo largo de un paquete neurovascular importante (con la posibilidad de dejar la enfermedad microscópica en estructuras críticas); o si se requieren colgajos de tejido remotos o injertos de piel para el tratamiento de heridas después de la resección. [11, 30]

Como la mayoría de los sarcomas de tejidos blandos, los MPNST son insensibles a la quimioterapia. La quimioterapia para los sarcomas de tejidos blandos en adultos generalmente se limita al tratamiento de la enfermedad metastásica. La diseminación sistémica, especialmente la metástasis pulmonar, es el evento terminal y, a pesar de su eficacia limitada, la quimioterapia está indicada en esta situación.

Se ha demostrado que pocos medicamentos son efectivos, y el tratamiento comprende doxorrubicina como agente único o una combinación de doxorrubicina e ifosfamida, con una tasa de respuesta parcial del 20 al 25%.[32]

La Organización Europea para la Investigación y el Tratamiento del Cáncer comparó doxorrubicina con doxorrubicina más ifosfamida, demostrando una tasa de respuesta significativamente mayor con la terapia combinada, pero a un costo de mayor toxicidad con doxorrubicina más ifosfamida.[10, 29, 31, 32]

Por último, el siguiente algoritmo de manejo puede ser usado y aplicado por los médicos a los que ocasionalmente manejan estos tumores raros:

1)Sospecha de un sarcoma neurogénico, basado en la presentación clínica.

2)Imágenes de cualquier masa subfascial (tomografías computarizadas o resonancias magnéticas).

3)Derivación inmediata, con o sin biopsia incisional, a un centro terciario especializado en el tratamiento del sarcoma.

4)Confirmación del diagnóstico de MPNST, con base en criterios clínicos, radiológicos e histopatológicos estandarizados.

5)Clasificación del MPNST y realización de un estudio para identificar metástasis

6)Planificación preoperatoria multidisciplinaria, con el objetivo de la resección en bloque con márgenes libres de tumor para obtener el control local del tumor.

7)Mayor optimización de la radioterapia y quimioterapia neoadyuvante / adyuvante como parte de los ensayos clínicos en curso.

8)Fisioterapia y terapia ocupacional para la morbilidad inducida por tumor y cirugía.

9)Seguimiento estrecho para recaída local y sistémica, con cirugía repetida para recaída sistémica focal, local y ocasional y quimioterapia paliativa para metástasis sistémica.[6]

Referencias:

1. Dalil, A., Fokouo Fogha, V., Evehe Vokwely, J., Sougou, E., & Miloundja, J. (2018). A case report of cervical neurofibrosarcoma: Clinical presentation, treatment and outcome. International Journal of Surgery Case Reports, 42, 175-178. https://doi.org/10.1016/j.ijscr.2017.12.019

2. Gupta, G., Mammis, A., & Maniker, A. (2008). Malignant Peripheral Nerve Sheath Tumors. *Neurosurgery Clinics of North America*, *19*(4), 533-543. https://doi.org/10.1016/j.nec.2008.07.004

3. Baehring, J. M., Betensky, R. A., & Batchelor, T. T. (2003). Malignant peripheral nerve sheath tumor: The clinical spectrum and outcome of treatment. Neurology, 61(5), 696-698. https://doi.org/10.1212/01.wnl.0000078813.05925.2c

4. Arthur Purdy Stout and the Evolution of Modern Concepts Regarding Peripheral Nerve Sheath Tumors. (1986, junio 1). PubMed. Recuperado de https://pubmed.ncbi.nlm.nih.gov

5. Hajdu, S. I. (1993). Peripheral nerve sheath tumors histogenesis, classification, and prognosis. Cancer, 72(12), 3549-3552. Recuperado de https://pubmed.ncbi.nlm.nih.gov/8252467/

6. Angelov, L., Davis, A., O'Sullivan, B., Bell, R., & Guha, A. (1998). Neurogenic Sarcomas: Experience at the University of Toronto. Neurosurgery, 43(1), 56-64. https://doi.org/10.1097/00006123-199807000-00035.

7. Bates, J. E., Peterson, C. R., Dhakal, S., Giampoli, E. J., & Constine, L. S. (2014). Malignant peripheral nerve sheath tumors (MPNST): A SEER analysis of incidence across the age spectrum and therapeutic interventions in the pediatric population. Pediatric Blood & Cancer, 61(11), 1955-1960. https://doi.org/10.1002/pbc.25149

8. Love, S., Perry, A., Ironside, J., & Budka, H. (2018). Greenfield's Neuropathology - Two Volume Set. Amsterdam, Países Bajos: Amsterdam University Press.

9. Kleihues, P., Louis, D. N., Scheithauer, B. W., Rorke, L. B., Reifenberger, G., Burger, P. C., & Cavenee, W. K. (2002). The WHO Classification of Tumors of the Nervous System. Journal of Neuropathology & Experimental Neurology, 61(3), 215-225. https://doi.org/10.1093/jnen/61.3.215.

10. Rodriguez, F. J., Folpe, A. L., Giannini, C., & Perry, A. (2012). Pathology of peripheral nerve sheath tumors: diagnostic overview and update on selected diagnostic problems. Acta Neuropathologica, 123(3), 295-319. https://doi.org/10.1007/s00401-012-0954-z.

11. Wanebo, J. E., Malik, J. M., Vandenberg, S. R., Wanebo, H. J., Driesen, N., & Persing, J. A. (1993). Malignant peripheral nerve sheath tumors. A clinicopathologic study of 28 cases. Cancer, 71(4), 1247-1253.

12. Hueman, M. T., & Ahuja, N. (2008). Preface. Surgical Clinics of North America, 88(3), xiii-xvii. https://doi.org/10.1016/j.suc.2008.04.009.

13. Adamson DC, Cummings TJ, Friedman, AH. Malignant peripheral nerve sheath tumour of the spine after radiation therapy for Hodgkin's lymphoma. Clin Neuropathol 2004;23:245–5.

14. D'Agostino, A. N., Soule, E. H., & Miller, R. H. (1963). Primary malignant neoplasms of nerves (Malignant neurilemomas) in patients without manifestations of multiple neurofibromatosis (von Recklinghausen's disease). Cancer, 16(8), 1003-1014. Recuperado de https://pubmed.ncbi.nlm.nih.gov/14050004/.

15. Wick, M. R., Swanson, P. E., Scheithauer, B. W., & Manivel, J. C. (1987). Malignant Peripheral Nerve Sheath Tumor: An Immunohistochemical Study of 62 Cases. American Journal of Clinical Pathology, 87(4), 425-433. https://doi.org/10.1093/ajcp/87.4.425.

16. Tucker, T., Wolkenstein, P., Revuz, J., Zeller, J., & Friedman, J. M. (2005). Association between benign and malignant peripheral nerve sheath tumors in NF1. Neurology, 65(2), 205-211. https://doi.org/10.1212/01.wnl.0000168830.79997.13.

17. Vege, D. S., Chinoy, R. F., Ganesh, B., & Parikh, D. M. (1994). Malignant peripheral nerve sheath tumors of the head and neck: A clinicopathological study. Journal of Surgical Oncology, 55(2), 100-103. https://doi.org/10.1002/jso.2930550208.

18. International Consensus Statement on Malignant Peripheral Nerve Sheath Tumors in Neurofibromatosis. (2002b, marzo 1). PubMed. Recuperado de https://pubmed.ncbi.nlm.nih.gov.

19. King, R., Busam, K., & Rosai, J. (1999). Metastatic Malignant Melanoma Resembling Malignant Peripheral Nerve Sheath Tumor. The American Journal of Surgical Pathology, 23(12), 1499. https://doi.org/10.1097/00000478-199912000-00007.

20. Kourea, H. P., Bilsky, M. H., Leung, D. H. Y., Lewis, J. J., & Woodruff, J. M. (1998). Subdiaphragmatic and intrathoracic paraspinal malignant peripheral nerve sheath tumors. Cancer, 82(11), 2191-2203. Recuperado de https://pubmed.ncbi.nlm.nih.gov/9610699/.

21. Meyers, S. P. (2017). Differential Diagnosis in Neuroimaging. Stuttgart, Alemania: Georg Thieme Verlag.

22. Fukushima, S., kageshita, T., wakasugi, S., matsushita, S., kaguchi, A., ishihara, T., & Ono, T. (2006). Giant malignant peripheral nerve sheath tumor

of the scalp. The Journal of Dermatology, 33(12), 865-868. https://doi.org/10.1111/j.1346-8138.2006.00197.x

23. Ferner, R. E. (2000). Evaluation of 18 fluorodeoxyglucose positron emission tomography (18FDG PET) in the detection of malignant peripheral nerve sheath tumours arising from within plexiform neurofibromas in neurofibromatosis 1. Journal of Neurology, Neurosurgery & Psychiatry, 68(3), 353-357. https://doi.org/10.1136/jnnp.68.3.353.

24. The Applications of PET in Clinical Oncology. (1991, abril 1). PubMed. Recuperado de https://pubmed.ncbi.nlm.nih.gov.

25. Rodriguez, F. J., Folpe, A. L., Giannini, C., & Perry, A. (2012). Pathology of peripheral nerve sheath tumors: diagnostic overview and update on selected diagnostic problems. *Acta Neuropathologica*, *123*(3), 295-319. https://doi.org/10.1007/s00401-012-0954-z

26. Bhattacharyya, A. K., Perrin, R., & Guha, A. (2004). Peripheral Nerve Tumors: Management Strategies and Molecular Insights. Journal of Neuro-Oncology, 69(1-3), 335-349. https://doi.org/10.1023/b:neon.0000041891.39474.cb.

27. Kumar, V. (2018). Robbins. Patología humana + StudentConsult (10a ed.). Maarssen, Países Bajos: Elsevier Gezondheidszorg.

28. Kim, H. J., Kim, C.-H., Kim, H., & Yoon, J.-H. (2007). Malignant Peripheral Nerve Sheath Tumour of the Paranasal Sinus. The Journal of Otolaryngology, 36(03), E9. https://doi.org/10.2310/7070.2006.0088.

29. Hirose, T., Hasegawa, T., Kudo, E., Seki, K., Sano, T., & Hizawa, K. (1992). Malignant peripheral nerve sheath tumors: An immunohistochemical study in relation to ultrastructural features. Human Pathology, 23(8), 865-870. https://doi.org/10.1016/0046-8177(92)90396-k.

30. Viskochil, D., Buchberg, A. M., Xu, G., Cawthon, R. M., Stevens, J., Wolff, R. K., O'Connell, P. (1990). Deletions and a translocation interrupt a cloned gene at the neurofibromatosis type 1 locus. Cell, 62(1), 187-192. https://doi.org/10.1016/0092-8674(90)90252-a.

31. Staging of Soft-Tissue Sarcomas. Prognostic Analysis of Clinical and Pathological Features. (1992, julio 1). PubMed. Recuperado de https://pubmed.ncbi.nlm.nih.gov.

32. Stucky, C.-C. H., Johnson, K. N., Gray, R. J., Pockaj, B. A., Ocal, I. T., Rose, P. S., & Wasif, N. (2011). Malignant Peripheral Nerve Sheath Tumors (MPNST): The Mayo Clinic Experience. Annals of Surgical Oncology, 19(3), 878-885. https://doi.org/10.1245/s10434-011-1978-7.

ASTROCITOMAS SUPRATENTORIALES

INTRODUCCIÓN

Los tumores del Sistema Nervioso Central continúan perteneciendo como una fuente importante de morbilidad y mortalidad en la población pediátrica. Como se mencionó en los primeros capítulos de esta obra, los tumores más comunes que afectan a esta población suelen ser tumores de consistencia sólida en el sistema nervioso central, con un rango de presentación de 0 a los 14 años de edad y en algunas otras series de casos reportados hasta los 19 años, por lo que la incidencia es de 5.4 por cada 100,000 niños. La mayor parte de estos tumores tienen su origen en células gliales, por lo que de forma general suelen mencionarse como "Gliomas", siendo los que afectan de forma más común a los pacientes pediátricos, los astrocitomas de bajo grado como el Astrocitoma pilocítico, el cual también suele afectar a nivel infratentorial de forma más común. Sin embargo, el 21% de los tumores supratentoriales en la población pediátrica tienden a ser de mayor grado histológico, como el astrocitoma anaplásico y en un porcentaje muy bajo Glioblastoma, el cual se menciona en un capítulo más adelante. Este tipo de tumores suelen presentarse en alguno de los hemisferios cerebrales e infiltración a las estructuras subcorticales.

Los Gliomas son tumores neuro-epiteliales que se originan de las células gliales del SNC, aunque debemos recordar que el término de "Glioma" incluye otros tumores que se presentan en el sistema nervioso central como son; Ependimomas, Gangliogliomas, Oligodendroglioma y Astrocitomas siendo estos últimos los cuales en su mayoría son de bajo grado histológico y suelen afectar en mayor porcentaje a nivel infratentorial, cuando se presentan a nivel supratentorial pueden afectar cualquier lóbulo cerebral aunque en mayor porcentaje en el lóbulo frontal. Las neoplasias gliales y astrocitomas de bajo grado (I y II), que se consideran de acuerdo a la clasificación de la Organización Mundial de la Salud (OMS), son los siguientes:

-Pilocítico

-Pilomixoide

-Subependimario de células gigantes

Dentro de el Grado II de la clasificación de la OMS se encuentran los siguientes:

-Difuso (fibrilar, gemistocítico, protoplasmático)

-Xantoastrocitoma Pleomórfico

En cuanto a el astrocitoma Grado III, se encuentra al **Astrocitoma Anaplásico**, y se suele incluir otro tipo de tumores de origen o componentes mixtos como el Oligodendroglioma y al Oligoastrocitoma, y el de mayor grado de malignidad (grado IV), encontramos de forma sumamente rara en la población pediátrica al **Glioblastoma y al Gliosarcoma**.

En este capítulo se presentarán las variantes más comunes de astrocitomas que afectan a los pacientes pediátricos a nivel supratentorial excluyendo a los que afectan el tallo cerebral y cerebelo.

EPIDEMIOLOGÍA

Como se mencionó previamente, de forma general las neoplasias de Sistema Nervioso Central que se localizan a nivel supratentorial tienen una incidencia de 5.4 por cada 100,000 niños y adolescentes a nivel mundial de a cuerdo a los datos presentados por la OMS. En los Estados Unidos de América la incidencia de astrocitomas de bajo grado es de 1.3 a 2.1 por cada 100,000.

En cuanto a la presencia de astrocitomas en la población pediátrica de forma general constituyen de un 29% a un 35%, los "gliomas de bajo grado", en especial el astrocitoma pilocítico se encuentra en un 10.1%, los cuales son más comúnmente encontrados en adolescentes y adultos jóvenes en la misma proporción.

La presentación de este tipo de tumores en cuanto a sexo es en hombres y mujeres de 2:1 respectivamente, lo cual difiere en cuanto a la presentación de gliomas en tallo cerebral y cerebelo donde es 1:1.

En cuanto a la incidencia de la presentación de Gliomas deacuerdo a su grado histológico se tienen los siguientes datos, obtenidos en población pediátrica de los Estados Unidos de América:

- **Grado I – Astrocitomas:** Incidencia de 0.8 por cada 100,000 al año. Entre los tumores de grado I de origen glial se encuentra principalmente al astrocitoma pilocítico, conformando el 5% de los tumores gliales que afectan a la población pediátrica.

- **Grado II – Astrocitomas:** La incidencia de oligodendrogliomas es de 0.06 por cada 100,000 niños al año y corresponden al 2.5% de todos los tumores cerebrales y 5% de todos los gliomas.

- **Xantoastrocitoma Pleomórfico:** Pertenece al 1% de todos los astrocitomas.

La incidencia de edad en el que se presenta el astrocitoma pilocítico es de los 5 a los 19 años de edad con un pico entre 5 a 9 años. En cuanto a los gangliogliomas el pico de incidencia es de 9.5 años, mientras que los astrocitomas fibrilares son menos comunes y se presentan en su mayoría en adolescentes, mientras que el astrocitoma pilomixoide suele afectar a infantes.

FACTORES PREDISPONENTES Y FACTORES DE RIESGO

Los factores de riesgo adquiridos en lo que respecta a la infancia, no existe evidencia de aumento de riesgo de padecer tumores cerebrales para los factores ambientales estudiados como son los campos electromagnéticos, uso de teléfonos móviles, exposición a líneas
de alta tensión, traumatismos craneoencefálicos incluido el traumatismo obstétrico (sin embargo, no hay una relación de estos con el desarrollo de astrocitomas), compuestos de nitrosoureas y nitrosaminas en biberones.

Sin embargo, no se ha demostrado el efecto pernicioso de los compuestos nitrogenados en la dieta de la gestante.

Dentro las enfermedades que predisponen para la presentación de astrocitomas en los pacientes pediátricos se encuentra el síndrome de Neurofibromatosis tipo 1 y 2, esclerosis tuberosa, Síndrome de Li-Fraumeni y el síndrome de Turcot.

En cuanto a otros factores que predisponen a un paciente a desarrollar un astrocitoma a nivel ambiental, solo se ha encontrado relación con la exposición contínua a radiación ionizante. La irradiación craneal, incluso a dosis bajas, aumenta la incidencia de tumores primarios del SNC. El periodo de latencia puede oscilar desde 10 a más de 20 años después de la exposición a la radioterapia por lo que la mayoría de los tumores inducidos por la radiación se ponen de manifiesto en adolescentes, y adultos jóvenes.

Una gran diferencia entre aquellos pacientes adolescentes y adultos que presentan esta clase de tumores, en especial los de mayor grado de malignidad (III, IV), es que la sobrevida es mejor en adolescentes y adultos jóvenes en comparación con adultos mayores a 40 años.

PATOLOGÍA Y ALTERACIONES MOLECULARES ASOCIADOS

- **Astrocitomas Grado I:** Este tipo de tumores suelen localizarse con mayor frecuencia en el cerebelo, y en el lóbulo frontal cuando su presentación es a nivel supratentorial, este tipo de tumores son bien delimitados respecto del parénquima cerebral, muchos de ellos presentan quistes o una gran zona quística, y se caracteriza por ser un tumor de crecimiento muy lento.

Los astrocitoma pilocíticos se asocian con alteraciones genéticas ligadas al gen BRAF (7q34), el cual es responsable de la activación de la vía ERK/MAPK.

- **Astrocitomas Grado II:** El tipo más común es el astrocitoma fibrilar seguido del astrocitoma gemistocítico, el cual puede progresar a una lesión de mayor malignidad. La alteración genética asociada más común en este tipo de neoplasias es en el gen supresor TPV3 en 17p13,1, otra alteración genética asociada hasta en un 60% con la mutación de P53, este tipo de tumores tiene un crecimiento lento, y suelen infiltrar pa´renquima cerebral lo cual puede dificultar identificar un margen tumoral.

- **Astrocitoma Subependimario de células gigantes:** Este tipo de astrocitomas aparece en un 6 a 16% de pacientes con antecedente de esclerosis tuberosa. La localización más común de estas lesiones es a nivel del foramen de Monro.

- **Xantoastrocitoma Pleomórfico:** Estas lesiones suelen afectar a pacientes menores de 20 años de edad, su localización más común es a nivel de la corteza del lóbulo temporal.

HALLAZGOS CLÍNICOS

Los hallazgos clínicos dependerán de la edad del niño, la localización del tumor y del grado de extesión del mismo.

Los tumores cerebrales a nivel supratentorial producen su sintomatología por el efecto de compresión tumoral, y por el aumento secundario de la presión intracraneal, así como edema peritumoral y por infiltración o destrucción del tejido cerebral sano en especial en los astrocitomas grado II.

La epilepsia y crisis convulsivas suelen ser el primer síntoma del 6-10% de los tumores de origen glial que afectan a los pacientes pediátricos a nivel supratentorial, especialmente cuando afectan la corteza de algún lóbulo cerebral, y aparecen a lo largo de la evolución en un 10-15% adicional. Su aparición depende de la localización tumoral, 50% de los tumores hemisféricos producen crisis convulsivas de tipo tónico clónico principalmente los tumores de la estirpe celular (gangliogliomas y astrocitomas I,II), el resto de los gliomas de bajo grado inicia su sintomatología con algún tipo de con epilepsia.

En los pacientes con lesiones tumorales de origen glial a nivel supratentorial que presentan convulsiones tienen una exploración neurológica inicialmente normal en el 75% de los casos, y refieren alteraciones del comportamiento el 50%.

Los trastornos del comportamiento son poco frecuentes, pero en los casos donde estos aparecen suelen referirse por los padres "refiriendo que su hijo ha cambiado sin saber definir cómo" o con un comportamiento poco habitual o que no solía ser normal para el niño. A nivel escolar sus profesores suelen referir un empeoramiento en su rendimiento escolar y en la capacidad de concentración.

En los adolescentes pueden aparecer síntomas depresivos a consecuencia de cambios de comportamiento que no se reconocen a tiempo.

Cuando se presenta sintomatología en agudo o progresiva sugestiva de hipertensión intra craneal, esta misma se asocia a edema perilesional tumoral, y compresión sobre estructuras adyacentes, en ocasiones hidrocefalia secundaria a compresión ventricular o invasión del tercer ventrículo como en el caso del astrocitoma subependimario de células gigantes.

DIAGNÓSTICO RADIOLÓGICO

Como en el resto de las lesiones tumorales, sabemos que el estudio de elección para identificar este tipo de lesiones tumorales es por medio de la Resonancia magnética, sin embargo, el uso de tomografía de cráneo simple o contrastada suele usarse de forma inicial por la sospecha clínica especialmente en pacientes con hidrocefalia secundaria a estos tumores, a su vez este estudio facilita identificar la presencia de calcificaciones como suele presentar el oligodendroglioma.En este apartado nos enfocaremos solo a señalar las principales características radiológicas de las variantes tumorales mencionadas, observadas en el estudio de resonancia magnética.

- **Astrocitoma Pilocítico:**

    En el estudio de resonancia magnética, este tumor se observa como una lesión de bordes bien definidos, con un componente quístico, y el realce posterior a la aplicación de medio de contraste suele ser variable, el patrón más común de realce es cuando se observa un nódulo mural hiperintenso sin realce de la porción quística hasta en un 50%. El muro del quiste ocasionalmente realsa, en otras variantes tumorales con un mayor componente sólido, suelen presentar un realce en su mayoría homogéneo.

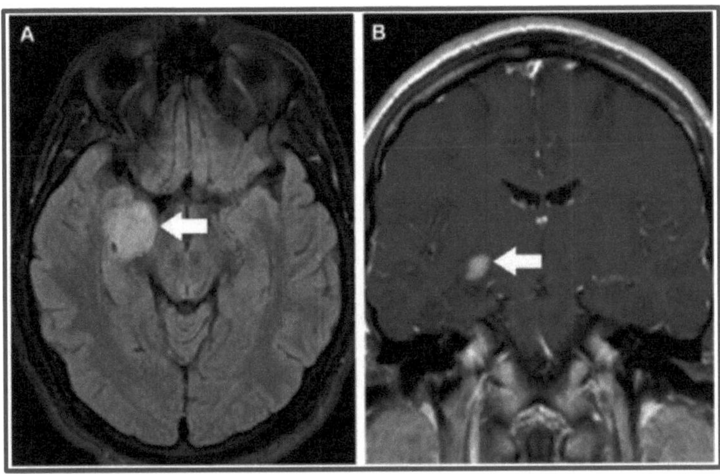

Figura 1. Imágenes de resonancia magnética de cráneo ponderadas en T1 Contrastado y FLAIR de paciente masculino de 5 años de edad. A) Corte axial ponderada en FLAIR mostrando lesión hiperintensa de bordes bien definidos señalada por la flecha localizada en la región uncal del lóbulo temporal derecho. B) Corte coronal del mismo paciente en T1 contrastado mostrando realce de la misma lesión, compatible con

- **Astrocitoma Subependimario de células Gigantes:**

Este tipo de tumores conocidos por sus siglas "SEGA", son lesiones neoplásicas con origen intraventricular de tejido glioneuronal, los cuales comúnmente emergen r de el foramen de Monro.

Este tipo de tumores de origen glial se asocian a la esclerosis tuberosa, siendo el principal tipo de tumor de sistema nervioso asociado a esta enfermedad , es un tumor de crecimiento lento y acorde a la clasificación de la OMS por sus características histopatológicas entra dentro de los astrocitomas de grado I, en estudios de imagen, principalmente hablando de la resonancia magnética de cráneo suele observarse una lesión tumoral bien delimitada, lobulada y de apariencia heterogénea con la aplicación de el medio de contraste siendo en la mayoría hiperintenso en T1 contrastado, ocasionalmente en estudios como tomografía de cráneo simple suele verse isodenso con presencia de pequeñas calcificaciones. Este tipo de lesiones por lo general no se acompañan con una diseminación o siembras leptomeníngeas del mismo.

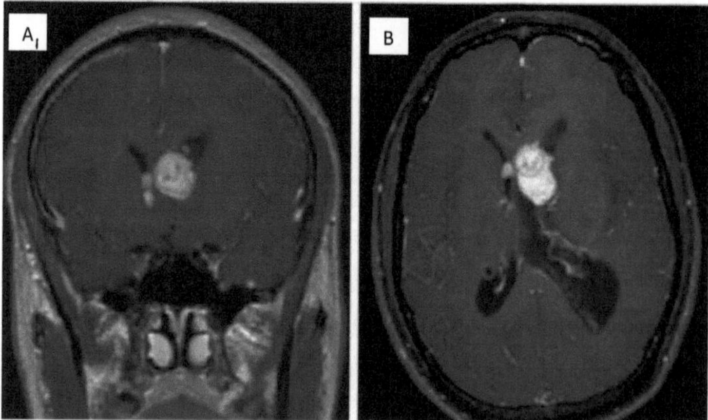

Figura 2.- Resonancia magnética de cráneocontrastada de cráneo ponderada en T1 contrastado de paciente femenino de 4 años con lesión intraventricular que proviene del foramen de monro ocupando la asta anterior del ventrículo lateral y septum pelucidum que realza en sutotalidad con la aplicación de gadolíneo figura A corte coronal, Fifura B corte axial.

- **Xantoastrocitoma Pleomórfico:**

Este tipo de tumor suele afectar casi en su totalidad a pacientes pediátricos y a adultos jóvenes, considerado como una neoplasia de grado II de la OMS. La presentación de este tipo de tumor a nivel supratentorial es del 98%, y afecta con mayor frecuencia la corteza del lóbulo temporal, y ocasionalmente involucra las leptomeninges adyacentes.

En el estudio de resonancia magnética se observa una loesión de bordes bien delimitados de forma oval o redonda, con un componente quístico en su mayoría y un nódulo mural que realza con el medio de contraste.

El nódulo mural tiende a estar adyacente a las leptomeninges que le rodean y ocasionalmente cuanto se aplica el medio de contraste se observa un realse dural "cola dural" similar a la que se observa en los meningiomas. Ocasionalmente suele presentar escaso edema perilesional, y raramente se observan calcificaciones (mejor vistas en estudio de tomografía de cráneo simple) y hemorragia.

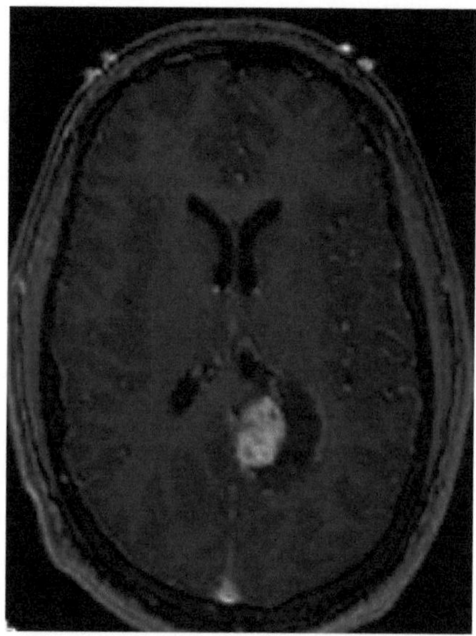

Figura 3.- Corte axial de resonancia Magnética de Cráneo en T1 contrastado de paciente masculino de 11 años con lesión a nivel de lóbulo parietal posterior a el atrio ventricular izquierdo, con nódulo mural hiperintenso a la aplicación de gadolíneo con zona hipointensa adyacente correspondiente a zona quística.

- **Astrocitoma Difuso:**

Este tipo de neoplasia como se mencinó a inicios de este capítulo, se encuentran dentro de los astrocitomas de grado II de la OMS. En la resonancia magnética se observa una lesión mal definida, iso-hipointensa en T1, e hiperintensa en T2, con escaso edema perilesional, se observa también ausencia en la restricción y difusión, este tipo de lesión no suele presentar realce a el medio de contraste y cuando este se presenta sugiere una progresión a una lesión de mayor grado.

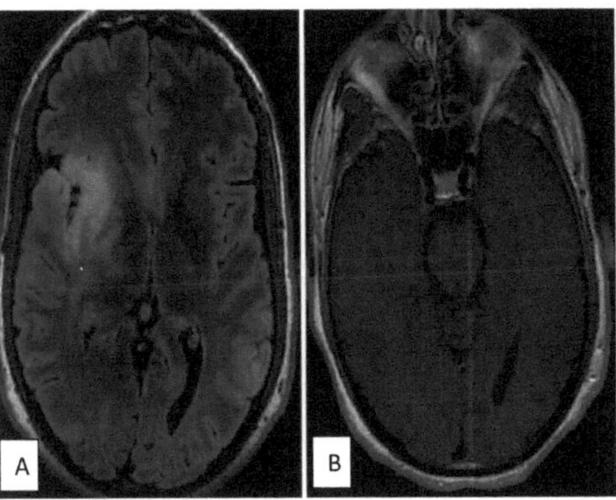

Figura 4.- Cortes axiales de resonancia magnética de mismo paciente, A) FLAIR, se observa lesión hiperintensa a nivel de lóbulo de la insula y lóbulo temporal, de bordes poco definidos. B) T1 con contraste, en el que no se observa realse a la aplicación de gadolíneo y no se define la lesión.

HALLAZGOS HISTOPATOLÓGICOS:

Astrocitoma Pilocitico:

Estos tumores se observan a la microscopía con zonas bien delimitadas, y baja celularidad, así como áre ascompactas compuestas por células bipolares y pequeñas áreas microquísticas con células multipolares. Se observan en ocasiones fibras de Rosenthal y cuerpos eosinófilos, Figura 5.

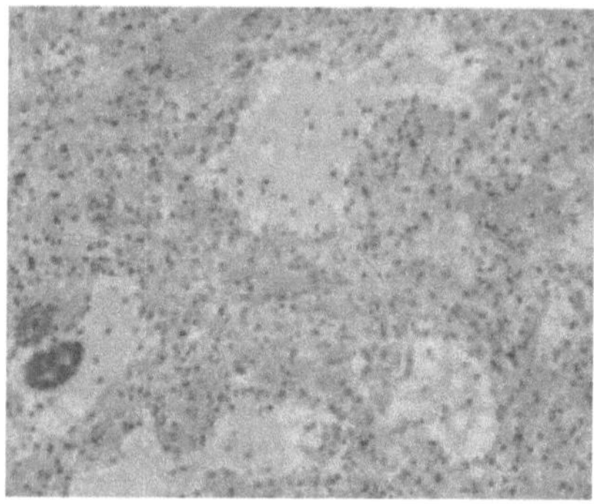

Figura 5.-

Corte histológico con hematoxilina y eosina de astrocitoma pilocítico.

Astrocitoma Difuso:

Se compone de astrocitos fibrilares bien diferenciados, con una matriz tumoral microquistica, se observa celularidad incrementada de forma moderada, con núcleos atípicos de aspecto vesicular , ovalados, con presencia de necrosis o proliferación microvascular, hallazgos que son específicos en esta lesión, la presencia de escasas mitosis no se toma en cuenta como diagnóstico definitivo de esta lesión.

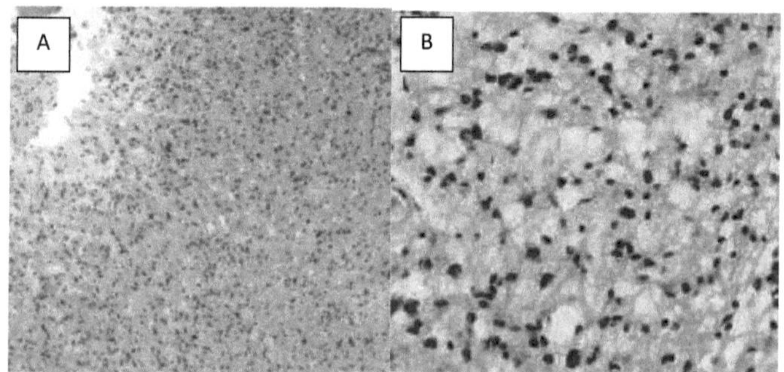

Figura 6.- Cortes Histológicos de Astrocitoma difuso, A) corte histológico con positividad para proteína ácida gliofibrilar (GFAP), proteína S100. B) Corte histológico con tinción de hematoxilina y eoscina, con celularidad moderada, y células neoplásicas astrocíticas fibrilares.

Astrocitoma Subependimario de células gigantes:

Este tipo de lesiones suelen tener calcificaciones, presenta células alargadas similares a los astricitos gemistocíticos, presenta también un patrón de células enpalizadas perivasculares. La morfología de los cuerpos celulares es poligonal, con abundante citoplasma, además puede presentar células similares a las neuronas piramidales, con una apariencia ganglionar, presentan un considerable pleomorfismo nuclear y células multinucleadas, así como un rico estroma vascular con vasos hialinicos e infiltración de mastocitos y linfocitos. La expresión de Ki-67 ó índice de proliferación es bajo (3.0%). En cuanto a sus características por inmunohistoquímica, presenta una inmunoreactividad variable para GFAP, y una intensa inmunoreactividad para la proteína S100.

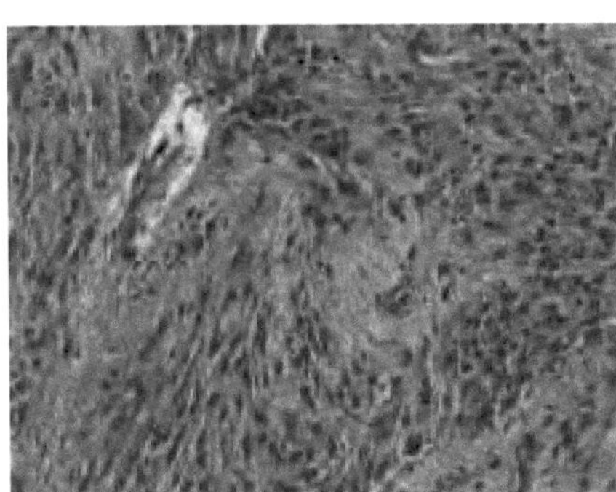

Figura 7.- Corte histológico de Astrocitoma Subependimario de células gigantes "SEGA". Se aprecia heterogeneidad celular, con células elongadas fascículos barridos mezclados con células alargadas.

Xantoastrocitoma Pleomórfico:

Este tipo de tumor recibe de el adjetivo "pleomórfico" por sus características histológicas, en las que se observan células fusiformes entremezcladas con células mononucleadas, células multinucleadas y astrocitos gigantes, de forma frecuente se encuentran inclusiones intranucleares, y un nucléolo prominente. Otra de las características microscópicas de este tumo es la presencia de células largas xantomatosas las cuales tienen en su interior una gran acumulación de lípidos, lo cual hace que los organelos y filamentos gliales se desplacen a la periferia. En cuanto a el inmunofenotipo este tipo de tumor al igual que los previamente descritos, presenta inmunoreactividad para GFAP y S100, y expresión para los marcadores neuronales como la sinaptoficina, neurofilamento, beta-tubulina clase III y MAP2.

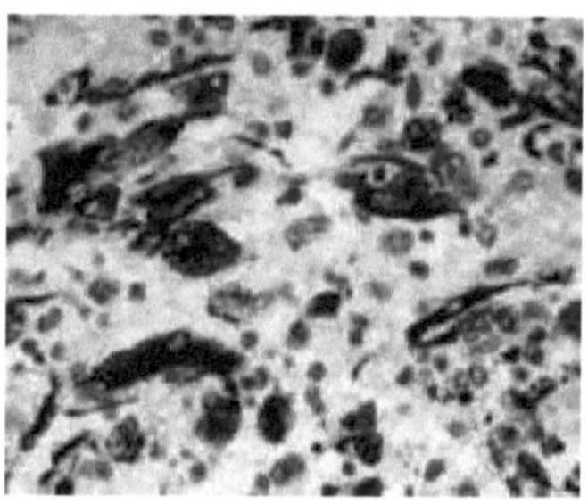

Figura 8.- Corte histológico de Xantoastrocitoma Pleomórfico con inmunoexpresión para GFAP en células alargadas pleomórficas y células xantocrómicas.

TRATAMIENTO

El tratamiento inicial a considerar en cuanto a el manejo de gliomas de bajo grado es la resección quirúrgica siempre y cuando estos mismos no se encuentren afectando áreas de difícil acceso quirúrgico o que el tratamiento quirúrgico pueda afectar áreas funcionales adyacentes o que infiltra el mismo como en el caso de los gliomas del quiasma óptico y gliomas de tallo cerebral, núcleos de la base, tálamo ó zonas funcionales corticales,en los cuales puede preferirse el uso de toma de biopsia por estereotaxia, con la finalidad de realizar un adecuado diagnóstico histopatológico.

En el resto de lesiones de origen glial el objetivo principal del tratamiento quirúrgico es una extensa resección o una completa resección de la lesión, con escasas o ninguna secuela neurológica, la extensión de la resección en gliomas de bajo grado es el factor pronóstico más importante, el cual se interpreta como un factor pronóstico de 5 años libre de progresión y sobrevida.

Otros factores a considerar que pueden modificar el grado de resección quirúrgica de las lesiones gliales de bajo grado son; el estado clínico del paciente, edad, hidrocefalia asociada y el criterio del neurocirujano quien considerará el riesgo de probable secuela neurológica.

En cuanto a el tratamiento con quimioterapia vs radioterapia, se prefiere el uso de quimioterapia principalmente cuando no hay infiltración de zonas funcionales previamente mencionadas, en especial a nivel del quiasma óptico y en estructuras diencefálicas por el alto riesgo de lesión secundadia por radionecrosis o simplemente por el uso de el tratamiento con radioterapia. Dentro de los principales fármacos utilizados para el tratamiento adyuvante de este tipo de lesiones se encuentran diveros tipos de combinaciones como la limustina y vincristina; 6-tioguanina, procarbazina, lomustina y vincristina (TPCV) en combinación con cisplatino.

Sin embargo, la aplicación de multiples fármacos considerados dentro del régimen de tratamiento convencional existe riesgo de toxicidad y proveen un control de crecimiento tumoral transitorio, por lo que el grado de resección tumoral es importante para la sobrevida de el paciente, así como el uso de radioterapia en los casos indicados, como se menciona en los capítulos correspondientes de este libro.

<u>Referencias:</u>

1. Louis DN, Ohgaki H, Wiestler OD, et al: WHO Classification of Tumors of the Central Nervous System, ed 3. Lyon, France:IARC Press, 2007

2. Lantos PL, Louis DN, Rosenblum MK, et al: Tumours of the nervous system, in Grahams DI, Lantos PL (eds): Greenfield's Neuropathology, ed 7. London: Arnold, 2002. pp 770-781

3. Escalona-Zapata J. Clasificaciones, in Tumores del Sistema Nervioso Central. Madrid: Editorial Complutense, 1996, pp 13-25

4. Peraud A, Ansari H, Bise K, et al: Clinical outcome of supratentorial astrocytoma WHO grade II. Acta Neurochir (Wien) 140:1213-1222, 1998

5. Ichimura K, Bolin MB, Goike HM, et al: Deregulation of the p14ARF/MDM2/p53 pathway is a prerequisite for human astrocytic gliomas with G1-S transition control gene abnormalities. Cancer Res 60:417-424, 2000

6. Lebrun C, Fontaine D, Ramaioli A, et al: Long-term outcome of oligodendrogliomas. Neurology 62:1783-1787, 2004

7. Ohgaki H, Kleihues P: Population-based studies on incidence, survival rates, and genetic alterations in astrocytic and oligodendroglial gliomas. J Neuropathol Exp Neurol 64:479-489, 2005

8. Van der Bent MJ, Afra D, de Witte O, et al: Long-term efficacy of early versus delayed radiotherapy for low-grade astrocytoma and oligodendroglioma in adults: the EORTC 22845 randomised trial. Lancet 366:985-990, 2005

9. Schiffer D, Chio A, Giordana MT, et al: Histologic prognostic factors in ependymoma. Childs Nerv Syst 7:177-182, 1991

10. Chang EF, Potts MB, Keles GE, et al: Seizure characteristics and control following resection in 332 patients with low-grade gliomas. J Neurosurg 108:227-235, 2008

11. ISPN.https://www.ispn.guide/tumors-of-the-nervous-system-in-children/supratentorial-tumors-in-children/supratentorial-low-grade-gliomas-in-children-homepage/pathology-of-supratentorial-low-grade-gliomas-in-children/.

12. Nalin Gupta, Anuradha Banerjee, Daphne A. Haas-Kogan.Pediatric CNS Tumors, third edition.Springer,1;07-10,2017.

13. Rajan Jain, Marco Essig.Brain Tumor Imaging.Thieme,2:20-23.2016.

14. David N., Hiroko Ohgaki, Otmar D, et al: WHO Classification of Tumours of the Central Nervous System.Revised 4th Edition.International Agency for Research on Cancer;83-95.Lyon,2016.

15. David A. Hilton, Aditya G. Shivane. Neuropathology Simplified A Guide for Clinicians and Neuroscientist.Second Edition,Springer 6:74-90.2021.

GLIOMAS DEL NERVIO ÓPTICO Y VÍA VISUAL

INTRODUCCIÓN

Los gliomas del Nervio óptico corresponden a lesiones de bajo grado, pueden aparecer en diversas partes de la vía visual (nervio óptico, quiasma, tracto y radiación óptica posterior al cuerpo geniculado lateral. Los Gliomas que infiltran el Hipotálamo son incluidos en esta clasificación debido a su proximidad con el quiasma óptico.

En algunos casos estas lesiones por su naturaleza infiltrante no suelen afectar una sola región, si no que también afectan las regiones adyacentes al mismo. Por dicha razón se nombra a estas lesiones en relación a la zona anatómica que invaden. El 10 % de los gliomas del nervio óptico afecta el nervio óptico, y en un 30 % afecta de forma bilateral con invasión al quiasma e hipotálamo[1,2].

Se relaciona por lo general la presencia de este tumor en niños que tienen o fueron diagnosticados con Neurofibromatosis tipo I , en donde una tercera parte de estos puede tener dicha lesión y cursar asintomático. Sin embargo cuando se presentan síntomas de rápida progresión se asocian a lesiones de comportamiento más agresivo , además de presentar un mayor riesgo de recurrencia y aumento de tamaño por estudio de imagen, a pesar de haber recibido tratamiento quirúrgico exitoso[5].

EPIDEMIOLOGIA

Los Gliomas del Nervio y tracto Óptico corresponden del 4-6% de todos los tumores del Sistema nervioso Central en los pacientes pediátricos y de 20 a 30% de todos los gliomas que se presentan en niños. El pico de incidencia es durante la primera década de la vida sin predilección en cuanto a sexo.

En más de la mitad de los pacientes con Gliomas del nervio y tracto óptico, son niños con historial de Neurofibromatosis tipo I (NF-1) la cual tiene una incidencia de 1:3500 nacidos vivos, de los cuales un 20% de estos niños con NF-1 desarrollan o presentan gliomas del nervio óptico de los cuales, aquellos que presentan síntomas, suelen referir inicialmente disminución de la agudeza visual en un 50%[1,14,15].

HALLAZGOS CLÍNICOS

Los Gliomas del Nervio y tracto óptico se presentan inicialmente en los pacientes, refiriendo disminución progresiva de la agudeza visual. La presentación típica referida del déficit visual es un déficit incongruente a la exploración del mismo, debido a la edad de los pacientes y su incapacidad en ocasiones de referir con exactitud el campo visual que suele verse afectado lo que representa un reto para el explorador.

En pacientes con tumores de gran tamaño suele observarse al explorar fondo de ojo atrofia del nervio óptico. En pacientes menores de 3 años la principal causa de consulta médica asociada a esta patología es por la presencia de estrabismo, nistagmus, proptosis.

Los tumores que invaden Hipotálamo por lo general cursan con alteraciones endocrinológicas, como pubertad precoz o alteraciones en cuanto al apetito y de forma más severa pan hipopituitarismo.

Aquellos tumores que se extienden por encima del tercer ventrículo o invaden al mismo suelen asociarse con Hidrocefalia, en donde el paciente presentará síntomas asociados a hipertensión intra craneal. Aquellos tumores que infiltran tálamo pueden causar hemiparesia u otro déficit motor en el lado contralateral de la lesión[1,2,3].

DIAGNOSTICO POR IMAGEN

El estudio Ideal para diagnosticar gliomas del Nervio tracto óptico y resto de vía visual es la Resonancia Magnética de cráneo y de órbita , simple y con medio de contraste, en la secuencia T1 se observa una lesión de bordes definidos isointensa, mientras que en la secuencia T2 la lesión tiene un patrón heterogéneo con zonas isointensas e hiperintensas.

Con la aplicación de gadolinio se observa un realce en el borde de toda la extensión tumoral sobre el nervio óptico o vía visual afectada, con un realce más difuso en comparación con el T2 mostrando una lesión de predominio hiperintenso bien circunscrito. En ocasiones se encuentran zonas quísticas, las cuales son infrecuentes en este tipo de tumor. Como hallazgo característico del comportamiento de este tumor en pacientes con Neurofibromatosis tipo 1 es frecuente encontrar un nervio óptico engrosado y tortuoso con zonas dilatadas[12,14].

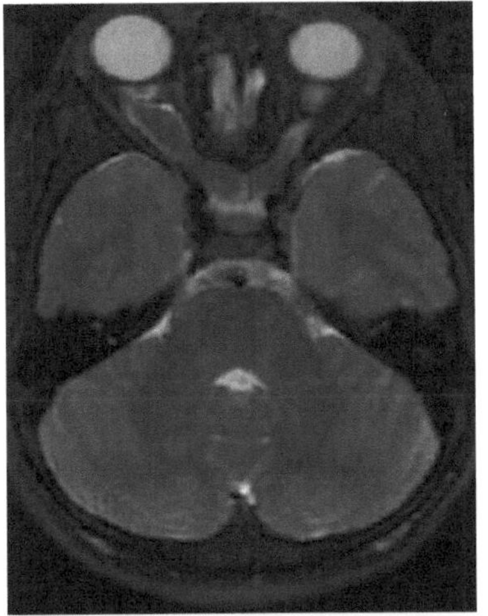

Figura 1. Resonancia magnética de cráneo ponderada en T2 de un paciente con antecedente de NF1 , donde se observa una lesión heterogénea de predominio hipointenso con bordes tortuosos e hiperintensos que siguen el trayecto de ambos nervios ópticos y quiasma.

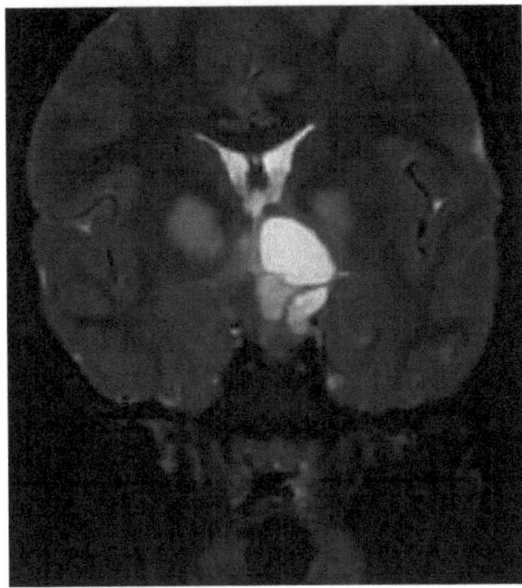

Figura 2. Resonancia magnética de cráneo con medio de contraste en corte Coronal observándose una lesión heterogénea, con una zona quística obliterando el tercer ventrículo, y debajo de la misma con infiltración del Hipotálamo, quiasma y realce en ambos tálamos.

CLASIFICACIÓN

El termino Glioma del Nervio óptico es usado para nombrar a una neoplasia glial de bajo grado la cual como se mencionó previamente puede afectar nervio óptico, quiasma, tracto óptico, y rara vez radiaciones ópticas. Existen diversos métodos para clasificar a este tipo de lesiones , la mas aceptada y la primera en clasificar este tumor fue la clasificación propuesta por Dodge et al en 1958, clasificando a estos tumores de a cerdo a la localización:

I Tumor que invade el Nervio Óptico

II Tumor que invade el Quiasma Óptico

III Tumores con extensión posterior al Quiasma o a estructuras cercanas.

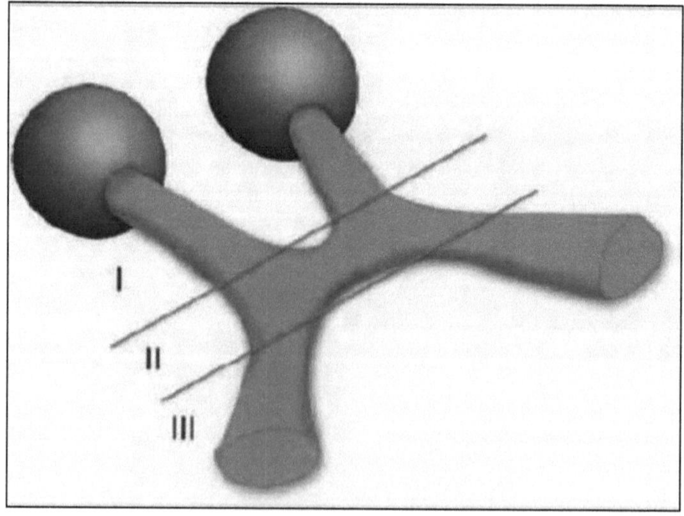

Debido a las limitantes de la clasificación de 1958 propuesta por Dodge se actualizó la misma en el año 2008 siguiendo un patrón similar , pero especificando con mas claridad las regiones anatómicas involucradas en el grado II y III, como tercer ventrículo e hipotálamo además del quiasma, y tracto y cintillas ópticas en el grado III[2,3].

Una clasificación más se agregó en el año de 1985 , propuesta por McCulloug y Epstein. Este sistema consta de dos componentes; anatómico/funcional.

El componente Tumoral se divide en 4 clases:

T1 Invade Nervio Óptico

T2 Invasión de ambos Nervios Ópticos

T3 Afección del Quiasma Óptico

T4 Hipotálamo/Tálamo

En cuanto a el componente Funcional se divide en 5 clases:

V0 Normal

V1 Afección de agudeza visual sin llegar a la amaurosis

V2 Afección de agudeza visual en ambos ojos , o amaurosis en solo un ojo

V3 Amaurosis en un ojo más afección visual del nervio óptico contralateral

V4 Amaurosis Bilateral

A pesar de estas clasificaciones propuestas se añade una más por A. Lelan Albright que incluye morfología y hallazgos radiológicos.

Nervio	Quiasma	Posterior	General
1.Engrosamiento moderado	1. Confinado al Quiasma	1. Infiltración Focal	Quiste: si/no
2. Engrosamiento Severo	2.Quiasma e Hipotálamo	2.Extensión del tumor a zonas aledañas	Hidrocefalia: si/no
Elongación del Nervio Óptico	3. Quiasma y Tercer Ventrículo		Otra lesión maligna agregada: si/no
Nervio Óptico tortuoso: si/no	4. Extensión Supraselar		Lesión Difusa asociado a Neurofibromatosis 1, si/no
Presión sobre Globo Ocular: si/no			Edad de presentación?
Realce a Medio de contraste: si/no	Realce a Medio de contraste: si/no	Realce a Medio de contraste: si/no	Propiedades Moleculares Favorables?
Lesión Aislada: si/no	Lesión Aislada: si/no	Lesión Aislada: si/no	

HALLAZGOS HISTOPATOLÓGICOS

La mayoría de los tumores del Diencéfalo y del nervio y vía visual son considerados de Bajo grado , o grado I en la clasificación de la OMS, de forma típica como Astrocitomas pilocíticos o fibrilares. La variante Polimixoide del astrocitoma pilocítico se ha reportado en niños pequeños con una gran tendencia a la diseminación en las zonas aledañas del sistema nervioso central.

La variante fibrilar considerada una variante de bajo grado suele tener un comportamiento agresivo y en algunos casos se ha observado con mayor frecuencia en pacientes que no tienen diagnóstico de Neurofibromatosis.

La asociación de este tumor con Neurofibromatosis tipo 1 se debe a la alteración del oncogen *BRAF* y en otros miembros de la cinasa *MAPK*, con alteraciones genéticas en su transcripción , lo cual representa uno de los caminos dominantes a nivel genético en cuanto a la formación de gliomas del Nervio óptico y por lo tanto se considera una de las principales vías genéticas que son usadas como principal blanco de tratamiento[4].La presentación de Gliomas de alto grado con un patrón más agresivo se ha observado en pacientes que padecen una mutación en *SETD2*, la cual también se asocia con la presencia de gliomas hemisféricos de alto grado en niños y jóvenes adultos. La pérdida de la función y mutación en *SETD2* resulta en una deficiencia de la histona trimetil H3K36 aparentemente específica y necesaria para la formación de tumores de alto grado.Esta mutación considerada sin sentido en *SETD2*(c.6118C>T;p.R2040*), en conjunto con la fusión *KIAA1549-BRAF* contribuyen a la formación de un glioma de alto grado con un comportamiento agresivo representado por una clínica rápidamente progresiva principalmente en pacientes con Neurofibromatosis tipo 1 con alteraciones en el oncogen *BRAF*[3,4].

TRATAMIENTO

El manejo de Los pacientes pediátricos con Gliomas del nervio óptico o de la vía visual debe ser multi disciplinario (neuro-oncológico), así como oftalmológico y por Neuro cirugía. Muchas guías sugieren que dependiendo del tamaño , localización y síntomas o si se cursa asintomático se debe dar seguimiento por imagen, principalmente en pacientes con Neurofibromatosis tipo 1, sin embargo este manejo se puede modificar por la sintomatología que haga sospechar un glioma de alto grado o de bajo grado con comportamiento agresivo, como aquellos gliomas esporádicos[5,15].

Pacientes con Neurofibromatosis tipo 1 deben tener un examen oftalmológico completo al menos cada año hasta cumplir los 8 años de edad, posteriormente cada 2 años.

En niños con Neurofibromatosis tipo 1 menores de 8 años con sospecha de Glioma de Nervio óptico o alteraciones en cuanto la percepción de campos visuales debe realizarse examen oftalmológico cada 6 meses hasta que cumpla los 8 años de edad. Si el paciente tiene diagnóstico de Glioma de Nervio óptico que cursa de pronto sintomático con disminución de la agudeza visual, o ya cuenta con tratamiento inicial con quimioterapia, debe ser valorado por el oftalmólogo cada 3 meses durante el primer año de presentación de los síntomas o de tratamiento[5,7].

El tratamiento quirúrgico de este tipo de tumores de ha vuelto cada vez más conservador. Los Gliomas de la vía visual confinados en la porción intra orbitaria del nervio óptico no deben ser resecados a menos que ocasionen una alteración cosmética muy marcada o favorezcan una exposición corneal.

Los tumores intra orbitarios rara vez se diseminan o crecen hacia posterior en el resto de la porción intra orbitaria e intra craneal del nervio óptico, por lo tanto si no invade estas regiones no es considerado inicialmente como candidato a tratamiento quirúrgico[5,6,7]. Si el paciente es considerado candidato a tratamiento quirúrgico y se encuentra el mismo confinado a el nervio óptico, debe de tratar de separar el globo ocular durante la cirugía para evitar mayor daño posible[5,8,9].

Para el abordaje de estos tumores existen diversos abordajes, dependiendo de la extensión del tumor sobre la vía visual. Uno de los abordajes más comúnmente utilizados es por vía extradural por una craneotomía frontal unilateral más orbitectomía, o un abordaje órbito cigomático con osteotomía orbitaria favoreciendo una exposición tumoral extra dural, favoreciendo una separación adecuada del globo ocular.

Si el tumor se extiende a las regiones de la vía visual intra craneales, la craneotomía debe permitir una exposición extradural e intradural exponiendo el canal óptico, y realizando una clinoidectomía y posteriormente apertura dural para favorecer la visualización del resto del nervio óptico y el quiasma.

La resección radical parcial o debulking de tumores quiasmáticos está indicada sólo para aquellos tumores que tuvieron una mala respuesta a otro tipo de tratamiento médico o cuando causan una lesión neurológica significativa e hidrocefalia, tomando en cuenta que este tipo de tumores suelen infiltrar también estructuras como el hipotálamo y tálamo.

Por lo tanto, el propósito de este tipo de resección o del "debulking" es la descompresión y el diagnóstico. Tomando en cuenta lo mencionado se pueden abordar este tipo de tumores dependiendo de su extensión por medio de abordajes como subfrontal, pterional/transilviano, transcortical, subtemporal, e inter hemisférico transcalloso siempre considerando la función visual o tratando de conservar la misma, si esto es posible[10,11,12].

La Terapia Adyuvante es usada principalmente en pacientes sin Neurofibromatosis tipo 1 que presenten este tumor de forma esporádica o en aquellos pacientes con Neurofibromatosis con sintomatología rápidamente progresiva, con la intensión de prevenir un compromiso neurológico por compresión o infiltración de las estructuras cerebrales adyacentes. El uso de radioterapia causa una estabilización visual en la mayoría de los pacientes con glioma del nervio óptico y vía visual, el porcentaje de mejoría visual posterior a radioterapia es variable reportándose entre 9% a 44% de los pacientes , y sobrevida de 5 a 10 años libre de progresión en un 70 a 90% posterior a el uso de radioterapia.

Las dosis de radioterapia usadas para tener un adecuado control tumoral por tiempos y contracción tumoral se encuentran entre 4500 y 5000cGy , fraccionados en 150 a 180 cGY día. La radiación con haz de protones se ha utilizado en pacientes con lesiones quiasmáticas, mostrando gran evidencia de control tumoral sin lesión de estructuras cerebrales adyacentes. El uso de radiocirugía con Gamma Knife en lesiones difusas e infiltrantes es limitado, debido a los efectos adversos como necrosis aguda tumoral y edema, condicionando la función de la vía visual[12,15].

El uso de quimioterapia , resulta en la combinación de carboplatino y vincristina debido a su eficacia en pacientes con o sin Neurofibromatosis tipo 1, demostrando una adecuada respuesta en pacientes con gliomas diencefálicos y en general con una respuesta evidente a nivel radiológico del 30 a 50% de los pacientes con 1 año de tratamiento y 2 años de seguimiento posterior al mismo[13,14,15].

REFERENCIAS.

1. Sciubba Daniel M, et al. (2008). Chordoma of the spinal column. Elsevier Saunders, 19, Pp. 5-15.

2. Gurnam Virdi. Et al. (2017). An atypical presentation of chordoma: case report and review. Orthopedic & Muscular System, 6, P.4.

3. Bakker SH, Et al. (2018). Chordoma:asystematic review of the epidemiology and clinical prognostic factors predicting progression free and overall survival.. 2020, mayo de European spine journal Recuperado de (https://doi.org/10.1007/s00586-018-5764-0) .

4. Ardekani Shahab K, et al. (2012). Distribution of age and location of chordoma in 39 cases and review of treatment options.. Basic and clinical Neuroscience, V.3 N.2, P.56-59.

5. Tuna H, V Aydin, et al.(2005). Chordoma of the lumbar spine: a case report. Department of Neurosurgery, Ankara University School of Medicine., V 16, Pp.169- 172.

6. Yoon Jin Cha, Yeon Lim Suh. (2019). Chordomas: Histopathological study in view of anatomical location.. 2020, de J. Korean Med Sci. P.10.

7. Sagiroglu Saime G, et al. (2018). Clinical and histopathological findings of chordomas: a case report.. Folia Medica , V.60, N.3, Pp.468- 473.

8. Lee Ivan J, et al.(2017). Prognostic Factors and Survival Outcomes in Patients with Chordoma in the United States: A Population Based Analysis.. 2020, de World neurosurgery Recuperado de 10.1016/j.wneu.2017.04.118 .

9. Ramesh Shighakolli, et al. (2019). Multicentric Chordoma in a Child.. 2020, de Journal of Pediatric Neurosciences Recuperado de http://www.pediatricneurosciences.com

10. Silva da Harley Brito, et al. (2017). Cranial Chordoma: A New Preoperative Grading System.. Department of Neurological Surgery, University of Washington-Harborview., V.83, N.3, Pp.403- 415.

11. D'Amore Taylor, et al.. (2018). Chordoma of the mobile spine and sacrum: clinical management and prognosis.. Journal of Spine Surgery., V.4, N.3, Pp.546- 552.

12. Allbright A. Leland, et al.. (2015). Principles and practice of pediatric neurosurgery. (×××): 3rd edition, Thieme. Pp.403- 415.

13. Gajjar Amar, et al.. (2018). Brain Tumors in Children. USA: Springer.First edition, Pp.117- 120.

14. Keating Robert F, et al.. (2013). Tumors of the pediatric central nervous system.. New York.: Second edition, Thieme. Pp.673-680.

15. Tann Jorg Christian, et al.. (2019). Oncology of CNS tumors..USA: Third edition, Springer. Pp.270- 280.

Nilufar Turaeva Erkinovna M.D. /Arslanova Zera Enverovna M.D.

Prof. Usmankhanov Odilkhon/Marquelle Zerecero Morcksharpe/Capítulo 15

<u>NEOPLASIAS DE LA REGIÓN SELAR EN PACIENTES PEDIATRICOS</u>

RESUMEN

Muchos de los tumores selares infantiles, aun siendo patológicamente distintos, se presentan con similitud de desafíos clínicos y quirúrgicos como resultado de su ubicación anatómica común. Estas lesiones se encuentran tan cerca del nervio óptico, el quiasma, la glándula pituitaria, el infundíbulo, el hipotálamo y el tercer ventrículo, que en ocasiones llegan a invadir estas estructuras y a dar un cuadro clínico con múltiples síntomas de presión intracraneal, así como con déficit del campo visual, deterioro de la agudeza visual, disfunción endocrina e hidrocefalia.

Por lo que muchos de estos tumores pueden dejar secuelas en la normalidad del desarrollo del niño que los padece. Y aunque la mayoría de los tumores son benignos por naturaleza, muchos pueden causar alteraciones en el funcionamiento normal del eje hipotalámico-hipofisario. Esto es por lo que cada tumor requiere de una investigación exhaustiva y de una oferta de tratamiento adecuada y bien desarrollada que incluya medicamentos, opciones de cirugía y terapia adyuvante.

INTRODUCCIÓN

Las lesiones de la región selar abarcan una amplia variabilidad de tumores y comprenden aproximadamente el 10% de todos los tumores cerebrales primarios en niños (Surawicz TS, et al 1994).

Dependiendo del tamaño y del origen del tumor, se observan diversas presentaciones clínicas. Para comprender esto debemos de entender el desarrollo de la glándula pituitaria; esta se compone de dos porciones, en la parte anterior se encuentra la adenohipófisis y en la posterior la neurohipófisis.

Estas dos regiones, aunque conforman una misma estructura, no se desarrollan de la misma manera.

La adenohipófisis deriva de la bolsa de Rathke (primordio adenohipofisario), que se origina justo rostral a la membrana orofaríngea; mientras que la neurohipófisis es una extensión de el hipotálamo (diencéfalo) que comienza su desarrollo entre los días 33 y 41 de gestación, formando tanto el infundíbulo pituitario como el lóbulo posterior (Donkelaar HJ et al, 2006).

La clasificación de los tumores selares y supraselares son registrados según el sitio de origen como se muestra en la tabla siguiente:

Lesión Intraselar	Lesión Supraselar	Lesión Paraselar
Pituitaria: - Microadenoma hipofisario (<1 cm). - Macroadenoma hipofisario (>1 cm) masa sólida/quística creciente. - Craneofaringioma. - Metástasis hipofisaria. Tumores PNET: gangliocitomas y ganglioneuromas, neuroblastomas (Fatih Y, et al, 2018). Meninges: meningioma Hueso: cordoma clival o Condrosarcoma.	Craneofaringioma Pituitaria: extensión supraselar del macroadenoma. Meniinges: meningioma Infundíbulo: 1. Germinoma 2. Linfoma 3. Leucemia 4. Pituicitoma 5. Metástasis Hipotálamo: 1. Hamartoma hipotalámico 2. Glioma supraselar	Schwannoma del trigémino Meninges: meningioma Extensión de una masa pituitaria: 1. Adenoma hipofisario 2. Metástasis 3. Linfoma Hueso: extensión directa de base del cráneo o nasofaríngea tumor.

Tabla 1. Clasificación de tumores selares.

Además de la naturaleza neoplásica, también se pueden observar lesiones no neoplásicas en esa región; tales como los quistes de hendidura de Rathke, las hipofisitis, la histiocitosis, la sarcoidosis, las patologías vasculares y otras que no se discutirán en este capítulo.

Los craneofaringiomas pediátricos (CP) comprenden el 80-90% de los tumores selares (Abe T, et al 1998). Hay 2 principales subtipos histológicos: el adamantinomatoso y el escamoso-papilar.

El craneofaringioma adamantinomatoso tiene una distribución bimodal por edades en donde se encuentran 2 picos principalmente; el primero en el grupo de edad pediátrica y el segundo, siendo poco más pequeño, en los adultos mayores (>65 años). Por el otro lado, el craneofaringioma papilar ocurre principalmente en adultos mayores de 50 años (Harrington MH, et al, 2012).

Los craneofaringiomas adamantinomatosos se describen como tumores multiquísticos lobulados con realce de paredes y calcificaciones, típicamente con una porción sólida de realce. En las imágenes, los CP son clasificados por su tamaño y por su relación con el quiasma óptico. Un CP selar llena la silla turca con o sin extensión a la cisterna supraselar, pero no distorsiona el quiasma. Un CP prequiasmático supraselar es anterior al quiasma, que se desplazará posterior o superiormente.

El CP retroquiasmático es posterior al quiasma, que estará desplazado anteriormente (Fig. 5b). Finalmente, un CP gigante se extiende hacia la fosa craneal anterior, media o posterior (Jason WS, Gilbert V.L.2011).

El contenido del quiste es hiperintenso en T1 en aproximadamente el 33% de los casos debido al alto contenido de proteínas o al metahemoglobina. El subtipo escamoso-papilar, por el contrario, se describe como más esférico y predominantemente sólido. Si hay componentes quísticos, típicamente son imágenes T1 hipointensas y las calcificaciones son atípicas (Seeburg et al, 2017).

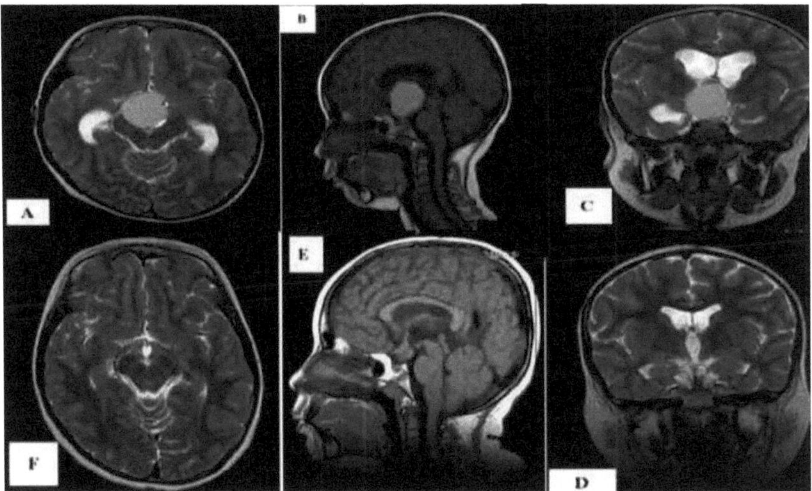

Figura 1. Caso de craneofaringioma.

Caso de un niño de 7 años con craneofaringioma ABC-preoperatorio, DEF- RM postoperatoria después de 2 años de extirpación quirúrgica del tumor. Donde A, F- T2 vista axial, B, E-T1 vista sagital, CD-T2 vista coronal.

Los adenomas hipofisarios son tumores raros en pacientes pediátricos que representan alrededor del 3% de todos los tumores supratentoriales y se dividen según su tamaño, en micro y macroadenomas (<>10 mm de tamaño); así como según su estado funcional, en adenomas secretores y no secretores de hormonas.

En secuencias sin contraste como T1, los microadenomas suelen ser isointensos o hipointensos en comparación con la glándula circundante normal (Fig. 3).

En las imágenes ponderadas en T2, su apariencia es más variable pero tienden a ser brillantes (80% de los prolactinomas), más blandos y más fáciles de resecar (Hess CP, 2012).

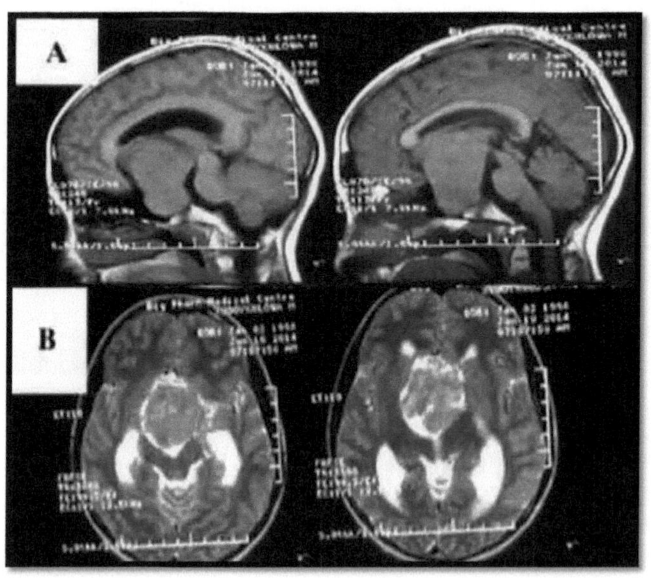

Figura2. Caso de Adenoma Pituitario.

A- Imágenes en T1 sagital de un tumor isointenso que se extiende a la región selar y paraselar anterior, posterior y lateralmente. B- Imágenes axiales T2 que muestran el sólido e isointenso componente del tumor.

Se puede sospechar histiocitosis de células de Langerhans (HCL) y germinoma en pacientes pediátricos con diabetes insípida central que típicamente tienen ausencia del punto brillante T1 de la hipófisis posterior y que ocasionalmente (alrededor de un tercio de ellos) también muestran engrosamiento del infundíbulo.

Si el infundíbulo es inicialmente normal en las imágenes radiológicas, las imágenes de seguimiento con la llamada central idiopática diabetes insípida estará asegurada, pues se ha informado de un retraso de hasta 14 meses en detectar una lesión infundibular (Mootha SL et al, 1997). En la HCL multicéntrica, el hipotálamo y el infundíbulo están involucrados en hasta el 20% de los casos (Hess CP, et al 2012).

Los tumores de células germinales se dividen en tumores de células germinativas germinomatosos (TCG) y tumores de células germinativas no germinomatosos (TCGNG) y representan del 4% al 11% de todos los tumores intracraneales. Estos tumores se localizan en la región pineal, en la región supraselar o en el tercer ventrículo. La Resonancia Magnética (RM) de los mismos debe de incluir una pequeña lesión homogénea centrada en el tallo hipofisario o en la región del receso infundibular y ocasionalmente también tendrá un engrosamiento del tallo hipofisario asociado con ausencia del punto brillante de neurohipófisis hiperintensa en T1 normal (Seeburg et al, 2017). Los germinomas son frecuentemente positivos para la fosfatasa alcalina placentaria, la tomografía de coherencia óptica 4 y la c-Kit. Como resultado, los niveles en sangre y líquido cefalorraquídeo de alfa-fetoproteína y gonadotropina coriónica humana beta serán una parte importante del estudio diagnóstico de pacientes con tumores en la región supraselar o pineal (McCrea et al, 2015).Los TCGNG se subdividen en teratomas, tumores del saco vitelino, carcinomas embrionarios y coriocarcinomas. LosT CGNG TCGNG se pueden diferenciar de los TCG mediante estudios de laboratorio; pues los TCGNG pueden demostrar niveles elevados de marcadores tumorales como la alfa-fetoproteína y la gonadotropina coriónica humana beta en suero o en el líquido cefalorraquídeo.

Una vez identificado un TCGNG, se tiene que diferenciar que tipo de tumor es, los teratomas son una de estas subclasificaciones; están compuestos de elementos ectodérmicos, mesodérmicos y / o endodérmicos y pueden ser benignos o malignos (Hess CP, et al 2012). Los teratomas representan más del 50% de los tumores intracraneales en bebés menores de 2 meses de edad (Shields R, et al 2015). Fatih Y. et al, 2018 fueron los primeros en describir el primer caso de un niño con tumor embrionario selar operado endoscópicamente.

Los gliomas del quiasma óptico y del hipotálamo representan del 25 al 30% de todas las neoplasias supraselares en la población pediátrica y el 4% de todos los tumores pediátricos intracraneales (Schroeder JW et al, 2011). La mayoría de ellos son astrocitomas de grado I-II en población pediátrica y la mayoría de estos son pilocíticos por naturaleza.

Sin embargo, también hay variantes de astrocitomas pilomixoides más agresivos en su naturaleza. Del 20-50% de estos pacientes tienen diagnóstico de tipo neurofibromatosis tipo 1 (Kumar et al, 2007). Las características de la resonancia magnética cerebral de los astrocitomas pilocíticos incluyen una imagen fusiforme con o sin agrandamiento nodular del hipotálamo y / o con quiasma óptico con hiperintensidad moderada en T2 y señal de T1 hipointensa o isointensa.

Los hamartomas hipotalámicos están formados por tejido neural en gran parte; específicamente por sustancia gris (malformación que puede ser un hallazgo incidental). Los hamartomas parahipotalámicos pediculados están adheridos al piso del tercer ventrículo (hipotálamo inferior, tubérculo cinereum, y / o cuerpos mamilares) por un tallo o base estrecha y se extienden de la cisterna supraselar posterior al tallo pituitario (Derman A, 2013).

Las características de imágenes de RM incluyen una lesión pediculada o sésil con intensidad de señal T1 isointensa a la sustancia gris y una imagen T2 con intensidad dependiente del componente glial del hamartoma que puede ser parecida a una imagen hiperintensa o hipointensa a la sustancia gris. La lesión no muestra realce de contraste (Seeburg et al, 2017). Suelen caracterizarse por síntomas convulsivos iniciales. Y la mayoría de las veces, el tratamiento quirúrgico es la opción ideal.

PRESENTACIÓN CLÍNICA

El cuadro clínico de la mayoría de los tumores pituitarios y selares depende principalmente de su tamaño y efecto de masa. El cuadro se caracteriza principalmente por síndrome de presión intracraneal elevada, pérdida visual, desequilibrio endocrinológico y parálisis de pares craneales, así como convulsiones en los hamartomas hipotalámicos.Los craneofaringiomas generalmente se presentan con una tasa de crecimiento disminuida con baja estatura, pubertad retrasada, cambios visuales, hipogonadismo, dolor de cabeza, náuseas, vómitos, papiledema, problemas visuales, problemas de memoria, cambios de comportamiento y disminución del rendimiento escolar.

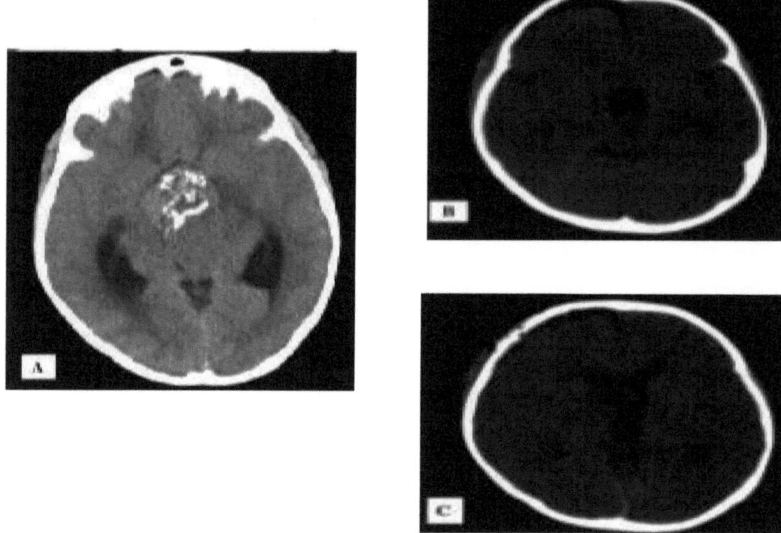

Figura 3. Imágenes pre y postoperatorias de craneofaringioma por TC.

Caso de una niña de 11 años con craneofaringioma A-preoperatorio, B, C-postoperatorio de TC

La presentación clínica de los adenomas hipofisarios depende de la hipersecreción de hormonas; el paciente suele cursar galactorrea, retraso del crecimiento, retraso de la pubertad, hipogonadismo, irregularidad menstrual en la hipersecreción de prolactina, obesidad, estrías, hipertensión, piel fina, intolerancia a la glucosa, arresto del crecimiento y arresto puberal.Habrá también virilización en hipersecreción de ACTH, estatura alta, manos/pies agrandados, piel engrosada, prognatismo, crecimiento excesivo del cráneo/huesos faciales, macroglosia, apnea del sueño, hipertensión, intolerancia a la glucosa, artritis, síndrome del túnel carpiano, hiperhidrosis y otros síntomas más en tumores hipersecretores de la hormona del crecimiento que en algunos casos incluyen síndrome de secreción de la hormona antidiurética. Los prolactinomas son el subtipo de adenoma más frecuente en niños (Blackwell RE 1986), colocando a los adenomas secretores de ACTH en los segundos más frecuentes. Los craneofaringiomas consisten en una abrumadora cantidad de patologías tumorales selares y supraselares pediátricas. Surgen de restos epiteliales escamosos de la bolsa de Rathke a lo largo del conducto craneofaringeo involucionado (FitzPatrick M. et al, 1999). Los craneofaringiomas pueden ser quísticos, sólidos o mixtos. Histológicamente existen tipos adamantinomatosos y papilares.

MANEJO

Un examen neurológico, oftalmológico, endocrinológico y radiológico completo se debe realizar para el diagnóstico. Así como resonancias magnéticas y tomografías computarizadas de la base anterior del cráneo a fin de poder señalar los puntos de referencia anatómicos y evaluar el tamaño de los tumores. La neuroimagen para la neuronavegación se suele obtener solo en casos seleccionados.

TRATAMIENTO

El tratamiento de las tumoraciones selares depende del tipo de tumor; supra o paraselares. En ausencia de complicaciones y de un tumor de tamaño pequeño, la terapia de primera línea para los adenomas secretores de prolactina es la administración de agonistas de dopamina (cabergolina, bromocriptina); pues durante los dos primeros meses de terapia, reduce el tamaño del tumor aproximadamente a la mitad de su tamaño (Webster J., et al 1994). Los análogos de la somatostatina (octreótido) pueden estar indicados para pacientes con adenomas secretores de hormona del crecimiento antes de la cirugía, sin embargo, todavía es discutible si tiene algún efecto beneficioso sobre los resultados bioquímicos. El Prof. Di Rocco y su grupo en 2010 llevaron a cabo un estudio multicéntrico del efecto de la quimioterapia intratumoral basada en interferón INF alfa2A. Se trataron 60 pacientes y se logró el control de la enfermedad en el 78% de estos pacientes por la reducción del tamaño del tumor (componente mayoritariamente quístico).El 13% desarrolló un empeoramiento de la función endocrinológica, sin ninguna tasa de mortalidad y llegaron a la conclusión de que se necesitan hasta 9 ciclos de inyecciones intratumorales de INF alfa 2A para controlar la enfermedad.El tratamiento quirúrgico es valorado en función del tamaño del tumor, las probables complicaciones y el efecto de masa. Esta podría ser una cirugía transnasal - transesfenoidal asistida por endoscopio (EETS), una endoscópica endonasal pura (con o sin cirujano otorrinolaringólogo), una cirugía transesfenoidal asistida por microscopio, una cirugía abierta con o sin colocación del reservorio Ommaya o una radiocirugía estereotáctica. El abordaje transesfenoidal asistido por endoscopio tiene sus ventajas debido a su mínima invasividad y a su visualización panorámica. También puede ofrecer una hospitalización más corta y una rápida recuperación del niño (Cappabianca P, 1999). En el estudio realizado por Davide L., Di Rocco y otros en 2010, se observa que el EETS mediante la técnica quirúrgica de "dos fosas nasales y cuatro manos" mostró una baja tasa de recidiva tumoral (9%) después de una resección tumoral total macroscópica (2 de 22 casos) tras un seguimiento medio de 8,6 años y mostró alta eficacia en un tiempo quirúrgico corto en pacientes pediátricos.

Esta técnica ayuda a elevar la cisterna supraselar, que frecuentemente sobresale hacia abajo y se interpone en el campo quirúrgico, y es otro paso clave del procedimiento quirúrgico a cuatro manos a considerar cuando se trata de niños cuyo espacio intraselar es particularmente estrecho. El estudio también mostró la "técnica de buceo" a realizar cuando el campo quirúrgico se llena de solución salina.Esta técnica permite que los posibles residuos de tumores pequeños sean disecados por la inyección de líquido y luego eliminados. La eficacia de los agentes hemostáticos (productos a base de fibrina) que ayudan a reducir el sangrado intraoperatorio, también fueron mostrados a fin de considerarlos como un factor importante en los niños.También pueden estar indicadas otras opciones de tratamiento como radioterapia y quimioterapia para craneofaringiomas, OPG y histiocitosis de células de Langerhans. En los casos de gliomas de la vía óptica, la radioterapia de haz externo es históricamente el tratamiento de elección cuando los tumores sintomáticos son irresecables. Hoy en día, la terapia de elección para estos casos de tumores es la quimioterapia con agentes como vincristina, carboplatino, y vinblastina, que retrasan la radiación y con ello los efectos de la misma en niños pequeños (Ginekow AK, 2004).Se considera la radioterapia cuando la cirugía no puede lograr los resultados esperados y esta puede estar indicada con o sin tratamiento con mitotano en pacientes con macroadenoma, tumores de células germinales, etc. (Savage M.O. et al 2001).

Se requiere la monitorización posoperatoria de las hormonas hipofisarias, así como la monitorización de las complicaciones posoperatorias como la secreción inadecuada de hormona antidiurética, la diabetes insípida, la disfunción hipotalámica-hipofisaria, la fuga de LCR posoperatoria y la meningitis; que se informa que ocurren en 0.5 – 3.9 % de los pacientes (Laws ER et al, 1999).

La tasa de recurrencia de la enfermedad sigue siendo alta en los adenomas; alcanzando hasta el 16% durante un período de 10 años (Trainer PJ et al, 2000). Para los tumores con resección incompleta, se puede considerar la radiocirugía, la terapia médica y la radioterapia.

PRONÓSTICO

El pronóstico depende del estado general y endocrinológico del paciente, así como del tamaño del tumor, su extensión, y su estado funcional. Con combinaciones de terapia, como la terapia quirúrgica y la terapia con medicamentos, se puede lograr el control del tumor en la mayoría de los pacientes. La recidiva del craneofaringioma depende de la extirpación total versus la subtotal del tumor en la cirugía y su combinación con la radioterapia. Las tasas de supervivencia global, son entre el 83% y el 96% a los 5 años; sin embargo, los altos grados de morbilidad que siguen a la resección total macroscópica sesgan la verdadera interpretación de estos números por lo demás favorables. Las alteraciones neurocognitivas, la obesidad y las deficiencias de hormonas hipofisarias (incluido el panhipopituitarismo), son previsiblemente más elevadas en mayores grados de afectación hipotalámica-hipofisaria. La mala calidad de vida resultante de una resección total macroscópica (misma que daña el hipotálamo y el eje pituitario), ha sido un factor importante para realizar resecciones menos radicales y concentrarse en la descompresión del quiste y en las terapias adyuvantes como estrategia de tratamiento inicial; especialmente después de observar tasas similares de la progresión de la supervivencia libre con este nuevo dinamismo de tratamiento (McCrea et al, 2015).

SEGUIMIENTO

Se debe realizar un seguimiento a largo plazo de estos pacientes mediante la realización de una resonancia magnética cerebral en serie y la obtención de todo el panel hipofisario del análisis hormonal (LH, FSH, GH, ACTH, PRL, TSH). Generalmente, el estudio de resonancia magnética postoperatoria inicial se realiza a las 6 semanas y a los 3 meses después de la cirugía para acceder al volumen de extirpación quirúrgica del tumor y disminuirlo. Esto se repite anualmente o con más frecuencia si está indicado.

CONCLUSIÓN

Los tumores selares tienen un patrón de crecimiento y un cuadro clínico único, que los diferencia de los otros tumores de la parte del cerebro. Requieren un enfoque de manejo y tratamiento multimodal en adultos y seguimiento multidisciplinario con neuroendocrinólogos, neurólogos, neurocirujanos, neuro oftalmólogos y neurorradiólogos, en niños. Las cirugías trans esfenoidales prometen la extirpación quirúrgica adecuada de estos tumores sin complicaciones quirúrgicas la mayor parte del tiempo.

REFERENCIAS.

1.-Surawicz TS, McCarthy BJ, Kupelian V et al (1999) Descriptive epidemiology of primary brain and CNS tumors: results from the Central Brain Tumor Registry of the United States, 1990–1994. Neuro Oncol 1:14–25

2.-Donkelaar HJ, Lammens M, Hori A (2006) Clinical neuro- embryology: development and developmental disorders of the human central nervous system. Springer Verlag, New York

3.-Abe T, Lüdecke DK, Saeger W: Clinically nonsecreting pituitary adenomas in childhood   and adolescence. Neurosurgery 1998;42:744–751.

4.-Harrington MH, Casella SJ. Pituitary tumors in child- hood. Curr Opin Endocrinol Diabetes Obes 2012; 19(1):63–7.

5.-Hess CP, Dillon WP. Imaging the pituitary and parasellar region. Neurosurg Clin N Am 2012; 23(4):529–42.

6.-Mootha SL, Barkovich AJ, Grumbach MM, et al. Idio- pathic hypothalamic diabetes insipidus, pituitary stalk thickening, and the occult intracranial germi- noma in children and adolescents. J Clin Endocrinol Metab 1997;82(5):1362–7.

7.-Shields R, Mangla R, Almast J, et al. Magnetic reso- nance imaging of sellar and juxtasellar abnormalities in the paediatric population: an imaging review. In- sights Imaging 2015;6(2):241–60.

8.-Schroeder JW, Vezina LG. Pediatric sellar and suprasellar lesions. Pediatr Radiol 2011;41(3): 287–98.

9.-Kumar J, Kumar A, Sharma R, et al. Magnetic reso- nance imaging of sellar and suprasellar pathology: a pictorial review. Curr Probl Diagn Radiol 2007;36(6): 227–36.

10.-Derman A, Shields M, Davis A, et al. Diseases of the sella and parasellar region: An overview. Semin Roentgenol 2013;48(1):35–51.

11.-Jason W. Schroeder, Gilbert L.Vezina – Pediatric sellar and suprasellae lesions. Pediatr.Radiol (2011). 41:287-298

12.-Jay Jagannathan, Aaron S.Dumont, John A.Jane, Jr. Diagnosis and Management of Pediatric Sellar Lesions. Front Horm Res. Karger, 2006, vol 34, pp83-104

13.-Fatih Yakar, Ihsan Dogan, Cem Meco, Aylin Okcu Heper, Gokmen Kahilogullari – Sellar Embryonal tumor: A case report and Review of the literature. Asian journal of neurosurgery 2018;13:1197-201.

14.-Deopujari C.E, Ashish Kumar, Karmarkar V.S., Biyani N.K., Mhatre M., Shah N.J. – Pediatric suprasellar lesions. Journal of Pediatric Neurosciences/ vol 6/supp/2011

15.-Fabrice Bonneville, Margaux Roques and Francesco Carletti – Tumors of the sellar and parasellar region. Journal of Clinical Neuroradiology, 2019.

16.-Blackwell RE, Younger BJ: Long-term medical therapy and follow up of pediatric adolescent patients with prolactin-secreting macroadenomas. Fertil Steril 1986;45;713–716.

17.-Harrison MJ, Morgello S, Post KD: Epithelial cystic lesions of the sellar and parasellar region: a continuum of ectodermal derivatives? J Neurosurg 1994;80:1018–1025.

18.-FitzPatrick M, Tartaglino LM, Hollander MD, Zimmerman RA, Flanders AE: Imaging of sellar and parasellar pathology. Radiol Clin North Am 1999;37:101–121.

19.-Webster J, Piscitelli G, Polli A, Ferrari CI, Ismail I, Scanlon MF: A comparison of cabergoline and bromocriptine in the treatment of hyperprolactinemic amenorrhea. Cabergoline Comparative Study Group. N Engl J Med 1994;331:904–909.

20.-Savage MO, Lienhardt A, Lebrethon MC, et al: Cushing's disease in childhood: presentation, investigation, treatment and long-term outcome. Horm Res 2001;55(suppl1):24–30.

21.-Sheehan JM, Vance ML, Sheehan JP, et al: Radiosurgery for Cushing's disease after failed transsphenoidal surgery. J Neurosurg 2000;93:738–747.

22.-Laws ER Jr, Thapar K: Pituitary surgery. Endocrinol Metab Clin North Am 1999;28:119–131.

23.-Trainer PJ, Drake WM, Katznelson L, et al: Treatment of acromegaly with the growth hormone- receptor antagonist pegvisomant. N Engl J Med 2000;342:1171–1177.

24.-Cappabianca P, Alfieri A, Colao A, et al: Endoscopic endonasal transsphenoidal approach: an additional reason in support of surgery in the management of pituitary lesions. Skull Base Surg 1999;9:109–117.

25.-Sergio Cavalheiro, ConCezzio Di roCCo, Sergio valenzuela, PatriCia a. DaStoli, GianPiero TaMburrini, LuCCa MaSSiMi, JarDel M. NiCaCio, Igor v. Faquini, Daniela F. IerarDi, NaSJla S. Silva, BeneDetta luDoviCa Pettorini, Silvia R. C. ToleDo - Craniopharyngiomas: intratumoral chemotherapy with interferon-α: a multicenter preliminary study with 60 cases, Neurosurg Focus 28(4):E12, 2010

27.-Gnekow AK, Kortmann RD, Pietsch T, Emser A. Low grade chiasmatic-hypothalamic glioma-carboplatin and vincristin che- motherapy effectively defers radiotherapy within a compre- hensive treatment strategy—report from the multicenter treatment study for children and adolescents with a low grade glioma—HIT-LGG 1996—of the Society of Pediatric Oncol- ogy and Hematology (GPOH). Klinische Padiatrie. 2004; 216(6):331- 342.

28.-Davide Locatelli, Luca Massimi, Mario Rigante, Viola Custodi, Gaetano Paludetti, Paolo Castelnuovo, Concezio Di Rocco, - Endoscopic endonasal transsphenoidal surgery for sellar tumors in children. Int. journal of Pediatric otorhinolaryngology 74(2010)1298-1302

29.-Daniel P.Seeburg, Marjolein H.G Dremmen, Thierry AGM.Huisman – Imaging of the sella and parasellar region in the pediatric population. Neuroimag Clin.N.Am 27(2017) 99-121

30.-Heather J.McCrea, Emilie George, Allison Settler, Theodore H.Schwartz, Jeffrey P.Greenfield – Pediatric suprasellar tumors. Journal of Child Neurology. 1-10. 2015.

TUMORES SUPRATENTORIALES NEUROECTODERMICOS

INTRODUCCIÓN

Los tumores Neuroectodérmicos supratentoriales conocidos por sus siglas (PNETs) de el sistema nervioso central , son tumores diversos de tipo embrionario y malignos con origen neuroectodérmico. Este tipo de tumores fueron descritos inicialmente en el año de 1973 por Hart and Earle, haciendo mención de que estas lesiones son indiferenciadas y pobremente diferenciadas de las celulas neuroepiteliales que suelen componerlos , así como una pobre diferenciación de otras líneas celulares neuronales que se encuentran en estos tumores como células astrocíticas y ependimarias.

Dentro de la Variante más común de este tipo de tumores se encuentran los Meduloblastomas , los cuales se explican en el capítulo 31 , por su amplia variedad y subtipos tanto histológicos como subgrupos moleculares.

El sitio de localización de los PNET más comun es a nivel de los hemisferios cerebrales , con exepción de los meduloblastomas o de algunos tumores que invaden la región selar, tallo cerebral, y médula espinal. En este capítulo se hara enfoque solo a los tumores neuroectodérmicos supratentoriales y sus variantes.

Dentro de la Nomenclatura y clasificación otorgada por la OMS , el término (PNET) que aplicaba dentro de la clasificación del año 2007, se realizó un cambio en la actual revisión y clasificación del 2016 sustituyendo PNET por NOS (not otherxise specified), terminología actual que se usa con la finalidad de catalogar tumores embrionarios pobremente diferenciados cuyo origen sea extra cerebeloso (como en el caso de los meduloblastomas).

EPIDEMIOLOGIA

Los tumores neuroectodérmicos supratentoriales son tumores sumamente raros que comprenden aproximadamente 1 a 3% de todos los tumores del sistema nervioso central.Estos tumores son ligeramente más comunes en varones, con una relación hombres/mujeres de 1.2:1. La edad de presentación no está bien definida, se pueden diagnosticar desde el nacimiento y se han notificado casos en adultos, el rango de edad aproximado que se estima en el que suelen diagnosticar se en niños es a los 5.5 años, un 80% de los casos son diagnosticados antes de los 10 años de edad y en un 25% diagnosticados en los primeros 2 años, no se tiene demostrado tampoco alguna predilección mayor de la presentación de estos tumores entre razas ni en zonas geográficas. En cuanto a Los tumores rabdoides/teratoides del sistema nervioso central, forman parte de el 1-2% de todos los tumores cerebrales en pacientes pediátricos, principalmente en menores de 3 años, en estos pacientes la relación entre la presentación supratentorial vs infratentorial es de 4:3, siendo más común su localización a nivel supratentorial principalmente ocupando algún lóbulo cerebral y con menos frecuencia invadiendo el sistema ventricular, la región selar y en ocasiones a nivel pineal.

Su localización a nivel infratentorial es a nivel de los hemisferios cerebelosos, ángulo ponto cerebeloso, mesencéfalo, e infrecuentes en menores de 2 años en cuanto a esta localización. Otra presentación es a nivel espinal con invasión medular la cual se asocia a que la siembra tumoral es favorecida por el flujo de líquido cerebro espinal.

HALLAZGOS CLÍNICOS

La sintomatología que presentan los pacientes pediátricos con este tipo de tumores depende de la edad del niño, tamaño y efecto de masa tumoral, crecimiento tumoral, invasión del sistema ventricular y diseminación local o siembras espinales o en otro sitio del sistema ventricular.Por lo general la mayoría de los pacientes pediátricos que lo padecen presentan sintomas inespecíficos que incluyen vomito, irritabilidad, datos clínicos de hidrocefalia y macrocefalia, en la mayoría son síntomas que se asocian al incremento de la presión intra craneal, acompañados de cefalea intensa de 2 a 4 semanas de duración seguido de náusea y vómito.

Cuando existe invasión a un lóbulo cerebral, dependiendo de la zona afectada se pueden presentar crisis convulsivas, o variantes de epilepsia , déficit motor , letargo y cuando afectan la región selar se acompañan de alteraciones visuales con disminución de la agudeza visual de forma progresiva , y alteraciones endocrinológicas y síntomas neuropsiquiátricos.

CLASIFICACIÓN, HALLAZGOS HISTOLÓGICOS Y TIPOS DE TUMORES EMBRIONARIOS NEUROEPITELIALES SUPRATENTORIALES:

Tumor Embrionario con multicapas y rosetas, C19MC-alterado:

Es un tumor del Sistema Nervioso Central muy agresivo con alteraciones que incluyen amplificación y fusión en el locus C19MC en 19q13.42. Esta variante Tumoral puede desarrollarse a nivel de cerebelo, tallo cerebral con extensión o no supratentorial, o se puede desarrollar en cualquiera de los hemisferios cerebrales en un 70% de los casos, principalmente en lóbulo frontal o a nivel fronto parietal y ocasionalmente el tumor puede involucrar a ambos hemisferios.

Este tipo de tumores corresponde a un grado IV de la OMS. Este tipo de tumor puede infiltrar parénquima y enviar siembras a nivel leptomeningeo, e incluso invasión extra craneal con crecimiento en tejidos blandos.

Tumor Embrionario con neuropilos abundantes y verdaderas rosetas:

Este tipo de tumor muestra una estructura bifásica , con racimos densos de células pequeñas con núcleo poligonal,con escaso cytoplasma y distintos cuerpos celulares que incluyen células largas, paucicelulares con áreas que contienen neuropilos fibrilares y celulas ganglionares. Ocasionalmente se observan zonas hipercelulares con abundantes mitosis y apoptosis.

Ependimoblastoma:

Este tumor se caracteriza por células en forma de hoja distribuidas en racimos que conforman celulas pobremente diferenciadas y rocetas con multiples capas. Las rosetas que conforman tienen un patrón mixto con células embrionarias pequeñas y de mediano tamaño con una relación mayor entre el núcleo y el citoplasma.

Meduloepitelioma:

Esta variante afecta a jóvenes y niños, se caracteriza por poseer un epitelio pseudo estratificado con trabéculas con una zona externa que es positiva a la tinción Schiff y al colágeno tipo IV, con una membrana limitante similar a las que presentan las células que forman el tubo neural. Presentan abundantes mitosis cercano a la zona luminal.

Presentan multiples rosetas que se agrupan en racimo, y rara vez muestran una diferenciación mesenquimatosa o contienen pigmentos de melanina. Reacciona a marcadores como sinaptoficina y NPS, GFAP-Positivo, con expresión de citoqueratinas y menos común a EMA. Con expresión de Ki67 que se expresa uniformemente en las celulas embrionarias.

Neuroblastoma del Sistema Nervioso Central:

Es un tumor embrionario pobremente diferenciado compuesto de células neuroepiteliales y grupos de células neurocíticas. Es un tumor extremadamente raro y agresivo con un patrón distinto de diferenciación, que no se relaciona con otros neuroblastomas que se desarrollan a nivel periférico.

Posee células neurocíticas con nucleo alargado y matriz fibrilary una menor densidad que las células embrionarias, reaccionan a marcadores como sinaptofisina, los grupos neurociticos en su mayoría expresan o dan positivo a sinaptofisina , y Ki-67 altamente expresado en las celulas de origen embrionario y disminuido en el resto.

Ganglioneuroblastoma:

Es un tumor embrionario que afecta al sistema nervioso central que se caracteriza por tener células neuro epiteliales pobremente diferenciadas, con grupos neurociticos y células ganglionares. Este tipo de tumor muestra variantes de grados de diferenciación neuronal, excepto a las células ganglionares distroficas como una constante en sus variantes. Presenta abundantes zonas de mitosis y apoptosis distribuidos entre las células embrionarias. Su arquitectura microscópica incluye rosetas de Homer Wright, células enpalidadas y regiones de necrosis con calcificaciones granulares. Por lo general es negativo a la sinaptoficina, o se expresa levemente en las zonas con células ganglionares, muestra positividad a NFPs, MAP2, NeuN. Ki-67 altamente expresado en las células embrionarias.

Tumores Atipicos Rabdoides/teratoides:

Son tumores malignos compuestos predominantemente por elementos pobremente diferenciados y células rabdoides, con inactivación o/SMARCBI(INI1) o SMARCA4(BRG1), a nivel inmunohistoquímico presentan evidencia de diferenciación polifenotipica neuroectodérmica, epitelial, y de lineas celulares mesenquimales. Al igual que el resto de los tumores embrionarios mencionados , esta clase pertenece también a el grado IV de la OMS.

DIAGNOSTICO POR IMAGEN

- **Hallazgos en Tomografía de cráneo:**

  En el estudio de tomografía de cráneo sin medio de contraste este tipo de tumores (excluyendo a los tumores rabdoides/teratoides) se observa una lesión iso – hipointensa, con presencia de calcificaciones en un 50-70%, puede presentar zonas sugesrtivas de hemorragia y necrosis, a la aplicación de medio de contraste se observa un realce heterogéneo, e incluso con realce en las siembras metastasicas subaracnoideas, si es que las hay (figura 1).

- **Hallazgos en Resonancia Magnética:**

  En el estudio de Resonancia magnética en la fase T1 se observa una lesión hipo-isointensa y en ocasiones homogénea ó heterogénea entre estos 2 patrones de intensidad. En T2 los elementos solidos del tumor se observan isointensos y con zonas discretamente hiperintensas, con edema perilesional con apariencia de bordes afilados. Las calcificaciones se observan hiperintensas y si hay zonas hemorrágicas se observa una señal de intensidad mixta. FLAIR, se muestran los componentes solidos hiperintensos, mejor apresiación del edema peritumoral , y cuando se aplica contraste en FLAIR las metástasis leptomeníngeas se aprecian mejor que en otra fase.DWI, con datos de restricción de difusión.

En T1 contrastado se percibe la lesión tumoral heterogénea , con realce de siembras leptomeningeas hiperintensas. En la espectroscopía se aprecia: ↓↓ NAA, ↓ creatina, ↑↑ colina, + lipidos y lactato (Figura 2).

- **Hallazgos Radiológicos Ultrasonografía:**

En los casos de tumores PNET congénitos, se observa en el ultrasonido prenatal una lesión intra craneal con afección hemisférica de aspecto hiperecoico, y datos de hidrocefalia.

- **Hallazgos diferenciales en Tumores Rabdoides – Teratoides:**

A pesar de pertenecer al grupo de los tumores embrionarios supratentoriales en cuanto a los datos que apoyan para hacer diagnóstico diferencial de este tumor con el resto de los PNET, suelen presentarse en la fosa posterior en >50% y a nivel supratentorial en un 39%. Muestran más zonas de necrosis, Quistes, y edema vasogénico. Mayor número de siembras subaracnoideas.

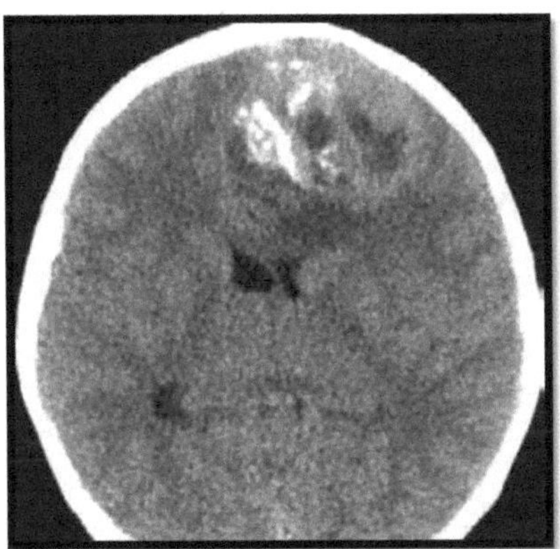

Figura 1.- Tomografía de cráneo computada en corte axial, sin medio de contraste de masculino de 5 años con lesión de bordes mal definidos frontalixquierda con extensión a lóbulo frontal contralateral heterogénea con calcificaciones que se observan hiperdensas, zonas tumorales iso e hipodensas, con compresión de asta frontal de ventrículo lateral izquierdo y edema cerebral.

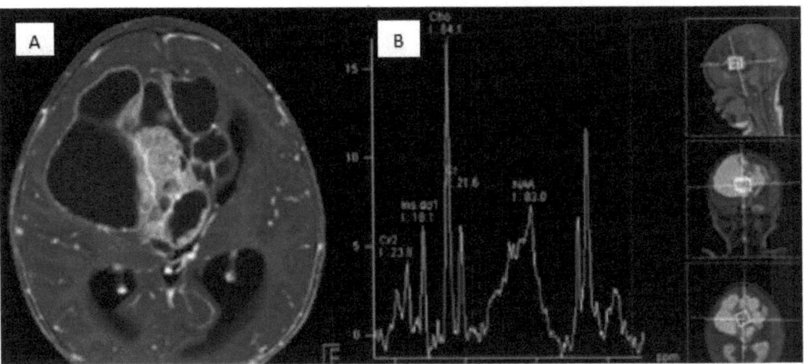

Figura 2.- A) Imagen de Resonancia Magnética en T1 Contrastado en corte axial con lesión heterogénea de predominio hiperintenso a la aplicación de medio de contraste con invasión de ambos ventrículos laterales y porsión sólida que se extiende hasta la región selar y múltiples zonas quísticas periventriculares. B) Representación gráfica de espectroscopía de la misma lesión con un alto pico de Colina y de NAA, característico de los tumores embrionarios supratentoriales.

TRATAMIENTO

Previo a introducirnos en la importancia de el tratamiento neuro quirúrgico , debemos mencionar que el tratamiento adyuvante de estos tumores también tiene relación con las alteraciones moleculares que presentan y que no todos expresan el mismo, por lo tanto son considerados estos hallazgos moleculares como predictores diagnósticos y para realizar un tratamiento médico adyuvante dirigido. Por ello solo mencionaremos de forma general las principales alteraciones moleculares en los PNET y su relevancia clínica y pronóstica.

Alteración Molecular	Pronóstio clínico
MYC	Alta expresión-pronóstico desfavorable
CDKN2A	Delesión-Con Enfermedad metastásica, pronóstico desfavorable.
CAIX	Expresión de CAIX-pronóstico desfavorable
Polisomas 2 y 8	Pronóstico Desfavorable

Al igual que en el manejo quirúrgico y médico de los meduloblastomas de debe tomar encuenta como se mencionó con anterioridad las alteraciones genéticas más relevantes, y se debe intentar realizar la máxima resección tumoral, siempre y cuando esta no comprometa la función o vida del paciente, debido a que este tipo de tumores suelen invadir multiples áreas y a presentarse con metástasis en forma de siembras sub aracnoideas, se debe planificar bien el abordaje quirúrgico, y otorgar muestras tumorales para el completo análisis de las mismas por el neuro patólogo, y de preferencia realizar pruebas genéticas en el tejido tumoral para encontrar las alteraciónes genéticas del mismo con la finalidad de orientar el tratamiento médico adyuvante.

La valoración y uso de radioterapia al confirmar el diagnóstico debe emplearse de forma inmediata con un estudio previo de resonancia magnética contrastada a nivel craneo espinal con la finalidad de identificar nuevas siembras metastásicas tumorales, principalmente en los tumores rabdoides/teratorides.

Por lo tanto la aplicación de Radioterapia debe emplearse en todo neuro eje principalmente en niños y adolescentes, con excepción de menores de 3 años de edad en quienes no está indicado el tratamiento con radioterapia. Se estima que deben recibir estos pacientes un total de 35Gy divididos en 21 fracciones de 1.67Gy con radiación adicional sobre el lecho quirúrgico o en el tumor residual con 20 Gy dividido en 12 fracciones de 1.67Gy. Y en aquellos que presentan recidiva tumoral se epmplea un total de 55.8 Gy en lo que antes era el lecho quirúrgico.

Por lo tanto de a cuerdo al alto riesgo de índice de crecimiento tumoral,y posterior al cumplimiento de la aplicación de un régimen con uso de quimioterapia con ciclos de dosis altas de Ciclofosfamida, Cisplatino y Vincristina la taza de crecimiento tumoral con estadificación M0, tamaño tumoral de <1.5cm posterior a tratamiento quirúrgico, y en aquellos con enfermedad diseminada independiente de el tamaño tumoral, considerando de M1 a M3, La taza se supervivencia a los 5 años de estos pacientes estimada es de 75% +/-17% y 88% +/-13% respectivamente en los pacientes con alto riesgo de recidiva tumoral y metástasis.

En los pacientes menores a 3 años de edad que no son candidatos a tratamiento con radioterapia la aplicación de quimioterápia a pesar de que se trate de un tumor embrionario primitivo a nivel pineal que sea altamente radio sensible, solo debe aplicarse el uso de quimioterapia sistémico e intratecal por el riesgo de siembras metastásico subestimado en estas lesiones en general que presentan siembras metastásicas locales o a lo largo del neuro eje hasta en un 20%.

En estos pacientes se suelen usar ciclos mas amplios que en aquellos que recibirán radioterapia adyuvante superando más de 8 ciclos con isofosfamida,etoposido,metotrexate,cisplatino y citarabina, los cuales también pueden emplearse en quienes son candidatos a radioterapia , estos fármacos, recibir dosis de radiación fraccionada y posteriormente 8 ciclos de cisplatino,vincristina y CNNU posterior a la radioterapia.

REFERENCIAS:

1.- DAVID N. LOUIS, HIROKO OHGAKI. (2016). WHO CLASSIFICATION OF TUMOURS OF THE CENTRAL NERVOUS SYSTEM.4TH EDITION,HEALTH ORGANIZATION CLASSIFICATION OF TUMOURS.WORLD HEALTH ORGANIZATION;200-212.

2.- Tracy Batchelor.(2017) Oxford Textbook of Neuro-Oncology. First Edition. Oxford University Press;227-245.

3.- A. James Barkovich.(2015). Diagnostic Imaging-Pediatric Neuroradiology. Second Edition. Elsevier;172-176.

4.-Nalin Gupta,Anuradha Banerjee. (2017).Pediatric CNS Tumors. Third edition. Springer;111-116

5.-A. Leland Albright.Ian F. Pollack. Principles and Practice of Pediatric Neurosurgery. Third edition.2015.Thieme; 447-448.

6.- International Society of Pediatric Neurosurgery- The ISPN Guide to Pediatric Neurosurgery. https://www.ispn.guide/tumors-of-the-nervous-system-in-children/supratentorial-tumors-in-children/supratentorial-primitive-neuroectodermal-tumors-in-children-homepage/.

7.-Robert F.Keating,James Tait Goodrich.Tumors of the Pediatric Central Nervous System. Second Edition, 2013.Thieme; 236-242

8.-Amar Gajjar. Gregory H.Reaman. Brain Tumors in Children.2018. Springer;289-295.

9.- Prasad, A.N. Supratentorial PNET in a Young Child. *Indian J Pediatr* **78,** 613–615 (2011). https://doi.org/10.1007/s12098-010-0301-0.

10.- Mühlisch, J., Schwering, A., Grotzer, M. *et al.* Epigenetic repression of *RASSF1A* but not *CASP8* in supratentorial PNET (sPNET) and atypical teratoid/rhabdoid tumors (AT/RT) of childhood. *Oncogene* 25, 1111–1117 (2006). https://doi.org/10.1038/sj.onc.1209137

11.-EDUARDO CAMBRUZZI.KARLA LAIS. AUTOPSY REPORT AND REVIEW OF THE 2016 WHO CLASSIFICATION OF CONGENITAL SUPRATENTORIAL EMBRYONAL TUMORS, NOT OTHERWISE SPECIFIED. INTERDISCIPLINARY NEUROSURGERY.VOLUME 23, MARCH 2020.ELSEVIER.

12.- Carsten Friederich M.D.,Monika Warmuth M.D. Primitive neuroectodermal Tumors of the Brainstem in children treated according to the HIT trials: Clinical findings of a rare Disease.March 2015.Journal Of Neurosurgery:Pediatrics.

13.- Sublett J.M., Pediatric Primary Diffuse Leptomeningeal Primitive Neuroectodermal Tumor: A Case Report and Literature Review. Pediatr Neurosurg 2017;52:114-121. https://doi.org/10.1159/000452807.

14.-LANDAW,SHOKRY;HAIRI,OMID R. SUPRATENTORIAL PRIMITIVE NEUROECTODERMAL TUMOR IN AN ADULT: A CASE REPORT AND REVIEW OF THE LITERATURE. JOURNAL OF MEDICAL CASE REPORTS.2012,6:361.BIOMED CENTRAL.

15.- CHAMDINE O.ELHAWARYS GAS. THE INCIDENCE OF BRAINSTEM PRIMITIVE NEUROECTODERMAL TUMORS OF CHILDHOOD BASED ON SEER DATA. CHILD'S NERVOUS SYSTEM : CHNS : OFFICIAL JOURNAL OF THE INTERNATIONAL SOCIETY FOR PEDIATRIC NEUROSURGERY, 02 JAN 2018, 34(3):431-439.

<u>TUMORES DE LA REGIÓN PINEAL</u>

INTRODUCCIÓN Y EPIDEMIOLOGÍA

Las neoplasias de la región pineal corresponden al segundo lugar de las neoplasias malignas del sistema nervioso central, aquellas que tienen origen propio en la glándula pineal corresponden al 4% de los tumores intra craneales en los Estados unidos de América, sin embargo en otras poblaciones como la asiática llegan a presentarse hasta en un 9%.

Los tumores de la glándula pineal de forma general se clasifican en 3 categorías:

- Tumores de células Germinales
- Tumores con origen en parénquima de la glándula pineal
- Tumores que afectan la región pineal los cuales tienen origen en estructuras adyacentes (neoplasias de origen glial).

De forma independiente cada uno de los subtipos de neoplasias que afectan a la glándula pineal tienen una frecuencia diferente en la población pediátrica, la cual estadísticamente se ha asociado a la edad.

- Distribución Bimodal de los tumores pineales en adolescentes y adultos jóvenes: Esta distribución de presentación bimodal de a cuerdo a la edad es algo común de los tumores de la región pineal. En la mayoría de los pacientes pediátricos se diagnostican entre los 10 años y hasta los 20 años de edad (con una media a los 13 años de edad), mientras que en adultos se diagnostican desde los 30 años o mayores.

- Edad de presentación de los tumores que se originan de el parénquima pineal: La edad de presentación más común de los pineoblastomas es en la infancia, sin embargo también se han diagnosticado este tipo de tumores en neonatos y adultos.

- Incidencia de de tumores No germinomatosos: Los tumores no germinomatosos que afectan la región pineal son los carcinomas embrionarios, tumores del seno endodermico y coriocarcinomas. La edad de presentación de los carcinomas embrionarios y los tumores del seno endodérmico es entre los 14 y 17 años de edad respectivamente , mientras que la edad de presentación de los coriocarcinomas es en pacientes con 8 años de edad.

- Incidencia de Germinoma: la insidencia de este tipo de tumor a nivel de la glándula pineal en los Estados Unidos de América es de 0.1/100,000 habitantes al año. Este tipo de tumores son más comunes que el resto de tumores pineales parenquimatosos, representando el 60% de los tumores de células germinales a nivel intra craneal.

Este tipo de neoplasias afectan a pacientes adolescentes y en adultos en las primeras tres décadas de la vida, en cuestión de presentación de acuerdo a sexo predomina en pacientes masculinos 4:1.

PRESENTACIÓN CLÍNICA DE LOS TUMORES PINEALES

La presentación clínica en los pacientes con tumores originarios de la glándula pineal y aquellos que ocupan esta zona , presentan síntomas asociados a hipertensión intra craneal cuando estos obstruyen el flujo de líquido cerebro espinal o su crecimiento es acelerado, entre estos síntomas encontramos; cefalalgia, vómito y disminución del estado de despierto el cual es variable. Por la región anatómica en la que se encuentran, el dato clínico común es una oftalmoplejía superior con presencia de síndrome de Parinaud el cual se puede acompañar de nistagmus convergente, y en ocasiones una oftalmoplejía completa, así como ataxia y dismetría por lesión dorsal mesencefálica la cual compromete fibras cerebelosas eferentes del pedúnculo cerebeloso superior.Este tipo de pacientes pueden iniciar con síntomas asociados a déficits hormonales principalmente en infantes y adolescentes, los cuales pueden presentar pubertad precoz, amenorrea y arresto o alteraciones en cuanto al crecimiento asociados a tumores germinales de la región pineal.

CLASIFICACIÓN Y TIPOS DE TUMORES QUE AFECTAN LA GLÁNDULA PINEAL:

En esta sección se hablará de forma breve de los subtipos de tumores pineales, sin incluir las características histológicas de cada uno ni el grado de malignidad que otorga la Organización Mundial de la Salud, puesto que estas características se describiran en la sección de hallazgos histológicos.

Tumores de Células Germinales: Los tumores de células germinales derivan de las células germinales primordiales las cuales forman inicialmente gónadas y se encuentran tambien a nivel de la glándula pineal y en mediastino anterior, con un mayor conteo celular en varones.Los tumores de células germinales se clasifican de forma general en 6 tipos los cuales incluyen; germinomas, coriocarcinomas,teratomas,carcinomas embrionarios,tumores del saco vitelino y tumores mixtos de gélulas germinales(los cuales deben componerse de almenos dos tipos de los tumores previamente mencionados).

Germinomas: Son considerados como los tumores más comunes que afectan a la glándula pineal, y el 8% de estos muestra una afección simultanea en regiones diferentes en el sistema nervioso central (germinomas bifocales) con una presentación a nivel supraselar y pineal. Este tipo de tumores no poseen cápsula por lo que invaden estructuras cerebrales adyacentes y suelen presentarse siembras tumorales favorecidas por el flujo del líquido cerebro espinal. Son tumores malignos que se caracterizan por presentar un contenido mixto de células germinales multipotenciales y pequeñas células similares a linfocitos.

Tumores del parénquima Pineal: Son neoplacias neuroepiteliales cuyo origen es de los pineocitos. Los cuales a su vez son divididos en 4 categorías de acuerdo a la última clasificación de tumores del sistema nervioso de la Organización Mundial de la Salud en el año 2016. En esta categoría encontramos a los siguientes tumores; pineocitomas, pineoblastomas, tumores pineales papilares,tumores del parénquima pineal con diferenciación intermedia.

Metástasis con invasión a la glándula Pineal: Las lesiónes secundarias como metástasis que llegan a invadir a la glándula pineal son extremadamente raras y aún mas en la población pediátrica, por lo que la mayor parte de casos reportados han sido en población adulta, sin embargo deben mencionarse. Los tumores malignos primarios reportados que han metastatizado a nivel pineal son los tumores pancreáticos, esofágicos, de vejiga y carcinoma pulmonar.

Quiste Pineal: Este tipo de lesiones no son propiamente neoplasias, son considerados como variantes anatomicas las cuales suelen ser diagnosticadas de forma insidental con una prevalencia de 0.6% a 23% en la población general de los Estados Unidos de América, sin embargo es más común en mujeres durante la 4a década de la vida, y aqueyos que son sintomáticos se han descrito en mujeres de la 2a y 3a década de la vida.

DIAGTNÓSTICO POR IMAGEN:

Debido a el gran número de lesiones tumorales que afectan tanto a la glándula pineal como la región pineal mencionaremos las características por imagen en estudio de resonancia magnética de forma inicial de los tumores más comunes de esta región en la tabla 1. Posteriormente se mencionarán características radiológicas de el resto tumores que afectan a la glándula pineal.

Tabla 1.- Características radiológicas de tumores de la región Pineal

Secuencia en MRI	Tumor de Células Germinales	Pineoblastoma	Astrocitoma
T1	Lesión Isointensa y discretamente hipointensa	Heterogeneo	Hipointenso en relación a la sustancia gris.
T2	Aspecto isointenso, discretamente hipointenso	Heterogeneo	Hiperintenso en relación a la sustancia gris.
Contraste	Gran realce con la aplicación de medio de contraste	Realce moderado (lesión con aspecto heterogéneo,puede no haber realce)	Realce
DWI (Diffusion-weighted imaging)	Restricción	Restricción	Restricción en áreas con mayor grado histológico(III,IV) mismo patrón en lesiones completas de alto grado de malignidad.
DSC (Dynamic Susceptibility contrast perfusión)	CBV aumentado (a relacionar con el hallazgo en T2)	Datos Limitados	Mayor volumen sanguíneo cerebral en lesiones de grado III y IV.
ASL (Arterial spin Labeling perfusion)	Datos limitados	Datos Limitados	Aumento de flujo sanguíneo cerebral en lesiones de alto grado III y IV.
Espectroscopía	↑Cho, ↓NAA, +/-Taurina	↓Cho, ↑NAA, +/- taurina(puede observarse curva de mioinositol)	↑Cho, ↓NAA, ausencia de taurina

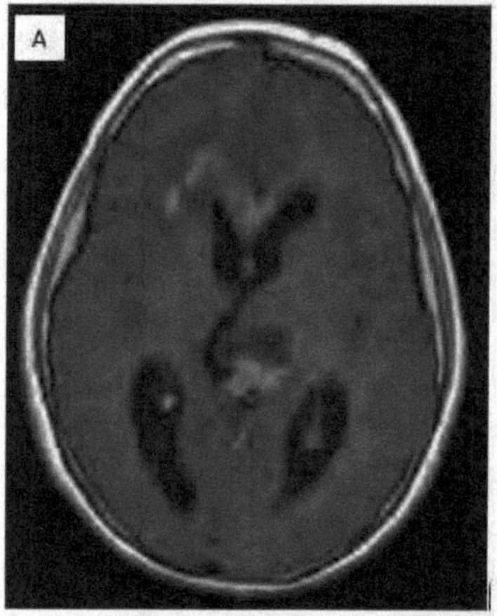

Figura 1.- Tomografía de cráneo simple en corte axial de paciente masculino de 6 años de edad, con lesión de aspecto hiperdenso y contenido quístico en la periferia afectando la región pineal y la asta frontal del ventrículo lateral derecho y una porción quística adyacente a la lesióna nivel pineal. Lesión con diagnóstico final de Germinoma.

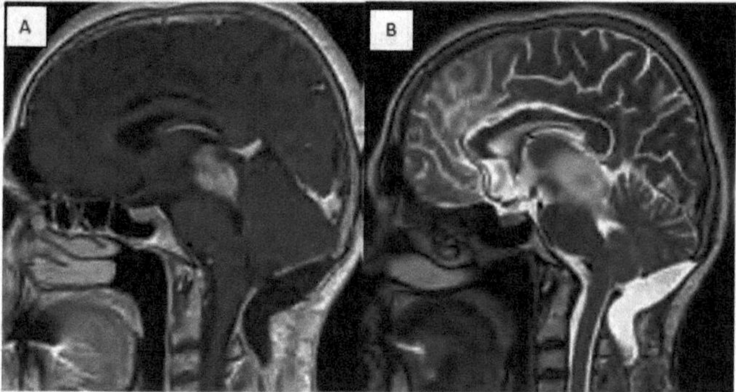

Figura 2.- Cortes sagitales de resonancia magnética de cráneo de paciente femenino de 17 años de edad con lesión tumoral a nivel de la región pineal. A) Corte sagital, MRI ponderada en T1 contrastado observándose lesión afectando la glándula pineal extendiéndose a colículos superiores e inferiores, lesión hiperintensa con realce a la aplicación de gadolineo. B) Corte sagital ponderado en T2 de mismo paciente en la cual se observa misma lesión de aspecto hiperintenso respecto a parénquima cerebral y zona central de mismo tumor de aspecto isointenso.

Pineocitoma: Por lo general son lesiones menores de 3cm con presencia de capsula, ocasionalmente con extensión al tercer ventrículo y compresión del mismo ocasionando hidrocefalia.En resonancia magnética en T1 se observa una lesión iso-hipointensa, en T2 y FLAIR existe aumento de la densidad observandose una lesión de aspecto iso-hiperintenso. T1 contrastado, se observa realce homogéneo.

Teratoma: Este tipo de tumores intra craneales afecta en diversas localizaciones como son a nivel supra selar (hipotálamo y quiasma óptico), pineal y tectum mesencefálico, paraselar (seno cavernoso), y en raras ocasiones en hemisferios cerebrales, ventrículos. Los hallazgos en Tomografía son: presencia de lesiones con densidades de tejidos blandos, grasa y calcio. Componentes quísticos de forma ocasional.Hallazgos en resonancia magnética: T1 incremento de señal en tejido graso e intensidad variable en zonas calcificadas, T2 las áreas del tumor con tejido blando se observan iso-hiperintensas, edema perilesional .En FLAIR disminución de intensidad en zonas quísticas y aumento de intensidad en zonas tumorales con tejido sólido. DWI con presencia de restricción difusa en el componente sólido.T1 contrastado con presencia de realce en las zonas con tejido blando.

Lipoma: Los lipomas que se localizan a nivel de la región pineal representan el 10% de todos los lipomas intracraneales, son tumores mesenquimatosos de origen benigno que afectan a mujeres y hombres por igual. En el estudio de resonancia magnética se observan de la siguiente forma; T1 con supresión de grasa se observan como tumores hipointensos al igual que en T2. Este tipo le lesiones no realza con la aplicación de gadolíneo.

Carcinoma de células embrionarias: Neoplasia maligna compuesta de células epileliales indiferenciadas, esta loesión afecta la glándula y región pineal y se presenta también a nivel supraselar, en mayor porcentaje en la población adulta.

En los hallazgos de Resonancia Magnética encontramos lo siguiente; T1 se observa una lesión de aspecto iso-hipointenso respecto a la sustancia gris con áreas de mayor densidad si hay presencia de contenido hemático por microhemorragia o por componente lipomatoso. T2 lesión de aspecto isointenso y con zonas discretamente hiperintensas, DWI restricción reducida en los componentes sólidos del tumor. T1 contrastado se observa un realce heterogéneo con realce moderado en las zonas que lo captan.En espectroscopía se observa incremento en el pico de colina, de lípidos y de lactato, con decremento de NAA.

Quiste Pineal: Como se mencionó previamente este tipo de lesión no es una neoplasia, es considerado como una variante anatómica normal, sin embargo se debe hacer diagnóstico diferencial con otras lesiones que afectan la región pineal y a la glándula pineal.

Los Hallazgos en resonancia magnética de esta lesión son las siguientes; contenido hiperintenso asociado a la presencia de líquido cefalorraquídeo en T2, T1 en un 40% isointenso e hipointenso en un 60%, en un 1-2% hay presencia de hemorragia lo cual se observa como una lesión de aspecto heterogéneo.

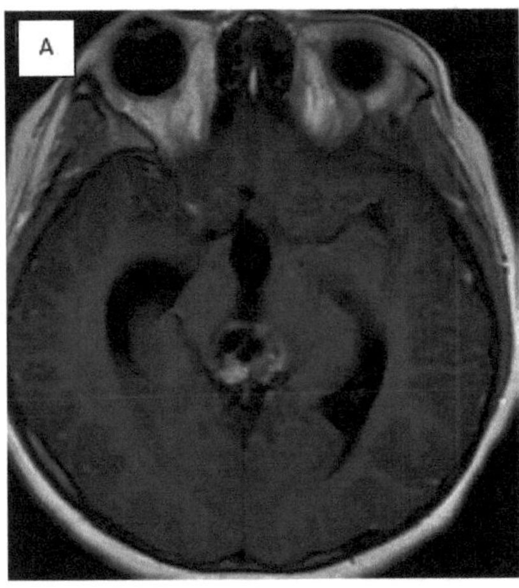

Figura 3 A.

Corte Axial de resonancia magnética ponderada en T1 con medio de contraste, en la cual se observa lesión heterogénea a nivel pineal con zonas quísticas y realce en algunas partes sóludas de la lesión. Tumor pineal diagnosticado por muestra de resección quirúrgica. Teratoma maduro.

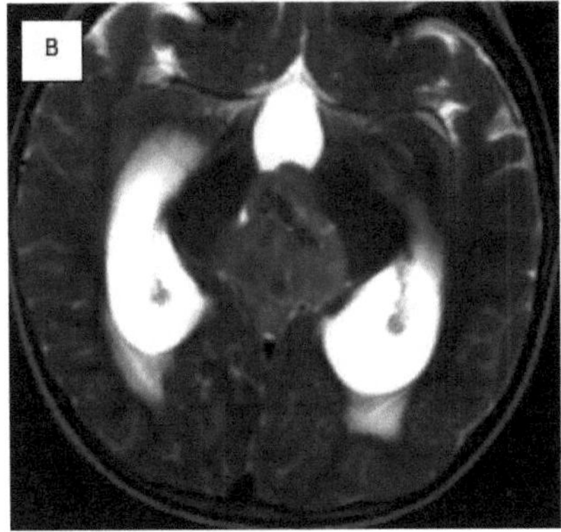

Figura 3B.

Corte Axial de resonancia magnética ponderada en T2 en la cual se observa lesión heterogénea de predominio isointenso respecto a la sustancia gris, con zonas hipointenzas y bordes bien definidos a nivel de la región pineal.

Lesión tumoral diagnosticada como Pineoblastoma.

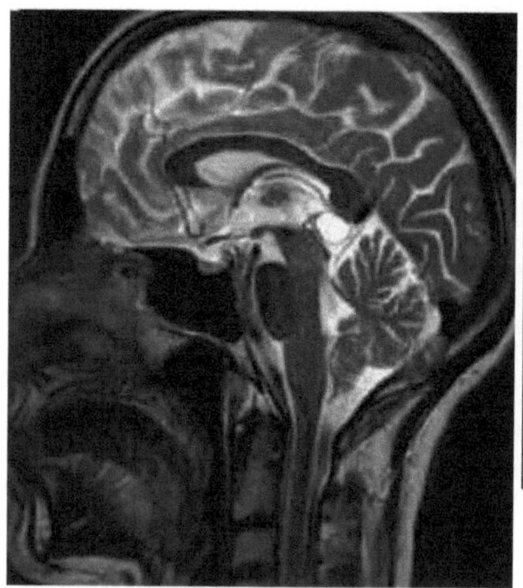

Figura 4.- Quiste Pineal. Corte sagital de Resonancia magnética de Cráneo ponderada en T2 en la cual se observa lesión quística en la glándula pineal, mostrando escaso parénquima de la misma y contenido de aspecto hiperintenso igual al líquido cefalorraquídeo.

DIAGNÓSTICO DE LABORATORIO:

En esta sección se harámención de los marcadores tumorales que se buscan en el líquido cerebro espinal para apoyar en el diagnóstico de algunas de las neoplasias de la glándula pineal, en este caso hablaremos sólo de las variantes de tumores germinales que afectan la región y glándula pineal.

Tabla 2.- Marcadores tumorales en Líquido cerebro espinal, como apoyo diagnóstico de tumores de origen germinal que afectan a la glándula pineal y región pineal.

TUMOR	B-hCG[b] (fracción beta de hormona corionica gonadotrópica humana)	AFP (alfa fetoproteína)	PLAP[c] (fosfatasa alcalina placentaria)
Coriocarcinoma	=100%	—	—
Germinoma	10 a 50%	—	+
Carcinoma Embrionario	—	+	—
Teratoma Inmaduro	—	+	—
Teratoma Maduro	—	+	—
Carcinoma del Saco Vitelino	—	+	—

HALLAZGOS HISTOPATOLÓGICOS:

En este apartado se hará una mención de las características histológicas a nivel macroscópico y microscópico de las principales neoplasias que afectan la región pineal, incluyendo su grado de malignidad de a cuerdo a la clasificación de la Organización Mundial de la Salud del año 2016.

PINEOCITOMA

Neoplasia bien diferenciada , proveniente del parénquima pineal. Esta lesión corresponde histológicamente a una neoplasia de grado I de acuerdo a la clasificación de neoplasias de sistema nervioso central del 2016 de la Organización Mundial de la Salud (OMS).

A nivel macroscópico es una lesión bien circunscrita con un color grisaceo con superficie de aspecto y color homogéneo con una superficie granular, puede presentar lesiones secundarias a cambios degenerativos como micro hemorragias y zonas quísticas.

En cuanto a los hallazgos microscópicos se encuentran celulas neoplásicas relativamente pequeñas, uniformes, y células maduras que semejan a los pineocitos,los cuales forman grandes rosetas. Las células en proceso de mitosis son escasas encontrando de forma característica <1 mitosis por 10 campos de alto poder.El estroma del pineocitoma consiste en una delicada red de canales vasculares sobre un endotelio celular con fibras reticulares. Los pineocitomas muestran una fuerte inmunoreactividad para la sinaptoficina, enolasa específica neuronal y NFP.

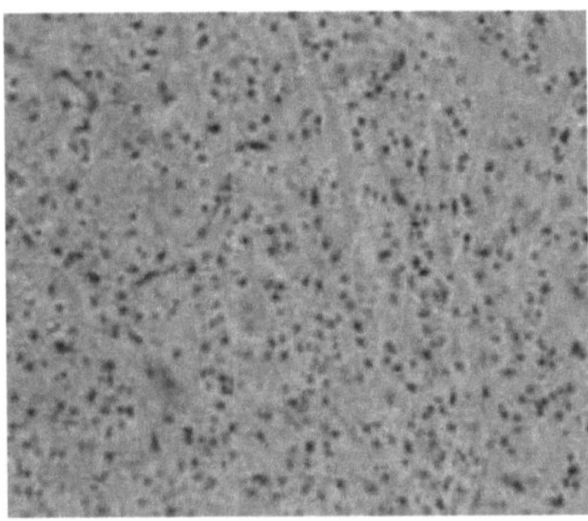

Figura 5.- Pineocitoma, corte histológico con hematoxilina y eoscina que muestra pseudorosetas, celularidad moderada y escasa actividad mitótica.

TUMOR DE PARÉNQUIMA PINEAL DE DIFERENCIACIÓN INTRERMEDIA

Es una neoplasia de la glándula pineal que posee características de un pineocitoma y el pineoblastoma. El grado de malignidad es variable debido a su comportamiento por lo que la Organización Mundial de la Salud lo clasifica entre el grado II y III.

Anivel macroscópico la apariencia de este tumor es similar a la de un pineocitoma observandose como una lesión tumoral bien circunscrita de textura suave sin evidencia de zonas necróticas.La arquitectura microscópica que presentan estos tumores es dual, presentando dos patrones diferentes; difuso (neurocitoma o similar a un oligodendroglioma) y/o lobular, sin embargo puede presentar otras zonas con datos de transición.

Las células neoplásicas con datos de atipia moderada y cromatina con apariencia de sal y pimienta, también se encuentran presentes células gangliosidas con uno o múltiples nucleos atipicos y un gran citoplasma, con actividad mitótica moderada.

En cuanto a los hallazgos inmunohistoquímicos, este tumor muestra positividad para la sinaptofisina y ocasionalmente a NFP y a la cromogranina-A, con positividad de GFAP y S100 en células astrocíticas y positividad de S100 en las zonas con células gangliosidas.

PINEOBLASTOMA

Son tumores poco diferenciados altamente celularizados, de origen embrionario. Este tumor presenta una actividad proliferativa alta con comportamiento mitotico alto y un Ki-67 o índice de proliferación de >20%. Esta neoplasia es catalogada como grado IV por la OMS.

Esta neoplasia maligna además tiende a invadir estructuras cerebrales adyacentes a la misma incluyendo leptomeninges, tercer ventrículo y suele diseminarse por medio del flujo del líquido cerebro espinal, por lo que en muchos pacientes que presentan esta neoplasia el 25 a 33% tienen diseminación craneo espinal al momento del diagnóstico.

A nivel macroscópico los pineoblastomas se observan como lesiones poco delimitadas, muy friables y blandas, de color rosado y grisaceo. Se observan además zonas con necrosis e infiltración a estructuras aledañas, y de forma muy rara calcificaciones.

Los pineoblastomas presentan una característica peculiar en cuanto a las células neoplásicas las cuales poseen un núcleo muy grande el cual supera la proporción entre este y el citoplasma , estas células al agruparse crean un patron en forma de hoja, sin embargo este patrón puede verse interrumpido o ser inconstante por la formación de Rosetas de Homer Wright y de Flexner-Wintersteiner, y zonas con gran actividad mitótica y de necrosis.

El inmunofenotipo que presenta esta neoplasia es muy similar a la que se observa en los pineocitomas mostrando la misma reactividad para marcadores neuro gliales. El marcador principal en este tipo de tumores que le diferencia de los pineocitomas es SMARCB1.

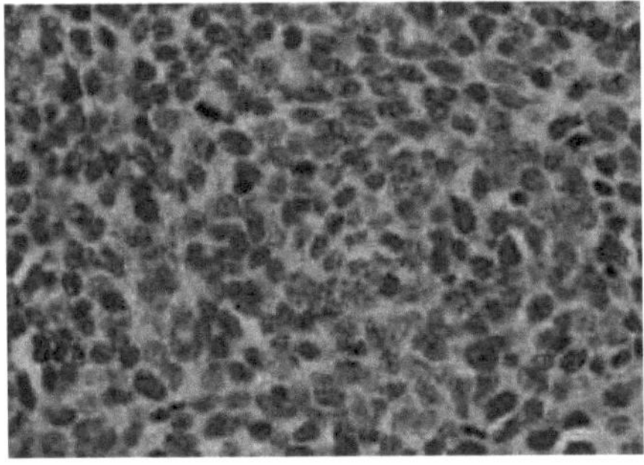

Figura 6.- Pineoblastoma, corte histológico con hematoxilina y eoscina que muestra un patrón en forma de hoja por células pequeñas y compactas con atipia, y regiones con actividad mitótica.

TUMOR PAPILAR DE LA REGIÓN PINEAL

Es una neoplasia neuroepitelial localizada en la región pineal. El grado de malignidad otorgado por la OMS es variable debido a el comportamiento que este presenta por lo que no se ha definido de forma definitiva su grado histológico , pero queda catalogado dentro de los grados II y III. La apariencia que tienen estos tumores a nivel macroscópico es muy similar al pineocitoma lo cual le hace casi indistinguible del mismo a nivel macroscópico.Los hallazgos a nivel microscópico de este tipo de tumor consisten en la presencia de una arquitectura papilar propinente y zonas sólidas en donde el patrón papilar no se distingue, en las zonas papilares los vasos se encuentran cubiertos por largas filas de células eocinófilas, el núcleo de las células de estos tumores tienen un citoplasma claro o vacuolar con un núcleo ovalado, la presencia de actividad mitótica es variable encontrandose de 0 a 13 mitosis por 10 campos de alto poder. Los hallazgos inmunohistoquímicos mas importantes encontrados en este tipo de neoplasias es la positividad que presentan para los marcadores de keratina como son CK18, KL1,AE1/AE3, y CAM 5.2 y presentan además inmunoreactividad para otro tipo de marcadores como Vimentina , S100 y la enolasa neuro específica.

TUMORES GERMINALES

Este tipo de tumores que se originan en el sistema nervioso central son homólogos a los tumores germinales que se presentan en gonadas.

Los tumores germinales que afectan la región pineal son; germinoma, teratoma maduro, teratoma inmaduro y tumor germinal mixto,carcinoma embrionario,debido a que los tumores germinales como los teratomas y sus variantes se han mencionado en capítulos previos, en esta sección se describiran las características histopatologicas de los germinomas y de los carcinomas embrionarios.

Este tipo de tumores no tienen un grado específico en la clasificación de los tumores del sistema nervioso realizada por la OMS en su última revisión del año 2016, debido a que a parte del comportamiento histológico de los mismos el pronóstico y malignidad de los tumores germinales, los No germinales (carcinoma embrionario, tumor del saco vitelino), teratomas (maduros e inmaduros), teratomas con transformación maligna y tumores germinales mixtos, dependen también de la expresión y presencia de marcadores tumorales como Alfa feto proteína y La fracción Beta de la hormona gonadotrópica coriónica humana a nivel sérico y en líquido cerebro espinal.Sin embargo son tumores considerados como malignos por sus componentes histológicos.

GERMINOMAS

Anivel macroscópico son tumores compuestos por un tejido suave y friable, la mayoría de ellos son tumores sólidos pero en ocasiones pueden contener quistes y de forma rara la presencia de zonas con hemorragia y necrosis.

Los germinomas son tumores que se caracterizan por la presencia de células germinales largas con nucleolo prominente así como desmoplasia estromal y presencia células linfoides en ocasiones tan abundantes que pueden ocultar los componentes neoplásicos y en algunos tumores que presentan una respuesta granulomatosa alta, similares a lesiones granulomatosas vistas en sarcoidosis y tuberculosis.

El inmunofenotipo característico de estas lesiones es otorgado por la inmunoreactividad de la membrana celular y del aparato de golgi a el marcador KIT y D2-40. Los germinomas además presentan inmunoreactividad para la proteína LIN28A y expresión nuclear de los factores de transcripción NANOG,OCT4,ESRG y UTF1. Además se emplean marcadores clásicos para identificar los componentes linfoides como la expresión de CD-4 y CD-8. Los germinomas puros no se acompañan de positividad de los principales marcadores tumorales plasmáticos y de líquido cefalorraquídeo que se utilizan para apoyo diagnóstico, por lo que son negativos a AFP , b-HCG,fosfatasa alcalina placentaria +/- y c-kit +.

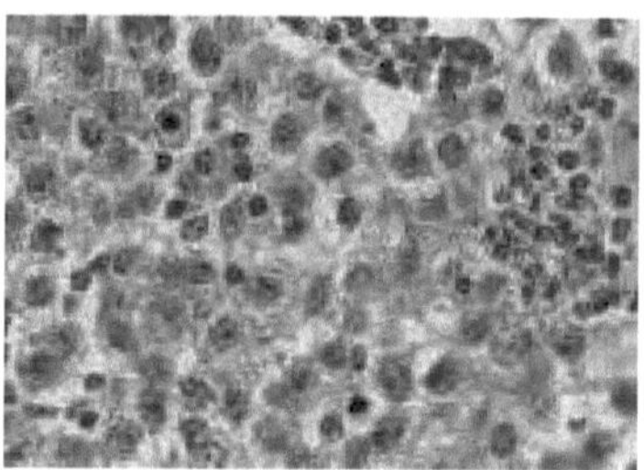

Figura 7.- Germinoma, corte histológico con hematoxilina y eoscina células neoplásicas con núcleo redondo y nucleolo prominente, con septos fibrosos e infiltrado linfocitario.

CARCINOMA EMBRIONARIO

Es un tumor no germinomatoso maligno, el cual se observa a nivel macroscópico como una lesión friable con un tejido de aspecto blanco grisáceo con presencia de lesiones hemorrágicas focales y necrosis.A nivel microscópico son tumores compuestos de células que proliferan en nido y en grupos con forma de hoja, estas células expresan cuerpos embrionarios los cuales se componen de discos germinales y de pequeñas cavidades amnioticas, presentan además un macronucleolo y un abundante citoplasma violaceo, es frecuente además encontrar en el tejido de estos tumores un gran número de mitosis y zonas con necrosis coagulativa.

Estos tumores presentan inmunoreactividad para CD30, característica que comparten con los componentes mesenquimatosos y epiteliales de los teratomas.Presentan además una fuerte reactividad para los marcadores de citoqueratinas y PLAP.

Los marcadores tumorales séricos y de líquido cefalorraquídeo se encuentran de la siguiente manera; AFP-, b-HCG -, Fosfatasa alcalina placentaria +, c-kit negativo.

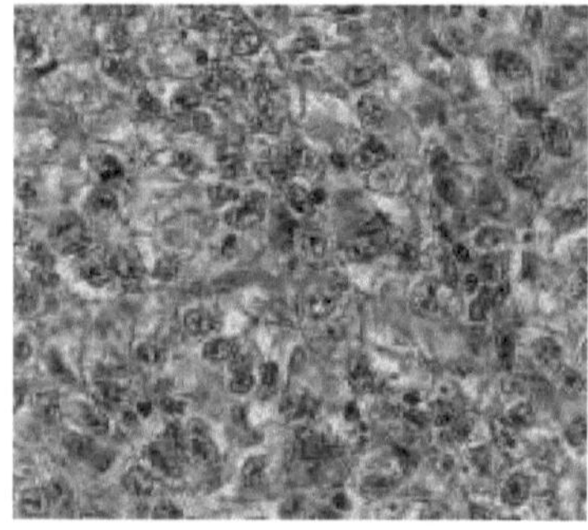

Figura 8.-

Carcinoma embrionario, corte histológico con hematoxilina y eoscina células neoplásicas con patrón en forma de hoja, atipia nuclear y abundantes mitosis.

TRATAMIENTO:

El tratamiento médico y quirúrgico de este tipo de tumores depende de múltiples factores, tales como la edad del paciente, si se presenta hidrocefalia secundaria a la obstrucción del flujo de líquido cerebro espinal propiciada por el tumor pineal, si hay o no siembras tumorales en el espacio subaracnoideo, tamaño de la lesión y principalmente el tipo de tumor del cual se tiene la sospecha diagnóstica.Los tumores de origen embrionario y germinales que afectan a la glándula pineal tienen una consideración especial en cuanto a su tratamiento, debido a que la presencia de marcadores tumorales a nivel sérico y en líquido cerebro espinal en el momento inicial del diagnóstico de estos tumores en particular, ayudará a determinar el tipo de tratamiento médico oncológico adecuado y en algunos casos la resección tumoral de forma quirúrgica, sin embargo para que esto se realice de la forma adecuada debemos recordar que marcadores tumorales se detectan en cada uno de este tipo de neoplasias de origen embrionario y germinomatosos, sin embargo si no se tiene pleno conocimiento de esto puede llevar a un error diagnóstico y terapéutico, por lo tanto debemos considerar lo siguiente; los marcadores como alfa feto proteína (AFP) y la fracción beta de la hormona gonadotropina corionica humana (BhCG) son detectados en líquido cerebro espinal(AFP >10ng/ml y >50mIU/ml BhCG para considerarse positivos), cuando se trata de un tumor pineal No germinomatoso en específico por teratomas inmaduros, la presencia o detección en especial de la Alfa feto proteína sugiere la presencia de un tumor del saco vitelino en primer lugar seguido de los carcinomas embrionarios y teratomas inmaduros y cuando hay predominio o solo se detecta BhCG el diagnóstico inicial sugiere en primer lugar la presencia de coriocarcinoma y en segundo lugar carcinoma embrionario. En los Germinomas y Teratomas maduros no suele encontrarse la presencia de estos marcadores tumorales con excepción de los Germinomas con componentes de sincitiotrofoblasto los cuales secretan BhCG y tienen un peor pronóstico en comparación con los germinomas puros. De forma paradógica debemos tomar en cuenta que niveles elevados de AFP >1000ng/ml tienen un pobre pronóstico y la elevación >1000mIU/ml de BhCG no refleja la misma significancia pronóstica.

El siguiente paso a considerar en cuanto al tratamiento en estos pacientes consiste en valorar mediante la clínica y estudios de imagen como tomografía y resonancia magnética de cráneo para identificar hidrocefalia, patología que suele acompañar a este tipo de lesiones tumorales ya sean benignas o malignas, en caso de detectarse hidrocefalia es prioridad tratar la misma mediante la colocación de sistema de derivación ventrículo peritoneal o tercer ventriculostomía endoscópica, cada abordaje individualizado a el tamaño y extensión tumoral.

Sin embargo se prefiere la tercer ventriculostomía debido a los mejores resultados que esta tiene y menos complicaciones en comparación con los sistemas de derivación siendo las mas importantes disfunción de la misma , infección y de forma más rara se ha documentado siembras tumorales en peritoneo.

Posterior a esto el neurocirujano tratante deberá determinar cuando es óptimo realizar un segundo abordaje quirúrgico el cual dependerá de las condiciones del paciente, del diagnóstico imagenológico en conjunto con la presencia de marcadores tumorales en líquido cerebro espinal y a nivel plasmático. En casos donde existe duda si el tumor es germinomatoso (90% radiosencible) o no germinomatoso, se puede realizar la toma de biopsia por medio de estereotaxia o abordaje endocópico para determinar el tratamiento quirúrgico a seguir en búsqueda de una resección tumoral total ó el empleo de quimioterapia y radioterapia solos o en conjunto.

El empleo de radioterapia para tratamiento de tumores de la región pineal se aplica en pacientes mayores de 3 años. Los germinomas son altamente radiosencibles , con una respuesta adecuata a largo término y mayor sobrevida libre de enfermedad de hasta un 90%.

En cuanto al resto de tumores no germinomatosos se ha observado una pobre respuesta a este tratamiento logrando en algunos casos una sobrevida a 5 años en un 30 a 40% de estos pacientes , porcentaje que tiende a variar deacuerdo a la estirpe histológica.

En cuanto a tumores que afectan a la glándula pineal como los pineocitomas que han sido resecados por completo o casi en su totalidad, el empleo de radioterapia adyuvante no ha demostrado un efecto benéfico o que disminuya el riesgo de recidiva.El uso de quimioterapia para el tratamiento de estos tumores es individualizado, puesto que es diferente de a cuerto a la estirpe histológica diagnosticada. Los germinomas muestran una gran sensibilidad al tratamiento con quimioterapia al igual que con la radioterapia siendo la opción ideal para tratar pacientes menores de 3 años de edad con esta neoplasia, esta respuesta favorable también es observada con la aplicación de quimioterapia adyuvante para tratar tumores no germinomatosos.En pacientes con tumores no germinomatosos se emplea el régimen Einhorn, el cual consiste en la aplicación de cisplatino, vinblastina y bleomicina con una respuesta favorable de hasta el 78%. En cuanto al tratamiento empleado para tumores del parénquima pineal , no hay un agente farmacológico específico ni un régimen empleado que demuestre un control del tamaño tumoral tan grande como en los germinomas y tumores no germinomatosos, en este tipo de tumores se ha descrito el uso de varios agentes en combinación como vincristina, cisplatino, etoposido, ciclofosfamida y metotrexate.

Los tumores que afectan a la región pineal en pacientes pediátricos suelen presentar un enorme reto terapéutico si no se diagnostican de forma oportuna, el tratamiento a su vez es complejo y depende de una a decuada interpretación radiológica, clínica, de la boratorio e histopatológica para otorgar el tratamiento ideal y que aumente la sobrevida del paciente.

Referencias:

1.-Gaia Favero, Francesca Bonomini,Rita Rezzani.Pineal Gland Tumors: A Review.MDPI Journal Cancers, 2021; 2-14. doi.org/10.3390/cancers13071547

2.-A.Vasiljevic,A.Szathmari,J.Champier,M.Févre-Montage. Histopathology of pineal germ cel tumors.Neurochirugie, ELSEVIER MASSON SAS. 2013;1-6.

3.-Jeffrey N. Bruce,MD., Brian H. Kopell,M.D. Pineal Tumors Treatment & Management. Medscape Article, Updated Oct 19,2017; 1-5.

4.-Mark Bernstein, Mitchel S.Berger. Neuro-Oncology, The Essentials, 3rd edition.Thieme.2015; 352-356

5.-David N. Louis,MD. Hiroko Ohgaki PhD. Otmar D. Wiestler. WHO Classification of Tumors of the Central Nervous System. Revised 4th edition 2016;169-173.

6.-Asim F. Choudhiri, Matthew T Whitehead. Difusion Characteristics of pediatricsa pineal tumors.Original Article. The neuroradiology Journal. SAGE 2015;1-3.

7.-A.James Barkovich, Bernadette L.Koch, Kevin R. Moore.Diagnostic Imaging.Pediatric Neuroradiology.ELSEVIER 2015.S3; 256-270.

8.-Samer S.Hoz, Ali A. Aljuboori,Wisam D.Selbi. Pineal Neurosurgery.Springer Nature Switzerland AG. 2020;45-70.

9.- Nalin Gupta, Anuradha Banerjee, Daphne A. Haas-Kogan, third edition.Springer International Publishing 2017;113-129.

10.- Amar Gajjar, Gregory H. Reaman, Judy M.Racadio, Franklin O.Smith.Springer International Publishing AG, part of Springer Nature 2018;251-260.

11.- Robert F Keating, James Tait Goodrich, Roger J. Packer.Tumors of the Pediatric Central Nervous System. Second edition.Thieme Medical Publishers,Inc. 2013; 237-240.

12.- George I.Jallo,MD. Karl F.Kothbauer,MD, Violette M.R.Recinos,MD.Handbook of Pediatric Neurosurgery.2018 Thieme Medical Publishers.pag;125-131.

13.-Alan R. Cohen. Pediatric Neurosurgery Tricks of the Trade.2016 Thieme Medical Publishers,Inc.Pag;437-445

14.- Rajan Jain, Marco Essig. Brain Tumor Imaging. 2016 Thieme Medical Publishers,Inc.Pag;123-140.

15.-Matthias Schulz, Mellissa Afshar-Baks loo, Arend Koch. Management of Pineal region tumors in a pediatric case series.Neurosurgery Rev, Springer. Original Article.Published online 6 June 2020;1417-1425.

TUMORES DE PLEXOS COROIDES EN PACIENTES PEDIÁTRICOS

INTRODUCCIÓN

Los tumores de los plexos coroideos o papilomas de plexos coroides , son neoplasias en su mayoría benignas que se forman a partir de los plexos coroideos ventriculares, son tumores intracraneales raros de origen neuro epitelial. Para comprender más sobre el comportamiennto de estos tumores y como su localización y sitio de origen debemos considerar primero su origen en los plexos coroideos , los cuales estan compuestos por una capa superficial de células cuboideas, y poseen un epitelio unido por GAP junctions las cuales recubren una membrana basal que cubre a un núcleo estromal mesenquimatoso de forma papilar, el estroma se compone de células leptomeníngeas , vasos sangíneos fenestrados , que incluyen al un sistema venoso y arterial en estrecha relación a las venas y arterias medulares internas de la corteza cerebral, así como un tejido conectivo distribuido en un patrón laxo sobre una matriz extra celular. La función principal de los plexos coroideos como bien sabemos es la producción de la mayor parte del Líquido Cefalorraquídeo, además se ha demostrado por medio de estudios de inmunohistoquímica la expresión intensa y abundante de acuapotina-1 (AQP1) en la superficie apical de las células epiteliales, sin embargo el plexo coroideo posee otra función , como la expresión de el complejo de Histocompatibilidad tipo I y II , lo que desepeña un papel proinflamatorio e inmunitario .

El sitio más común donde estos mismos se desarrollan es a nivel de los ventrículos laterales en niños y de forma más común a nivel del IV ventrículo en la población adulta. La presentación o formación de estos tumores es más rara aún a nivel del ángulo ponto cerebeloso, sin embargo se han reportado casos donde estos mismos infiltran parénquima cerebral, lo cual puede hacer más dificil su diagnóstico.

Por lo tanto de a cuerdo a su localización anatómica se encuentran de la siguiente forma:

- 50% en Ventrículo lateral
- 40% en el IV ventrículo y foramen de Luschka
- 5% en el III Ventrículo

 Este tipo de tumores se ha encontrado asociado a la presencia de virus SV 40 de los monos y al Virus JC en quienes lo desarrollan. Sin embargo no se ha presentado una relación clara u asociación especifica entre el desarrollo de papiloma de plexos coroides y la infección por estos virus.

Se ha demostrado la unión de el antígeno T con las proteínas supresoras de tumores como p53 y pRb, formando complejos en los seres humanos que albergan tumores de los plexos coroideos.

EPIDEMIOLOGIA

De forma General los papilomas de plexos coroideos y el carcinoma de plexo coroideo como se mencionó previamente son tumores raros, en conjunto forman solo el 0.5-0.6% de todos los tumores del sistema Nervioso Central.

Actualmente se tienen identificados 9 subgrupos biológicos de los tumores ependimarios, con 3 subgrupos en cada localización anatómica donde comunmente afectan al sistema nervioso central. En la población pediátrica son más comunes que en los adultos , representando en los mismos 1 a 5% de todos los tumores pediátricos en el sistema nervioso central. También es considerado como el tumor más común en niños menores de 1 año, representando el 13.1% de todos los tiumores en el primer año de vida, y el 7.9% de los tumores intra craneales fetales diagnosticados por ultrasonido transfontanelar.

ALTERACIONES GENÉTICAS ASOCIADAS A LA PRESENTACIÓN DE TUMORES DE LOS PLEXOS COROIDEOS

Al momento no se tiene identificada una causa especiífica que justifique el desarrollo de los tumores de plexos coroideos , y la mayoría se desarrollan de forma esporádica. Sin embargo se tiene conocimiento de su asociación a síndromes de origen genético raros. Se tienen identificadas diversas anomalías cromosómicas en los tumores de los plexos coroideos y el patrón de aberración genética difiere de a cuerdo con el grado de anaplasia o malignidad de los mismos.

Se tienen identificadas alteraciones cromosómicas desequilibradas con ganancias, pérdidas o duplicaciones, en los cromosomas 1, 4,5, 7,9, 10,12,14,18 y 20 en el tejido tumoral. De todos ellos la ganancia en el cromosoma 9 y pérdida en el cromosoma 10 se asocian a un mejor pronóstico y mator supervivencia de los pacientes con estos tumores.

Uno de los síndromes asociados a el desarrollo de tumores de plexos coroides en pacientes pediátricos es el síndrome de Li-Fraumeni el cual es causado por una mutación de la línea germinal TP53, y se reconoce como el síndrome genético más asociado a el desattollo de tumores cde plexo coroideo y carcinoma de plexo coroideo.

HALLAZGOS CLÍNICOS

La sintomatología que presentan la mayoría de los pacientes pediátricos con papilomas de plexos coroideos se pueden agrupar en 4 presentaciones clínicas que se presentan de forma progresiva:

1.- Síntomas asociados a incremento de presión intra craneal , y signos secundarios al mismo.

2.- Epilepsia , o crisis convulsivas asociadas a la hipertensión intracraneal que presenta el paciente o por la zona que invade el tumor , principalpente en los casos supratentoriales con infiltración parenquimatosa.

3.- Hemorragia de origen tumoral

4.- Datos de signos de focalización neurológica.

Los síntomas que presentan los pacientes como neonatos , presentan macrocefalia, fontanelas tensas o aumentadas de volumen , aumento en cuanto a la separación de las suturas craneales , todo esto asociado a hidrocefalia y aumento de la presión intra craneal, además suelen presentar irritabilidad, vómito y disminución del estado de alerta.

Cuando la localización tel tumor del plexo coroideo es a nivel infratentorial , los signos y síntomas además de incluir los asociados a la hipertensión intracraneal, presentan alteraciones de la marcha , y equilibrio por compresión cerebelosa, así como afección de nervios craneales que se encuentren en la sercanía del mismo.

En el caso de los pacientes pediátricos con tumores del plexo coroideo que se localizan en el tercer ventrículo , suelen presentar alteraciones endocrinológicas como pubertad precos , diabetes insipida, obesidad,o alteraciones diencefalicas por la compresión tumoral.

DIAGNOSTICO POR IMAGEN

Para el estudio inicial de este tipo de tumores , se debe considerar que son en ocasiones identificacos por ultrasonografía ya sea a nivel intra uterino y en las primeras horas o días de vidas de los neonatos que presentan estos tumores debido a la presencia de signos de hidrocefalia en donde se busca identificar especialmente en estos pacientes la causa del mismo, y se debe hacer especial diagnóstico diferencial con hemorragias de la matriz germinal, para ello se debe tener conocimiento anatómico y radiológico de esta patologia en el estudio de USG transfontanelar para saber identificar a los plexos coroideos de la hemorragia que a su vez también ocasiona Hidrocefalia obstructiva.

En pacientes de mayor edad los estudios de imagen iniciales que se usan en especial también para la búsqueda inicial de el origen de hidrocefalia, son la tomografía de cráneo y principalmente Resonancia magnética de cráneo contrastada.

- **HALLAZGOS EN TOMOGRAFÍA DE CRÁNEO:**

  Lesión intra ventricular lobular, en un 75% iso –hipodensa, con zonas que demuestran calcificación en un 25%, datos de hidrocefalia, a la aplicación de medio de contraste se observa un realce heterogéneo con zonas hiperintensas en su mayoría o hiperintenso de forma homogénea, cuando la lesión de observa heterogénea completamente , esto sugiere tados indirectos de malignidad , asociados a carcinoma del plexo coroideo, asociado a infiltración parenquimatosa.(figura 2).

- **HALLAZGOS EN RESONANCIA MAGNÉTICA:**

  En el estudio de Resonancia magnética puede emplearse como un estudio de imagen de esta lesión al ralizar el estudio prenatal a nivel intra uterino cuando se sospecha por datos de ultrasonografía hidrocefalia asociado a lesión tumoral principalmente asociado a tumores de los plexos coroideos.

  En la imagen ponderada en T1 se observa una lesión lobular bien delimitada iso o hypointensa . En T2 se observa una lesión heterogénea Iso-hiperintensa , +/- la presencia lineal de ramas vasculares intra tumorales.

En la secuencia FLAIR se observa una señal hiperintensa periventricular, la cual se asocia a edema trans ependimario por la obstrucción intra ventricular e hidrocefalia. Lesión tumoral de características similares a la secuencia de T2.

EN la secuencia T1 contrastada se observa un realce hiperintenso homogéneo uniforme, y ocasionalmente pequeñas zonas quísticas y zonas de necrosis, y muestra probables siembras tumorales adyacentes o contralaterales al sitio tumoral hipercaptantes.

Con el Uso de Espectoscopía se puede observar; NAA ausente , ligero aumento de Colina , y aumento de Lactato si hay zonas de necrosis presentes , y cuando se presenta un aumento moderado de Myoinositol se considera sugestivo de Carcinoma de plexo coroideo.

- **HALLAZGOS RADIOLÓGICOS ULTRASONOGRAFÍA:**

En la escala de grises de el ultrasonido se observa una lesión Hiper ecoica con proyecciones en forma de hoja de helecho o "Frond-like projextions" (Figura 1). En el Doppler se observa un pedículo vascular interno y externo en la lesión tumoral, con un Flujo Bidireccional en la Diástole y el trazado arterial muestra una baja impedancia. En el Doppler a Color se observa a la lesión tumoral hipervascular con flujo bidireccional.

- **HALLAZGOS EN ANGIOGRAFÍA CRANEAL:**

Agrandamiento de la arteria coroidea anterior o de la arteria coroidea posterior, o ambas. Prolongación del flujo sanguíneo y zonas de derivación o fístula arterio venosa.

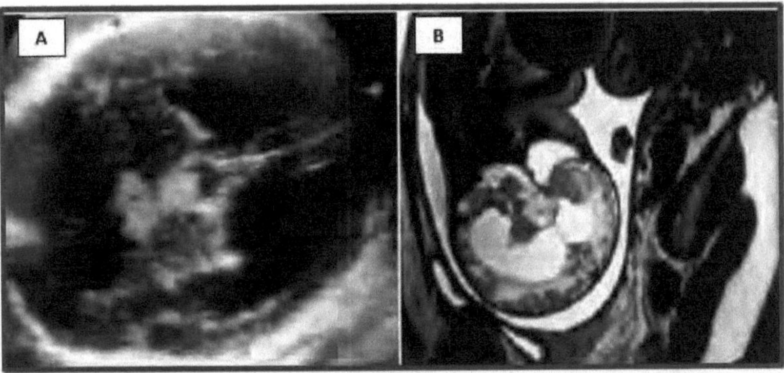

Figura 1.- A) Estudio de Ultrasonido prenatal con proyección craneal en plano axial que muestra aumento de talla ventricular por hidrocefalia y lesión multilobulada hiper ecoica a nivel del cuerpo y parte del atrio del ventrículo lateral izquierdo. B) Resonancia magnética in utero del mismo paciente en T2 en corte sagital, demostrando lesión multilobulada heterogénea de predominio hiperintenso en ventrículo lateral izquierdo.

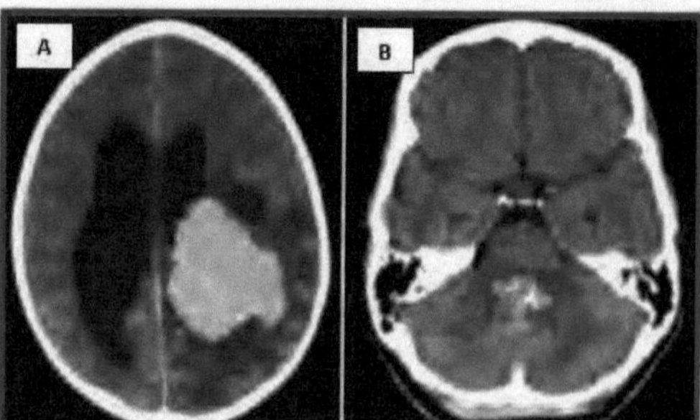

Figura 2: A) Corte axial de tomografía de cráneo contrastada de masculino de 6 años con lesión multilobulada hiperintensa con zonas quísticas en su periferia a nivel del ventrículo lateral y atrio izquierdo, con edema trans ependimario e hidrocefalia. B) Tomografía de cráneo contrastada de masculino de 17 años con lesión ocupante a nivel de IV ventrículo multilobulada heterogénea a la aplicación de medio de medio de contraste, mostrando la presentación infratentorial del papiloma de plexo coroideo.

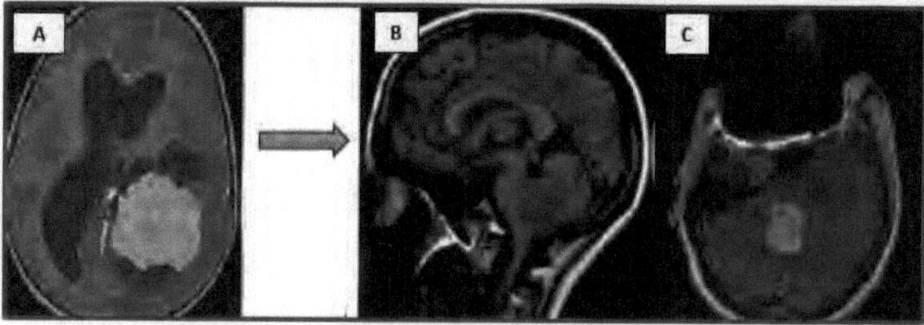

Figura 3: Se colocan imágenes de resonancia magnética de 2 pacientes diferentes, haciendo contraste con la flecha en color gris de la apariencia que presentan los tumores de plexo coroideo a nivel supra tentorial vs infra tentorial. A) Corte axial de resonancia magnética en T1 contrastado con lesión lobulada hiperintensa con captación homogénea de medio de contraste y multiples lesiones quísticas hipointensa perilesionales a nivel del cuerpo y atrio del ventrículo lateral izquierdo. B) Resionancia magnética de paciente masculino de 17 años en T1, en corte sagital donde se observa lesión multilobulada isointensa en IV ventrículo con compresión ponto bulbar. C) Imagen de resonancia magnética en T1 contrastado del paciente previo, mostrando misma lesión en IV ventrículo con realce homogéneo al medio de contraste, mostrando una lesión multilobulada hiperintensa a nivel del IV ventrículo.

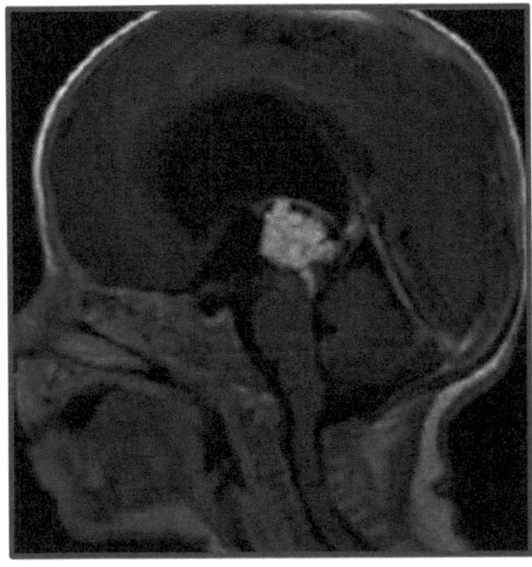

Figura 4: Imagen de Resonancia Magnética de cráneo en T1 Contrastado de masculino de 4 años de edad, con lesión hiperintensa multilobulada a nivel del Tercer ventrículo, con dilatación del tercer y ambos ventrículos laterales por hidrocefalia obstructiva.

HALLAZGOS HISTO-PATOLÓGICOS

De acuerdo a la clasificación de la Organización Mundial de la Salud , Los papilomas del plexo coroideo corresponden a un Grado I . Los papilomas de plexos coroideos Atipicos corresponden a un Grado II, los cuales por definición son tumores con incremento en la actividad mitótica pero no cumplen con criterios de carcinoma de plexos coroideos.

Carcinoma de Plexos coroideos , corresponden a una entidad maligna franca Grado III de la OMS , que se encuentra por lo general a nivel supra tentorial en ventrículos laterales, y que debe cumplir con al menos 4 de los 5 criterios siguientes:

1. Mitosis Frecuentes

2. Incremento de la densidad Celular

3. Pleomorfismo Nuclear

4. Patrón papilar borroso con una estructura tumoral clásica en forma de hoja poco diferenciada.

5. Zonas de Necrosis.

De forma general Los papilomas de plexos coroideos –Grado I de la OMS presentan a nivel microscópico un tejido conectivo fibrovascular delicado, con una capa uniforme cuboidal epitelial columnar , células redondas u ovaladas, situadas basalmente con núcleos monomórficos. Actividad mitótica ausente o muy baja <2 mitosis por 10 campos de alta potencia. Cuando ocurre infiltración cerebral se encuentran grupos de células y necrosis , y pleomorfismo nuclear, con desenfoque focal del patrón papilar.

En cuanto al inminofenotipo, casi todos los tumores de plexos coroideos expresan citoqueratinas y vimentina. La mayoría muestra positividad a la tinción para CK7, y menor positividad para CK20. A menudo son EMA negativos o con potitividad leve.La mayoría de los tumores de plexos coroideos muestran una tinción positiva para S100.

En resumen se mencionarán las características histológicas de los tumores de plexos coroideos deacuerdo a su grado histologico determinado por la OMS:

Papiloma de Plexo Coroideo – Gado I de la OMS

- Arquitectura papilar (en forma de dedos), que se asemeja al plexo coroideo normal.

- Capa única de células monomórficas cuboideas a columnares.

- Pérdida de superficie de adoquines.

- Pleomorfismo nuclear leve, actividad mitótica <2/10 campos de alta potencia, carece de necrosis.

Papiloma de Plexo Coroides Atípico – Grado II de la OMS

- Mayor celularidad que el papiloma de plexo coroideo grado I

- Pleomorfismo Nuclear Moderado, patrón papilar borroso.

- Mitosis ocasionales >2/10 campos de alta potencia, con o sin necrosis.

Carcinoma de Plexo Coroides – Grado III de la OMS

- Alta celularidad, Núcleos hipercromáticos y pleomorfismo nuclear difuminado en cuanto a su patrón papilar, y una disposición sólida.

- Mitosis >5/10 campos de alta potencia, necrosis.

- Con o sin infiltración de parénquima cerebral.

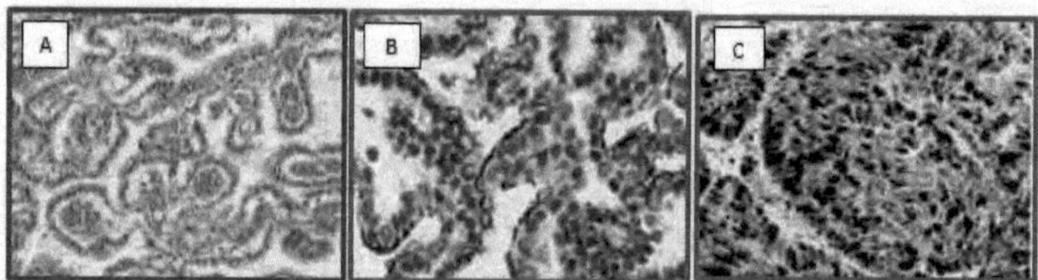

Figura 5: Imágenes de cortes histopatológicos; A) Corte histológico de papiloma de plexo coroideo grado I, donde se observa el patrón en forma de dedos, con una sola capa de células cuboideas, columnar. B) Imagen de corte histológico de papiloma de plexo coroideo atípico con positividad a marcador MNF116 y citoqueratina en la región apical. C) Corte Histológico de Tumor correspondiente a carcinoma de plexo coroideo, que muestra un gran índice de proliferación celular y Ki67.

TRATAMIENTO

El tratamiento quirúrgico es , como en otras lesiones tumorales del sistema nervioso central que no son puramente radiosensibles , se considera el tratamiento principal para disminuir el tamaño tumoral, e hidrocefalia, sin embargo cuando los pacientes presentan deterioro neurológico progresivo por la hipertensión intra craneal , se debe abordar de forma ideal la resección tumoral en conjunto con la colocación a la par de un drenaje ventricular con la intensión de reducir la presión intracraneal y retracción de tejido cerebral para facilitar la resección tumoral idealmente el drenaje ventricular debe colocarse contralateral al sitio de abordaje de la lesión tumoral previo a su resección , y permitiendo el drenaje lento y paulatino de líquido cefalorraquídeo suficiente para facilitar la resección tumoral , pero sin favorecer hipotensión intracraneal, debe recordarse que la colocación de un sistema de derivación ventrículo peritoneal en este tipo de pacientes no suele ser el tratamiento quirúrgico inicial para controlar la urgencia asociada a hipertensión intracraneal por hidrocefalia, debido al alto contenido de proteínas contenido en el líquido cefalorraquídeo y la presencia de células del epitelio tumoral así como la hiperproducción de líquido cefalorraquídeo de estos tumores favorece la disfunción de cualquier sistema de derivación ventrículo peritoneal tanto por la obstrucción del mismo asociado a hiperproteinorraquia y alta celularidad tumoral así como la constante hiperproducción de líquido cefalorraquideo por el tejido tumoral.

Por ello siempre se recomienda la colocación de una derivación ventricular o ventriculostomóa contralateral al sitio de abordaje planeado para la resección tumoral, de esta forma se puede medir a la par la presión intra craneal , o en caso de sangrado intraventricular y complicaciones como neuroinfección la ventriculostomía evita que se presente nuevamente hidrocefalia asociada a estas complicaciones.

En cuanto a la resección tumoral lo ideal es la resección completa del mismo, sin embargo debe realizarse en bloque para identificar los vasos que irrigan a la lesión tumoral, puesto que se trata de una lesión altamente vascularizada se puede apoyar del uso de angiografía preoperatoria para una adecuada planeación y resección tumoral , siempre y cuando el paciente se encuentre neurológicamente estable, cada arteria y vena que irrigan al tumor deben ser coaguladas previo a la resección de cada parte del tumor para evitar un sangrado masivo y asegurar al final de la resección nuevamente la hemostacia y coagulación del vaso nutricio principal, sobre todo en los carcinomas de plexo coroideo que presentan una irrigación tumoral mayor a la de los tumores de plexos coroideos comunes o atípicos.

Las lesiones benignas que son resecadas totalmente son consideradas como un tratamiento curativo con una supervivencia de 5 años de el 100% sin terapia adyuvante.

En cuanto a los carcinomas de plexo coroideo se consideran lesiones con un mal pronóstico a pesar de la resección tumoral total puesto que en ocaciones hay siembras metastásicas presentes . Estos pacientes tienen una sobrevida a los 5 años de 11% hasta 86% después de la resección tumoral total y con tratamiento adyuvante.

La aplicación de el uso de radioterapia se recomienda que cubra todo el neuro eje por la diseminación metastásica de este tipo de tumores por el líquido cefalorraquídeo, por lo tanto se estima que en el sitio del lecho quirúrgico el rango de es de 10 hasta 78 Gy, y en el resto del neuro eje de 18 a 46 Gy.

El uso de quimioterapia adyuvante se usa principalmente en pacientes pediátricos con diagnóstico de carcinoma de plexo coroideo posterior a su resección , en este tipo de pacientes se utiliza una combinación de Isofosfamida, Carboplatino y Etoposido, lo cual disminuye en muchos casos la reducción de tumor residual, y puede evitar una segunda reintervención quirúrgica.

En pacientes que reciben radio y quimioterapia adyuvante se estima una sobrevida de 5 años de el 26 a 46%, sin embargo debe restringirse el uso de la aplicación de radioterapia adyuvante en pacientes menores de 3 años de edad por lo que la única terapia adyuvante recomendada en estos pacientes es el uso de quimioterapia , que incluye también aplicación intra tecal de la misma.

Referencias:

1.- David N. Louis, Hiroko Ohgaki. (2016). WHO Classification of Tumours of the Central Nervous System.4th EDITION, HEALTH Organization Classification of Tumours.World Health Organization;124-129.

2.- Tracy Batchelor. (2017) Oxford Textbook of Neuro-Oncology. First Edition. Oxford University Press;152-163.

3.- A. James Barkovich.(2015). Diagnostic Imaging-Pediatric Neuroradiology. Second Edition. Elsevier;360-368

4.-Nalin Gupta,Anuradha Banerjee. (2017).Pediatric CNS Tumors. Third edition. Springer;187-197

5.- Amar Gajjar, Gregory H.Reaman. (2018) 47-49

6.- International Society of Pediatric Neurosurgery- The ISPN Guide to Pediatric Neurosurgery.   https://www.ispn.guide/tumors-of-the-nervous-system-in-children/supratentorial-tumors-in-children/supratentorial-choroid-plexus-tumors-in-children-homepage/

7.- Omar Islam,MD, FRCPC. Imaging In Choroid Plexus Papilloma, Updated: Jul 07,2016. Medscape. https://emedicine.medscape.com/article/339299-overview#a5.

8.- Trybula, S.J., Karras, C., Bowman, R.M. *et al.* Infratentorial choroid plexus tumors in children. *Childs Nerv Syst* 36, 1761–1766 (2020). https://doi.org/10.1007/s00381-020-04532-7.

9.- Dash C, Moorthy S, Garg K, Singh PK, Kumar A, Gurjar H, Chandra PS, Kale SS. Management of Choroid Plexus Tumors in Infants and Young Children Up to 4 Years of Age: An Institutional Experience. World Neurosurg. 2019 Jan;121:e237-e245.

10.- Milani, H. J., Araujo Júnior, E., Cavalheiro, S., Oliveira, P. S., Hisaba, W. J., Barreto, E. Q., Barbosa, M. M., Nardozza, L. M., & Moron, A. F. (2015). Fetal brain tumors: Prenatal diagnosis by ultrasound and magnetic resonance imaging. *World journal of radiology*, 7(1), 17–21. https://doi.org/10.4329/wjr.v7.i1.17.

11.- Prasad GL, Mahapatra AK (2015) Case series of choroid plexus papilloma in children at uncommon locations and review of the literature. Surg Neurol Int 6:151.

12.- AKIO NOGUCHI, M.D., PH.D., YOSHIAKI SHIOKAWA, M.D. Choroid plexus papilloma of the third ventricle in the fetus. Case illustration. *J. Neurosurg: Pediatrics / Volume 100 / February, 2004*

13.- Merve A. Choroid plexus tumors (papilloma, atypical papilloma, carcinoma). PathologyOutlines.com website. http://www.pathologyoutlines.com/topic/cnstumorchoroidplexuspapillomas.html. Accessed November 2nd, 2020.

14.-GABOR JÓZSEF JOO, LILLA REINGER. INTRAUTERINE DIAGNOSIS AND PATHOLOGY OF FETAL CHOROID PLEXUS CARCINOMA A CASE STUDY. PATHOLOGY - RESEARCH AND PRACTICE. VOLUME 210, ISSUE 12, DECEMBER 2014, PAGES 1156-1159

15.- LIN, H., LENG, X., QIN, C. *ET AL.* CHOROID PLEXUS TUMOURS ON MRI: SIMILARITIES AND DISTINCTIONS IN DIFFERENT GRADES. *CANCER IMAGING* **19,** 17 (2019). HTTPS://DOI.ORG/10.1186/S40644-019-0200-1

OLIGRODENDROGLIOMAS

INTRODUCCION

La incidencia anual se estima en 0,27 a 0,35 por 100 000 habitantes , representa del 8 al 12% de todos los gliomas, con discreta preferencia en varones y aunque pueden desarrollarse a cualquier edad: tienen su mayor inciencia de los 40 a 45 años. Es un glioma que morfologicamente asemeja a la oligodendroglia e infiltra difuamente el tejido cerebral.

La Organización Mundial de la salud separa estos tumores dentro de 2 grupos: los oligodendrogliomas bien diferenciados o grado II, y los oligodendrogliomas anaplásicos o grado III.

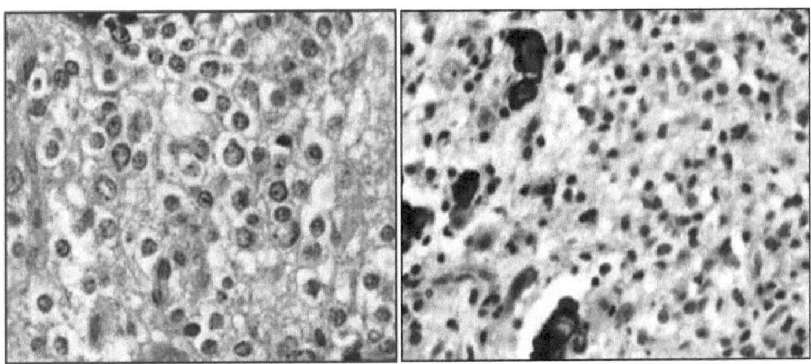

MICROSCOPIA CONVENCIONAL: A. OLIGODENDROGLIOMA GRADO II Y B. OLIGO-DENDROGLIOMA ANAPLASICO.

CARACTERÍSTICAS CLÍNICAS

La mediana de edad de los pacientes con diagnóstico reciente de gliomas de bajo grado es más joven que para gliomas anaplásicos o glioblastomas, no es inaudito ver un paciente recién diagnosticado mayor de 60 años, el paciente típico varía en edad desde finales de los veinte hasta mediados de los cuarenta.

La mayoría de los pacientes se presenta con convulsiones, a veces generalizadas tónico-clónico, pero no infrecuentemente con un historial de convulsiones parciales durante varios meses o años.

Las convulsiones son particularmente comunes con histología oligodendroglial, quizás porque los oligodendrogliomas tienden a invadir la corteza. Con el amplia disponibilidad de la tomografia y la resonancia magnetica, un número creciente de pacientes son diagnosticados después de la presentación de problemas no relacionados a tumores (p. ej., migraña, vértigo, trauma craneal).

Es poco común para que los gliomas de bajo grado presenten déficits focales fijos, como afasia o hemiparesia, presumiblemente porque tienden a infiltrarse en lugar de comprimir o destruir el parénquima cerebral elocuente.

Las convulsiones con gliomas de bajo grado representan un tipo de epilepsia focal, aunqueel foco epiléptico puede extenderse más allá de la anomalía radiográfica.

Las convulsiones, consiguientes producen restricciones en el estilo de vida, y en algunos casos deterioro cognitivo, y los efectos secundarios a los fármacos antiepilépticos, son todos potenciales contribuyentes para la disminución de la calidad de vida en estos pacientes. Recientemente ha sido reconoció que el control de las convulsiones es un punto importante en la evaluación del resultado en pacientes con gliomas de bajo grado. Los principios del uso de antiepilepticos en pacientes con gliomas de bajo grado no difiere de la epilepsia focal en general, aunque es deseable evitar los farmacos que inducen enzimas microsomales hepáticas porque estas afectan el metabolismo de algunos quimioterapicos.

La resección agresiva del tumor, aunque no siempre es factible, generalmente mejora el control de las convulsiones. Existe evidencia emergente que apoya un efecto favorable de la radiación como de la quimioterapia en la reducción de la frecuencia de las convulsiones.

Los signos y síntomas de los gliomas de alto grado dependen de la ubicación del tumor dentro del cerebro.

Por ser de crecimiento extremadamente rápido, los pacientes se presentan habitualmente con déficits neurológicos focales como hemiparesia, afasia y defectos campimetricos visuales. Los dolores de cabeza son comunes cuando los pacientes desarrollan hemorragia intratumoral y, la hipertension intracraneal contribuye a los dolores de cabeza, náuseas, vómitos.

DIAGNOSTICO POR IMAGEN

Los estudios de predileccion son la tomografia de craneo simple y contrastada, y especialmente la resonancia magnetica de craneo con espectroscopia y ultimanete con tractografia.

En la tomografia de cráneo se observa una lesion cortical y subcortical con margenes bien definidos, con desidaddes mixtas y con calcificaciones. El edema vasogenico peritumoral es minimo y puede existir adelgazamiento del craneo suprayacente a efecto de la presion cronica por el tumor. La Hemorragia y degeneración quística rara vez se presentan.

El reforzamiento con el medio de contraste es tenue y heterogeneo.

En la resonancia magnetica de craneo, la lesión es hipointensa en T1W e hiperintenso en T2W, con calcificaciones que aparecen como áreas de ausencia de señal. A la administración de medio de contraste existe un reforzamiento variable.

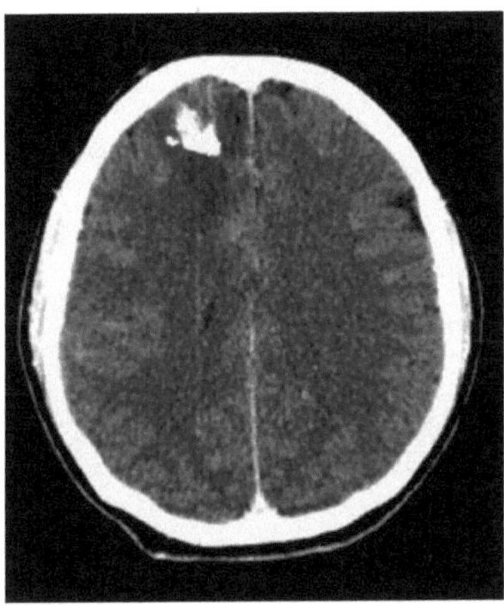

Figura 2.- Tomografia contrastada de cráneo en corte axial con lesion frontal calcificada y edema perilesional. Localizacion mas frecuente en lobulos frontales y temporales

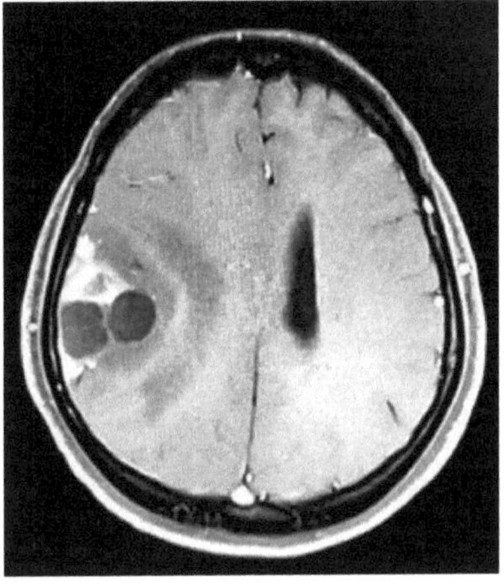

Figura 3.- OLIGODENDROGLIOMA ANAPLASICO. CORTE AXIAL EN T1 CONTRASTADO

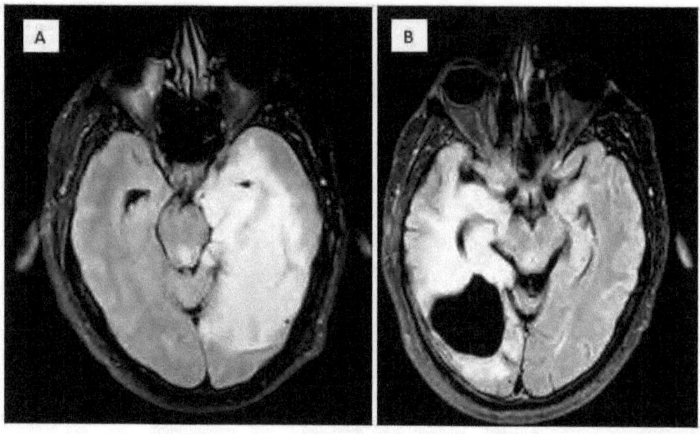

Figura 4. OLIGODENDROGLIOMA TEMPORAL DIFUSO, A. CORTE AXIAL T1 CONTRASTADO, PREOPERATORIO B. POSTOPERATORIO.

TRATAMIENTO

Después de que la resonancia magnética demuestra una anomalía compatible con un glioma de bajo grado, la pregunta es si intervenir quirúrgicamente y, de ser así, si se debe realizar una biopsia o realizar la resección máxima segura del tumor. Cuando un paciente tiene un déficit neurológico progresivo o un efecto de masa significativo, la necesidad decisión de intervenir es sencilla; sin embargo, el paciente con una lesion encontrada incidentalmente, asintomática, o bien con crisis bien controladas: tonar la decisión es muy complicada.

Actualmente, no existe evidencia convincente que la intervención temprana mejora el resultado sobre la observación más cirugía cuando la lesión progresa, apoyando la desición en algunos casos de observar y esperar, sobre todo cuando areas elocuentes estan afectadas difusamente.

En oposición a esta conducta debemos entender que los gliomas de bajo grado no son lesiones benignas y crecen continuamente, por lo que la detección del crecimiento es cuestión de tiempo.

Para tomar la mejor decisión debe tomarse en cuenta factores como: la edad, el tamaño del tumor y la ubicación. Si la observación es elegida, los pacientes deben ser seguidos cuidadosamente con imágenes seriadas para poder ser comparadas con la imagen inicial, y detectar una aceleracion en el crecimiento de la lesión y, en este caso: asegurar que el crecimiento rapido del tumor no impida una intervencion efectiva para lograr una reduccion del volumen tumoral.

Una vez que el paciente y el neurocirujano han decidido realizar una abordaje invasivo, la siguiente pregunta es si resecar o biopsiar el tumor.

Un estudio retrospectivo estudio basado cohortes paralelos, en una población de 216 pacientes con glioma de bajo grado en Noruega, se compararon pacientes que se sometierion a:

1. Una resección máxima segura versus

2. Pacientes que se sometieron a biopsia seguido de observación hasta la progresión: en ambos grupos demostraron mejora de la supervivencia general; en el primer grupo se correlaciono con supervivcencia general supervivencia a 5 años del 97% de los pacientes en resecciones extensas, 90% con resecciones mayores y solo del 76% con un grado de resección menor.

Del mismo modo, un estudio de 170 pacientes de Johns Hopkins informaron supervivencia global a 5 años del 95% con resección total en comparación con el 70% con resección subtotal. Esto esta relacionado al grado de citoreduccion que es minimo en las biopsias.

Una ventaja adicional indiscutible de las resecciones vs biospsias son la presicion del diagnóstico: las biopsias con aguja tienen una tasa de diagnóstico erróneo, ya que pueden proporcionar una muestra inadecuada en tumores heterogéneos con focos de glioma anaplásico.

Por estas razones, la mayoría de las autores se decantan por la resección máxima segura, con el entendimiento que los tumores que involucran el vía corticoespinal, áreas del lenguage, y otras regiones elocuentes pueden no ser susceptibles de cirugía agresiva. La Resonancia magnética funcional (fMRI), el mapeo intraoperatorio, la resección con paciente despierto y, la resonancia magnética intraoperatoria son técnicas que ayudan al cirujano en la búsqueda de resección máxima segura.

El tratamiento de los gliomas de alto grado ha evolucionó en los últimos 10 años, aunque el pilar del tratamiento es máximo resección quirúrgica seguida de radiación y quimioterapia. La resección quirúrgica máxima segura es la primer paso en el tratamiento de gliomas de alto grado. Ademas la resección quirúrgica proporciona confirmación diagnóstica por patología, y el tejido tumoral puede estar sujeto a pruebas genómicas y caracterización molecular.

Además, la resección del tumor reduce el efecto de masa ejercido por la lesión y contribuir a la mejora de signos y síntomas neurológicos. Por su naturaleza infiltrativa, Los gliomas a menudo no son completamente resecables. Se recomienda siempre que se pueda la resección total macroscópica del componente que refuerza en el estudio de imagen.

Diferentes estudios han demostrado que el grado de resección estar asociado con el pronóstico, con una supervivencia significativente mayor a una mayor extensión de la resección. El papel de la resección en tumores recurrentes es poco claro.

PAPEL DE LA RADIACIÓN Y LA QUIMIOTERAPIA

El tratamiento adyuvante detallado escapa al objetivo de este texto, sin embargo, es importante hacer algunas observaciones importantes. Sobre todo, en los gliomas de bajo grado sigue siendo uno de los temas más polémicos en las áreas de la neuro-oncología, con preguntas sobre el tiempo y la secuencia de radiación y quimioterapia, que siguen sin una respuesta concreta.

Un problema importante se presenta en pacientes que han tenido resecciones excelentes y, si estos pueden ser observados sin tratamiento adicional. Un estudio prospectivo de observación en pacientes menores de 40 años que se había sometido a resección macroscópicas totales encontró una recurrencia del 50% a los 5 años.

Una vez que se toma la decisión de dar tratamiento adyuvante, las opciones incluyen radiación fraccionada terapia, quimioterapia o la combinación de las dos modalidades. Independientemente del tratamiento inicial, los gliomas de bajo grado: finalmente vuelven a crecer y también presenta una progresión a lesiones de alto grado. Aunque este fenómeno es a menudo llamada transformación maligna, ese término pasa por alto el hecho que los propios gliomas de bajo grado son neoplasias malignas de bajo grado. Con una enfermedad en progresión, los pacientes que recibieron inicialmente la radioterapia son candidatos para quimioterapia y viceversa. Los gliomas son finalmente fatales.

COMENTARIOS FINALES

Los últimos años han traído mejor comprensión de la patogenia de los gliomas de bajo grado y han marcado el comienzo de una nueva clasificación de base molecular para reemplazar la clasificación histológica basada en microscopía óptica.

Los ensayos clínicos futuros deberán ser diseñados para los subtipos moleculares específicos, el análisis molecular nos permitirá identificar los tumores que están destinados a comportarse como glioblastomas a pesar de una histología más favorable.

Referencias:

1. THE GLIOMA BOOK. MICHAEL E. SUGRUE. THIEME. 2019.

2. MCU 2019 SURGICAL NEURO ONCOLOGY. RUSSELL R. LONSER AND BRADLEY ELDER. OXFORD. 2019.

3. NEURO ONCOLOGY FOR THE CLINICAL NEUROLOGIST. ROY E. STROWD. ELSEVIER. 2020.

4. OXFORD TEXTBOOK OF NEURO ONCOLOGY. TRACY T. BATCHELOR ET ALS. OXFORD. 2017.

5. GREENFIELD'S NEUROPATHOLOGY. SETH LOVE ET ALS, 9TH EDITION. HOLDER EDUCATION PUBLISHERS.

6. DIAGNOSTIC IMAGING BRAIN, THIRD EDITION. OSBORN ET ALS. ELSEVIER. 2016.

7. ESSENTIALS OF OSBORNS BRAIN. ANNE OSBORNE. ELSEVIER. 2020.

8. UPDATES OF THE WHO CLASSIFICATION OF BRAIN AND PIYUITARY TUMORS. 2019.

GANGLIOGLIOMAS EN PACIENTES PEDIATRICOS

Los primeros reportes de gangliogliomas fueron por Loretz en 1870[8], luego Perkins e Ewing[8,9] los describieron en 1926; Zülch y Cushing[13] los observaron con una incidencia de 0.4% en 1927, y el termino Ganglioglioma fue popularizado por Cyril B. Courville y Anderson[8] en 1930; luego Russel y Rubinstein hicieron contribuciones importantes al respecto[13].

El gangliocitoma, es considerado un raro tumor neuroepitelial de bajo grado, que puede ocurrir en cualquier parte del sistema nervioso central, de crecimiento lento y compuestos de células neuronales con componentes ganglionares predominantes y neuronas multipolares, cuya única diferencia con el ganglioglioma es la proliferación glial mixta en diferentes grados de infiltración. La mayoría de estos tumores son supratentoriales, la mayoría subcorticales lobares, siendo la localización temporal entre un 70% a un 80% de los casos[4].

La segunda localización más frecuente es en el lóbulo frontal en alrededor de un 10%[4], siendo muy raro encontrar localizaciones infratentoriales con menos de 300 casos reportados en la literatura[2], de éstos, el tallo cerebral es la localización más frecuente y de peor pronóstico; habiendo reportes incluso en la región selar y meninges.

También se ha reportado casos en la médula espinal e intraventricular en el 3% y 2% de los casos respectivamente[11], siendo esta última localización extremadamente rara con menos de 25 casos reportados en la literatura, el primero de estos casos fue reportado en 1991 por Silver[11].

Los gangliocitomas cerebelosos, también se conocen como enfermedad de Lhermitte Dulcos y fueron descritos por P. Duclos y Spiegel en 1920[9], pero solo recientemente fueron reconocidos como parte del Síndrome de Cowden, también llamado síndrome hamartoma-neoplasia múltiple, caracterizado por lesiones mucocutáneas y tumoraciones múltiples, y han sido reportados, a la fecha, menos de 300 casos en el mundo.

EPIDEMIOLOGIA

Su incidencia en la mayoría de series publicadas se estima del 0.3% al 1% de todos los tumores del sistema nervioso central, y entre el 1.2% al 7.6% de los tumores cerebrales pediátricos reportados[13], ocurren sobretodo en niños y adultos jóvenes, encontrándose reportes de pacientes menores a un año los cuales también se asocian a un mal pronóstico.

En la mayoría de series el 80% de los pacientes son menores de 30 años[4], aunque los reportes de gangliogliomas intraventriculares indican su mayor incidencia en la tercera y cuarta década[11]; se cree que un diagnóstico tardío y sexo masculino son factores de mal pronóstico.

Los gangliogliomas son considerados por múltiples estudios, como la entidad neoplásica causante de la mayoría de epilepsias a largo plazo en la población pediátrica.

HALLAZGOS ANATOMOPATOLÓGICOS

Según algunos autores como Johannsson[13], la apariencia histológica de los gangliogliomas es altamente variable, cuya densidad celular y el pleomorfismo entre los componentes gliales y neurales varían en cada caso en particular.

Macroscópicamente son grisáceos-blanquecinos, firmes y poco vascularizados con componentes quísticos. Histológicamente el estroma consiste en elementos gliales no neoplásicos, con una red perivascular de reticulina. Pueden observarse en ciertos casos células pequeñas con diferenciación astrocítica, tanto fibrilares como pilocíticas, dispersas difusamente con polimorfonucleares, citoplasma ligeramente eosinófilo, generalmente binucleados y con núcleo agrandado y nucléolos prominentes; cuerpos de Nissl pobremente representados, pudiendo observarse depósitos de calcio en la periferia del tumor o en la corteza adyacente con linfocitos perivasculares prominentes, las fibras de Rosenthal y los cuerpos granulares son ocasionalmente asociadas con el componente astrocítico[9,13,].

Existe proliferación mixta (astrocitos, gemistocitos y/u oligodendrocitos) junto con neuronas ganglionares maduras en las tinciones con hematoxilina y eosina; esta actividad proliferativa se evalúa en inmunohistoquímica con anticuerpos anti-MIB-1, incluyendo el marcador glial GFAP[2,9,11].

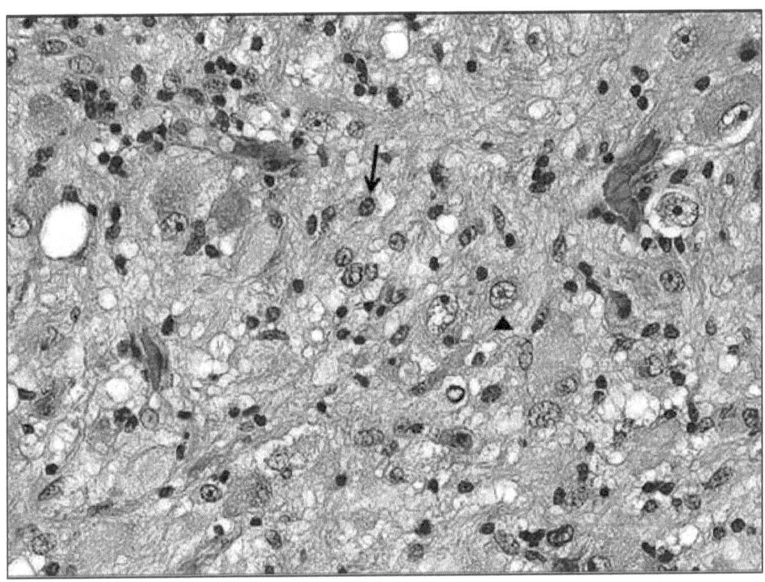

Figura 1. Ganglioglioma. Se observa en la histología los componentes gliales, señalados como cabeza de flecha; y los componentes neuronales, señalados como flecha. En una tinción de Hematoxilina y Eosina (100x). Adaptado de "Gangliogliomas intracraneales. Revisión de una serie de 20 pacientes" (p. 412), por Gellabert-González, M, 2010, Neurología, 2011; 26(7).

Tienen una fuerte positividad para CD34, sinaptofisina, betatubulina clase 3, proteína S-100, enolasa específica de neurona (NSE, por sus siglas en ingles) y cromogranina A[9]. Algunos autores como Hirose reportaron que un índice elevado de Ki 67 y p53 están asociados con un comportamiento más agresivo de la lesión[8] y Rush describió que en los gangliogliomas del tallo cerebral, a pesar de su caracterización histológica, existe evidencia que pueda estar relacionada con la activación de mutaciones en el gen BRAF y su comportamiento más agresivo[1,6]. Recientemente, el impacto pronóstico de la metiltransferasa DNA 06-metilguanina (MGMT, por sus siglas en ingles) en tumores de bajo grado, ha sido reportada, concluyendo que a mayor expresión de proteína MGMT existen mayor tendencia a recurrir[3,11].

CLASIFICACIÓN

 Los gangliogliomas están clasificados como tumores de bajo grado tipo I y II de la OMS en un 86% de los casos[14]; anaplásicos con necrosis dentro del componente glial y corresponden al grado a III de la OMS que corresponden a un 9% de los casos, y el ganglioblastoma, grado IV de la OMS que corresponden al 5%, usualmente referidos como de "Alto Grado"[14]. Este sistema de clasificación resulta en un amplio rango de resultados clínicos para tumores grado I con limitada capacidad de identificar lesiones de alto grado; de hecho, el grado de transformación atípica a un grado II de la OMS oscila entre un 9.2% a un 10.3% y de transformación maligna a un grado III de la OMS entre un 2.5% a un 5.2%[8, 9, 12].Desde el punto de vista molecular, los gangliogliomas ha sido clasificados en dos subgrupos: El Grupo 1, gangliogliomas clásicos, con mutaciones BRAF V600E hasta en un 43%, sin duplicación o fusión génica; y el grupo 2 con hallazgos de astrocitoma pilocítico con focos de diferenciación gangliocítica y duplicación BRAF o fusión del gen KIAA1549-BRAF[1, 3, 10].

La importancia clínica de estos subgrupos radica en el hecho de las mutaciones BRAF también están presentes en 2/3 de los melanomas, en base a esto se han creado varios inhibidores BRAF que se cree mejoran la sobrevida promedio y a largo plazo libre de enfermedad.

HALLAZGOS CLÍNICOS

En localizaciones intracraneales los pacientes pueden presentar convulsiones, cefalea, hidrocefalia, alteraciones del lenguaje, hemiparesia o monoparesia y/o vómitos, sin embargo, depende en gran medida de la localización intracerebral de la lesión, se asocia mucho a episodios convulsivos porque la mayoría están localizados en el lóbulo temporal, algunos estudios reportan que entre el 43 al 79% de los gangliogliomas ocurren en esta área.

Entre el 70 y el 85% de los pacientes con gangliogliomas supratentoriales presenta síndrome convulsivo, y de estos, entre el 20 al 40% son fármaco resistentes[12]; sin embargo, se reporta que luego de la cirugía, alrededor del 95% de los pacientes logran un control favorable del síndrome convulsivo, y un 67% de los pacientes fármaco resistentes se consideraron "libres" de convulsiones después de la cirugía[12]. La duración de los síntomas antes del diagnóstico se estima entre 1.3 a 2.4 años[2].

Cuando las lesiones se encuentran en el tallo cerebral es común encontrar déficit de pares craneales, signos cerebelosos, problemas respiratorios y muerte súbita. La diseminación leptomeníngea y subaracnoidea es muy rara.

Los tumores recurrentes causan morbilidad considerable debido a que requieren tratamientos adyuvantes y reintervención quirúrgica.

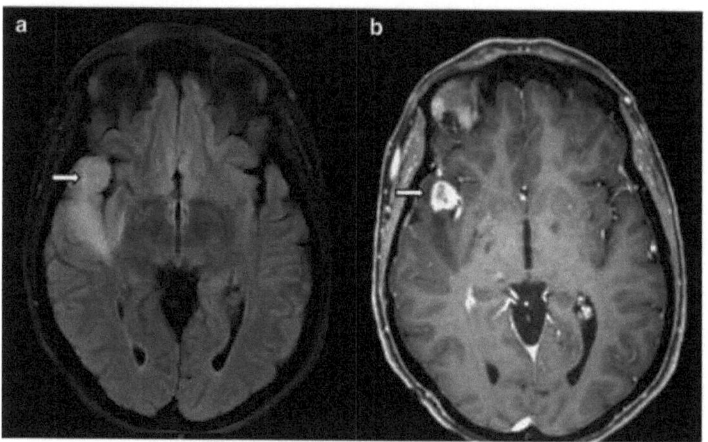

Figura 2. Ganglioglioma en el giro temporal superior derecho en un paciente adulto joven. **a.** Se observa un corte axial en T2FLAIR con ligera hiperintensidad en el polo temporal derecho, en su cara mesial, lateral a la ínsula. **b.** El mismo corte en T1 post gadolineo, evidenciando reforzamiento con moderado edema peri-lesional. Adaptado de "Diseases of the Brain, Head and Neck, Spine 2020-2023" (p. 123), por Hodler J, 2020, Springer Cham.

HALLAZGOS RADIOLÓGICOS

Estos tumores pueden aparecer como masas sólidas bien definidas o como lesiones quísticas con nódulo mural; en los primeros casos reportados, Zimmerman y Bilaniuk describieron lesiones isodensas o ligeramente hiperdensas en TAC cerebral[13]; en secuencias de RMN muestran hipointensidad en T1 e hiperintensidad en T2 o FLAIR; aunque Zentner reportó que el 32% de sus casos presentaban iso- hipointensidad en T2[2].

En los gangliogliomas de bajo grado es común observar efecto de masa moderado, y lesiones bien circunscritas corticales o subcorticales, en un solo lóbulo cerebral, con apariencia sólida con o sin quistes en su interior, usualmente con reforzamiento ante el medio de contraste; también pueden encontrarse calcificaciones intratumorales.

Las lesiones de alto grado tienen características infiltrativas, profundas y heterogéneas, muchas veces llamadas "el gran imitador", ya que su semejanza con otros tumores de alto grado, como GBM, es muy alta. En las lesiones del tallo cerebral estos tumores están centrados en la parte baja del mismo, protuberancia, parta baja del puente y pedúnculos cerebelosos son las localizaciones habituales. Cuando se encuentra edema cerebral y bordes poco definidos, hay alta probabilidad de que sea de naturaleza anaplásica e infiltrativa. El diagnóstico diferencial incluye tanto a oligodendrogliomas, astrocitomas difusos o pilocíticos, meduloblastomas y tumores neuroepiteliales disembrioplásicos; estudios de imagen avanzados, como espectroscopia de RM, podrían ser útiles en el diagnóstico.

TRATAMIENTO

La resección quirúrgica total es el tratamiento de elección en tumores de bajo grado, dando lugar a una sobrevida a largo plazo libre de enfermedad de 85% a los 10 años, y entre el 70.5% al 88.3% a los 5 años en algunas series[7]; se estima que el riesgo de recurrencia disminuye en un 15% por cada año de incremento en edad en estos casos[7].

El grado de recurrencia depende del grado de resección y la capacidad infiltrativa del tumor, existen reportes de pacientes en los que el grado de resección fue al menos de un 94% del volumen tumoral, con prolongada sobrevida libre de enfermedad, comparados con otros pacientes con menor extensión de resección[7], los reportes son de hasta 33% de recurrencia; este hecho demuestra el importante rol de una cirugía citorreductiva como un punto clave en el tratamiento de estos tumores. Múltiples reportes han demostrado que la localización tumoral es el factor de mayor impacto en la probabilidad de una resección total completa; por tal motivo, las lesiones atípicas, como las ubicadas en el tallo cerebral o diencefálicas, tienen menos probabilidad de ser completamente resecadas quirúrgicamente, sin embargo, aunque es un factor importante, a este hecho no puede excluirse la probabilidad de que se trate de lesiones mayormente infiltrantes como resultado de sus diferencias biológicas, u otros factores a la fecha desconocidos, como se ha reportado en otros estudios.En relación con la capacidad infiltrativa del tumor, se reporta que las lesiones grado I de la OMS, con resección total completa, tienen un 1% de recurrencia; que incrementa entre el 25% al 33% para lesiones atípicas grado II de la OMS, y de 38% a 60% en tumores grado III/IV de la OMS; estos últimos evidencian una sobrevida promedio a los 5 años entre el 47% y el 53% a los 3 años[14], aunque mejoren con resección total completa, siguen siendo de pronóstico ominoso; esto significa que, como ya ha sido demostrado en varios estudios, el factor pronóstico más importante para estimar la sobrevida en los pacientes con gangliogliomas es el grado tumoral.

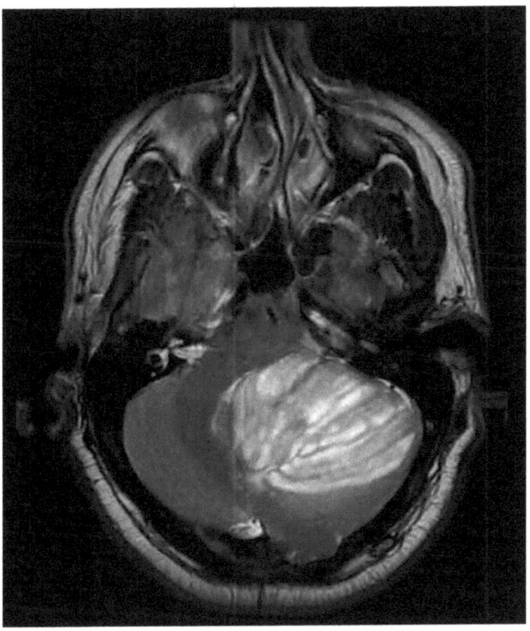

Figura 3. Corte axial en T2 de un paciente con una lesión en el hemisferio cerebeloso izquierdo, que invade el vermis y región posterior de pedúnculos cerebelosos, de apariencia quística y estriada, relativamente heterogénea, prácticamente sin realce al medio de contraste, característico de la Enfermedad de Lhermitte Duclos. Adaptado de Radiopaedia por Jha, Praveen, 2020, (https://radiopaedia.org/cases/lhermitte-duclos-disease-5?lang=gb).

El abordaje quirúrgico dependerá de la localización y la profundidad de la lesión, intra operatoriamente es infrecuente encontrar un plano de clivaje bien definido, suelen ser firmes e infiltrativos; en localizaciones profundas como en el tallo cerebral, el objetivo debe ser la remoción de la parte exofítica y superficial a fin de aliviar los síntomas.

La mayoría de los estudios indican que la resección total completa es alcanzable entre el 45 al 79% de los casos en general[12]; el pronóstico suele ser mejor en las lesiones de bajo grado, resección completa y localización hemisférica comparados con lesiones infratentoriales, resección subtotal o localizaciones profundas.

La quimioterapia adyuvante y radioterapia, en la forma de radioterapia de haz externo, pueden ser opciones adicionales recomendadas para gangliogliomas de alto grado dada la evidencia de progresión tumoral, y para los casos en los que se realice resección subtotal o biopsia, sin embargo, aunque Rades reportó que la radioterapia mejoraba el control local de los gangliogliomas intracraneales que hayan sido subtotalmente resecados, el tema aún es muy discutible[15].

Pareciera ser que hubo una tendencia a la disminución del uso de radioterapia en los últimos 30 años; entre 1983 y 1997, se describió que el uso de la radioterapia oscilaba entre el 20% y el 40% de los casos[6], sin embargo, después del 2004, el rango oscila entre el 2% y el 10% de los casos, probablemente a la naturaleza benigna de los tumores y al aumento en el desconocimiento de los efectos deletéreos de la radiación, como principales factores, temiendo la degeneración maligna después del tratamiento[6].

En relación a gangliogliomas del tallo cerebral, algunos estudios recientes indican que el índice promedio de radioterapia es el 8%[15] contrario a un promedio del 3% en otras localizaciones.

El tiempo promedio de recurrencia es a 1.2 años de la cirugía en resecciones subtotales o biopsia; si se observa una recurrencia en el período de seguimiento, debe plantearse una segunda cirugía[15].

En relación a los agentes quimioterapéuticos, el tratamiento con Temozolamida está dentro de la primera línea terapéutica; dentro de los inhibidores BRAF de primera generación se ha descrito que el Vemurafenib en gangliogliomas con mutaciones BRAFV600E puede ser una alternativa prometedora[1], controlando el crecimiento tumoral en el contexto de enfermedad residual, administrándose en forma prolongada y continua sin escalada de toxicidad; dentro de los inhibidores BREF de segunda generación está el Dabrafenib[3]; también se han realizado estudios con Vinblastina, aún en espera de resultados clínicos concluyentes[1].

Referencias:

1. Aguilera, D., Janss, A., Mazewski, C., Castellino, R., Schniederjan, M., Haynes, L., . . . MacDonald, T. (2016). Successful Retreatment of a Child with a Refractory Brainstem Ganglioglioma with Vemurafenib. *Pediatr Blood Cancer, 63*, 541-543.

2. Baussard, B., Di Rocco, F., Garnett , M., Boddaert, N., Lellouch, A., Grill, J., . . . Sainte-Rose, C. (2007). Pediatric Infratentorial Gangliogliomas: A retrospective Series. *J Neurosurg, 107*(4 Suppl Pediatrics), 286-291.

3. Bilginer, B., Yalnızoglu, D., Soylemezoglu, F., Turanlı, G., Cila, A., Topçu, M., & Akalan, N. (2008). Surgery for epilepsy in children with dysembryoplastic neuroepithelial tumor: Clinical spectrum, seizure outcome, neuroradiology, and pathology. *Childs Nerv Syst, 25*(4), 485-491.

4. Bonfield, C., & Steinbok, P. (2015). Pediatric cerebellar astrocytoma: A review. *Childs Nerv Syst, 31*(10), 1677-1685.

5. Cavalcante, A., Fernandes, I., Ramina, R., & Borges, G. (2007). Vestibular Schwannoma: Surgical results on 240 patients operated on dorsal decubitus position. *Arq Neuropsiquiatr, 65*(3-A), 605-609.

6. Chadderton, R., West, C., Schulz, S., Quirke, C., Gattamaneni, R., & Taylor, R. (1995). Radiotherapy in the treatment of low-grade astrocytomas. *Child's Nerv Syst, 11*(8), 443-448.

7. Chamberlain, M. (2016). Recurrent Ganglioglioma in Adults Treated with BRAF Inhibitors. *CNS Oncology, 5*(1), 27-29.

8. Chand, M., Jain, D., Gupta, A., Sarkar, C., Suri, V., Garg, A., . . . Chandra , S. (2009). Dysembryoplastic neuroepithelial tumor: a clinicopathological study of 32 cases. *Neurosurg Rev, 32*(2), 161-170.

9. Charbel K. Moussalem, E. M. (2020). Spinal sarcomas and immunity: An undervalued relationship. *Seminars in Cancer Biology, 64*, 36-50.

10. Compton, J., Issa, N., Eckel, L., Schomas, D., Giannini, C., & Meyer, F. (2012). Long-Term Outcomes for Low-grade Intracranial Ganglioglioma: 30-year Experience from the Mayo Clinic. *J Neurosurg, 117*, 825-830.

11. Daumas-Duport, Catherine, Scheithauer, B., Chodkiewicz, J.-P., Laws, E., & Vedrenne, C. (1988). Dysembryoplastic Neuroepithelial Tumor: A Surgically Curable Tumor of Young Patients with Intractable Seizures. *Neurosurgery, 23*(5), 545-556.

12. Di Rocco, C., & Tamburrini, G. (2006). Ganglioglioma. En C. Tonn, S. Grossman, J. Rutka, & M. Westphal, *Neuro-Oncology of CNS Tumors* (págs. 394-400). Germany: Springer.

13. Dirven, C., Mooij, A., & Molenaar, M. (1997). Cerebellar pilocytic astrocytoma: A treatment protocol based upon analysis of 73 cases and a review of the literature. *Child's Nerv Syst, 13*(1), 17-23.

14. Dorward, I., Luo, J., Perry, A., Gutmann, D., Mansur, D., Rubin, J., & Leonard, J. (2010). Postoperative imaging surveillance in pediatric pilocytic astrocytomas. *J Neurosurg Pediatrics, 6*(4), 346-352.

15. Dudley, R., Torok, M., Gallegos, D., Mulcahy, J., Hoffman, L., Liu, A., . . . Hankinson, T. (2015). Pediatric Low-Grade Ganglioglioma: Epidemiology, Treatments, and Outcome Analysis on 348 Children From the Sourveillance, Epidemiology, and End Resuts Database. *Neurosurgery, 76*(3), 313-320.

16. Due-Tonnessen, B., Lundar, T., Egge, A., & Scheie, D. (2013). Neurosurgical treatment of low-grade cerebellar astrocytoma in children and adolescents: a single consecutive institutional series of 100 patients. *J Neurosurg Pediatrics, 11*(3), 245-249.

17. Dulce D Uribe-Rosales, C. C.-A.-M. (Enero - Marzo de 2014). Aspectos biológicos y clínicos para comprender mejor al osteosarcoma. *Investigacion en Discapacidad , 3*(1), 33-40.

18. Enneking WF, S. S. (1980). A system for the surgical staging of musculoskeletal sarcoma. *Clin Orthop Relat Res, 153*, 106-120.

19. Garrett, M., Eschbacher, J., & Nakaji, P. (2008). Dysembryoplastic Neuroepithelial Tumor: A Review. *Barrow Quarterly, 24*(1), 9-13.

20. Gerganov, V., & Samii, M. (2012). Giant Vestibular Schwannomas. *World Neurosurgery, 77*(5), 627-628.

21. Gerganov, V., Klinge, P., Nouri, M., Stieglitz, L., Samii, M., & Samii, A. (2009). Prognostic clinical and radiological parameters for immediate facial nerve

function following vestibular schwannoma surgery. *Acta Neurochir, 151*(6), 581-587.

22. Geyer, R., Finlay, J., Boyett, J., Wisoff, J., Yates, A., Mao, L., & Packer, R. (1995). Survival of Infants with Malignant Astrocytomas. *CANCER, 75*(4), 1045-1050.

23. Harati, A., Scheufler, K., Schultheiss, R., Tonkal, A., Harati , K., Oni, P., & Dietmer, T. (2017). Clinical features, microsurgical treatment, and outcome of vestibular schwannoma with brainstem compression. *Surgical Neurology International, 8*(45).

24. Haydon, D., Dahiya, S., Smyth, M., Limbrick, D., & Leonard, J. (2014). Greater Extent of Resection Improves Ganglioglioma Recurrence-Free Survival in Children: A Volumetric Analysis. *Neurosurgery, 75*(1), 37-42.

25. Jensen, R., Caamano, E., Jensen, E., & Couldwell, W. (2006). Development of Contrast Enhancement After Long-term Observation of a Dysembryoplastic Neuroepithelial Tumor. *Journal of Neuro-Oncology, 78*(1), 59-62.

26. Jurkiewicz, E., Pakula-Kosciesza, I., Chelstowska, S., Nowak, K., Roszkowski, M., Grajkowska, W., & Szary, C. (2010). Infratentorial tumors in children -value of ADC in prediction of grade of neoplasms. *Pol J Radiol, 75*(4), 18-23.

27. Kawataki, T., Sato, E., Kato , T., Sato, T., Horikoshi, T., & Kinouchi, H. (2010). A cortical dysembryoplastic Neuroepithelial tumor initially occurring in the periventricular white matter. *J Neurosurg Pediatrics, 6*(6), 600-603.

28. Kehler, U., Arnold, H., & Müller, H. (1990). Long-term follow-up of infratentorial pilocytic astrocytomas. *Neurosurg. Rev., 13*, 315-320.

29. Khashab, M., Gargan , L., Margraf, L., Koral , K., Nejat, F., Swift, D., . . . Bowers, D. (2009). Predictors of Tumor Progression among Children with Ganglioglioma. *J Neurosurg Pediatrics*(3), 461-466.

30. Koerbel, A., Gharabaghi, A., Safavi, S., Tatagiba, M., & Samii, M. (2005). Evolution of vestibular schwannoma surgery: the long journey to current success. *Neurosurg Focus, 18*(4), E10:1-6.

31. Lapras, C., Patet, J., Lapras , C., & Mottolese, C. (1986). Cerebellar astrocytoma in chilhood. *Child Nerv Syst, 2*, 55-59.

32. Lee, M.-C., Kang, J.-Y., Seol, M.-B., Kim, H.-S., Woo, J.-Y., Lee, J.-S., . . . Kim, S.-U. (2006). Clinical features and epileptogenesis of dysembryoplastic neuroepithelial tumor. *Childs Nerv Syst, 22*(12), 1611-1618.

33. Lin, E., & Crane, B. (2017). The Management and Imaging of Vestibular Schwannomas. *Am J Neuroradiol, 38*(11), 2034-2043.

34. López-Aguilar, E., Sepúlveda, A., Rivera, H., Cerecedo, F., Valdés, M., Delgado, S., . . . Romo, H. (2003). Preirradiation ifosfamide, carboplatin and etoposide (ICE) for the treatment of high-grade astrocytomas in children. *Childs Nerv Syst, 19*(12), 818-823.

35. Louis, D., Perry , A., Reifenberger, G., von Deimling, A., Figarella-Branger, D., Cavenee, W., . . . Ellison, D. (2016). The 2016 World Heatlh Organization

Classification of Tumors of the Central Nervous System: a summary. *Acta Neuropathol, 131*, 803-820.

36. Luzzi, S., Elia, A., Del Maestro, M., Elbabaa, S., Carnevale, S., Guerrini, F., . . . Galzio, R. (2019). Dysembryoplastic Neuroepithelial Tumors: What You Need to Know. *World Neurosurgery, 127*, 255-265.

37. M. Akhtar Anwara, C. E.-B. (2020). Novel therapeutic strategies for spinal osteosarcomas. *Seminars in Cancer Biology, 64*, 83-92.

38. M. Ciftdemir, M. K. (2016). Tumors of the spine. *World J. Orthop, 7*(2), 109-116.

39. Matthies, C., & Samii, M. (1997). Management of 1000 Vestibular Schwannomas (Acoustic Neuromas): Clinical Presentation. *Neurosurgery, 40*(1), 1-10.

40. Matthies, C., Samii, M., & Krebs, S. (1997). Management of Vestibular Schwannoma (Acoustic Neuromas): Radiological Features in 202 Cases-Their Value for Diagnosis and Their Predictive Importance. *Neurosurgery, 40*(3), 469-482.

41. Minkin, K., Klein, O., Mancini, J., & Lena, G. (2008). Surgical strategies and seizure control in pediatric patients with dysembryoplastic neuroepithelial tumors: A single-institution experience. *J Neurosurg Pediatrics, 1*(3), 206-210.

42. Moazzam, A., Wagle, N., & Shiroishi, M. (2014). Malignant Transsformation of DNETs: a case report and literature review. *NeuroReport, 25*(12), 894-899.

43. Odia, Y. (2016). Gangliocytomas and Gangliogliomas: Review of Clinical, Pathologic and Genetic Features. *Clinics in Oncology, 1*(1017), 1-6.

44. Ogiwara, H., Bowman, R., & Tomita, T. (2012). Long-term Follow-up of Pediatric Bening Cerebellar Astrocytomas. *Neurosurgery, 70*(1), 40-48.

45. P. López Roldána, S. Á. (211). Actualización del osteosarcoma para el médico de familia. *Semergen, 37*(1), 22-29.

46. Patibandla, M., Ridder, T., Dorris , K., Torok, M., Liu, A., Handler, M., . . . Hankinson, T. (2016). Atypical Pediatric Ganglioglioma is Common and Associated with a Less Favorable Clinical Course. *J Neurosurg Pediatr, 17*, 41-48.

47. Pencalet, P., Maixner, W., Sainte-Rose, C., Lellouch, A., Cinalli, G., Zerah, M., . . . Renier, D. (1999). Benign cerebellar astrocytomas in children. *J Neurosurg, 90*(2), 265-273.

48. Prasad, L., Kumar, R., Kurwale, N., & Suri, V. (2016). Intraventricular Gangliogliomas: A Review. *World Neurosurgery, 87*, 39-44.

49. Raimondi, A., & Tomita, T. (1981). Hydrocephalus and Infratentorial Tumors. *J Neurosurg, 55*(1), 174-182.

50. Ranger, A., & Diosy, D. (2015). Seizures in children with dysembryoplastic neuroepithelial tumors of the brain. A review of surgical outcomes across several studies. *Childs Nerv Syst, 31*(6), 847-855.

51. Rivera-Luna, R., Zapata-Tarrés, M., Medina-Sansón, A., López-Aguilar, E., Niembro-Zúñiga, A., Amador, J., . . . Bornstein-Quevedo, L. (2007). Long-term survival in children under 3 years of age with low-grade astrocytoma. *Childs Nerv Syst, 23*(5), 543-547.

52. Rogelio Cortés-Rodríguez, G. C.-P.-Q. (Mayo - Agosto de 2010). Guía de diagnóstico y tratamiento para pacientes pediátricos con osteosarcoma. *Archivos de Investigación Materno Infantil, II*(2), 60-66.

53. Rosember, S., & Fujiwara, D. (2005). Epidemiology of Pediatric tumors of the Nervous System According to the WHO 2000 classification: A report of 1,195 cases from a single institution. *Childs Nerv Sys, 21*(11), 940-944.

54. Roser, F., & Tatagiba, M. (2010). The first 50s: Can we achieve acceptable results in vestibular schwannoma surgery from the beginning? *Acta Neurchir, 152*(8), 1359-1365.

55. S. Boriani, J. W. (1997). Primary bone tumors of the spine. Terminology and surgical staging. *Spine, 22*(9), 1036-1044.

56. Saad, M., Shata, H., Younis, M., & Taha, A. (2020). Microsurgical Management of Vestibular Schwannomas with Brainstem Compression: Surgical Challenges and Outcome. *Open Journal of Modern Neurosurgery, 10*(1), 122-134.

57. Salles, D., Laviola, G., de Moraes, A., & Stávale, J. (2020). Pilocytic Astrocytoma: A Review of General Clinical, and Molecular Characteristics. *Journal of Child Neurology, 35*(12), 852-858.

58. Samii, M., & Matthies, C. (1997). Management of 1000 Vestibular Schwannoma (Acoustic Neuromas): Surgical Management and Results with an Emphasis on Complications and How to Avoid Them. *Neurosurgery, 40*(1), 11-23.

59. Samii, M., & Matthies, C. (1997). Management of 1000 Vestibular Schwannomas (Acoustic Neuromas): The Facial Nerve Preservation and Restitution of Function. *Neurosurgery, 40*(4), 684-695.

60. Samii, M., Gerganov, V., & Samii, A. (2006). Improved preservation of hearing and facial nerve function in vestibular schwannoma surgery via the retrosigmoid approach in a series of 200 patients. *J Neurosurg, 105*(4), 527-535.

61. Sampetrean, O., Maehara, T., Arai, N., & Nemoto, T. (2006). Rapidly Growing Dysembryoplastic Neuroepithelial Tumor: Case Report. *Neurosurgery, 59*(6), E1337-E1338.

62. Sathyakumar, K., Mani, S., Harshe, G., Prabhu, K., Chacko, A., & Chacko, G. (2020). Neuroimaging of pediatric infratentorial tumors and the value of diffusion-weighted imaging (DWI) in determining tumor grade. *Acta Radiológica*. doi:https://doi.org/10.1177%2F0284185120933219

63. Schneider, J., Viola, A., Confort, S., Ayunts, K., Le Fur, Y., Viout, P., . . . Girard, N. (2007). Tumeurs de la fosse postérieure de l'enfant: apport des techniques d'imagerie avancées. *Journal of Neuroradiology, 34*(1), 49-58.

64. Simonova, G., Kozubikova, P., Liscak, R., & Novotny, J. (2016). Leksell Gamma Knife treatment for pilocytic astrocytomas: long-term results. *J Neurosurg Pediatr, 18*(1), 58-64.

65. Somaza, S., Kondziolka, D., Lunsford, D., Flickinger, J., Bissonette, D., & Albright, L. (1996). Early Outcomes after Stereotactic Radiosurgery for Growing Pilocytic Astrocytomas in Children. *Pediatr Neurosurg, 25*(3), 109-115.

66. Sommer, B., Wimmer, C., Coras, R., Blumcke, I., Lorber, B., Hamer, H., . . . Roessler, K. (2015). Resection of Cerebral Gangliogliomas Causing Drug-Resistant Epilepsy: Short- and Long-term Outcomes Using Intraoperative MRI and Neuronavigation. *Neurosurg Focus, 38*(1), 1-8.

67. Spoerri, O., Demierre, B., Stichnoth, F., & Hori, A. (1986). Intracerebral Ganglioglioma. *J Neurosurg, 65*, 177-182.

68. Sposto, R., Ertel, I., Jenkin, R., Boesel, C., Venes, J., Ortega, J., . . . Hammond, D. (1989). The effectiveness of chemotherapy for treatment of high grade astrocytoma in children: Results of a ramdomized trial. *Journal of Neuro-Oncology, 7*(2), 165-177.

69. Starnoni, D., Giammattei, L., Cossu, G., Link, M., Roche, P.-H., Chacko, A., . . . Daniel, R. (2020). Surgical management for large vestibular schwannomas: a systematic review, meta-analysis, and consensus statement on behalf of the EANS skull base section. *Acta Neurochirurgica, 162*(11), 2595-2617.

70. Tatke, M., Sharma, A., & Malhotra, V. (1998). Dysembryoplastic Neuroepithelial Tumour. *Child's Nerv Syst, 14*, 293-296.

71. Vaquero , J., Zurita, M., Coca, S., Oya, S., & de Prado, F. (1996). Tumor Neuroepitelial Disembrioplásico: Una Causa de Epilepsia Curable Quirúrgicamente. *Neurocirugía, 7*(1), 19-26.

72. Varshneya, K., Sarmiento, M., Nuño, M., Lagman, C., Mukherjee, D., Nuño, K., . . . Patil, C. (2016). A National Perspective of Adult Gangliogliomas. *Journal of Clinical Neuroscience, 30*, 65-70.

73. Villarejo, F., Álvarez-Sastre, C., Martínez-Quiñones, J., Colomar, P., Pascual, A., & Pérez-Díaz, C. (1999). Tumores neuroepiteliales disembrioplásicos. *Rev Neurol, 29*(9), 810-814.

74. Yuan, J., Sharma, N., Choudhri, H., Figueroa , R., & Sharma, S. (2011). Intraventricular dysembryoplastic neuroepithelial tumor in a pediatric patient: is it the most common extracortical location for DNT? *Childs Nerv Syst, 27*(3), 485-490.

75. Zhang, S., Wang, X., Liu, X., Ju, Y., & Hui, X. (2013). Brainstem Gangliogliomas: A Retrospective Series. *J Neurosurg, 118*, 884-888.

<u>TUMORES NEUROEPITELIALES DISEMBRIOPLÁSICOS</u>

En 1988 Catherine Daumas-Duport, en París, reportó por primera vez un grupo de tumores neuroepiteliales complejos que, hasta la fecha, no habían sido clasificados[3]. Este grupo de 39 tumores encontrados en adultos jóvenes, que superficialmente se parecían a los oligoastrocitomas, fueron llamados "Tumores Neuroepiteliales Disembrioplásicos" (DNT, por sus siglas en inglés)[3], acuñando el término "disembrioplásico" para evitar la connotación de malignidad del término "tumores embrionarios"[3], y también para sugerir que estos tumores tienen su origen en la disembriogénesis[14].

Aunque el reporte de Daumas-Duport es considerado el primero en describir estos tumores, ellos resaltaron los hallazgos de Cavanagh en 1958, en Londres, quién públicó un artículo llamado "*On Certain Small Tumors Encountered in the Temporal Lobe*", donde reportó lesiones multinodulares descritas como hamartomas, pero con áreas de "cambio neoplásico temprano" que eran susceptibles a transformación maligna[4].

Las capas germinales secundarias donde se desarrollan estos tumores son la capa ependimaria, cerebelar granular externa, fascia hipocampal dentada y la capa granular subpial, siendo esta última el sitio de origen más común[3]. Los DNT no son lesiones adquiridas en una corteza desarrollada.

Los DNT son, en su mayoría, aceptados como tumores indolentes, benignos, no recurrentes aún después de resecciones parciales; sin embargo, la literatura reciente ha descrito casos de transformaciones malignas, crecimiento tumoral y sangrados intratumorales como casos aislados[13], pero que han evidenciado la naturaleza cambiante de estas lesiones. Hasta la fecha, se desconocen los factores que predisponen al comportamiento agresivo en estos raros casos.

EPIDEMIOLOGIA

La mayoría de series de tumores cerebrales pediátricos contemporáneas demuestran que alrededor de 1/3 de todos los tumores pediátricos ocurren en la región supratentorial[1]. Es estima que la incidencia de los DNT es de 0.03 por cada 100,000 por año, constituyendo el 23.4% de los tumores asociados a epilepsia en la población pediátrica[9]. En las descripciones originales de Doumas-Duport el 85% de los casos tenían menos de 15 años de edad[3]. Actualmente, en la mayoría de series, los pacientes con DNT suelen ser adolescentes o adultos jóvenes con historia de crisis epilépticas refractarias a tratamiento, aunque se han descrito casos en pacientes adultos no superan el 0.2% de los casos[9,15]. La edad promedio en la que debutan estos tumores es de 10.03 años en algunas series, sin déficit neurológico ni efecto de masa demostrado en los estudios de imagen[2]. Desde su primera descripción en 1988 hasta 1995 solo habían sido descritos 108 casos[16], actualmente los casos reportados a la fecha no superan los 800.

Se estima en las series con mayor número de casos reportados, que los DNT corresponden al 0.39% de todos los tumores intracraneales, y al 1.15% de la totalidad de los gliomas[2]. Se consideran el segundo tipo más común de tumores epileptógenos en niños, después de los gangliogliomas.

HALLAZGOS ANATOMOPATOLÓGICOS

En el reporte original se describen "elementos glioneuronales específicos"[3], compuestos de grupos de axones perpendiculares a la superficie cortical[14], inmersos en un grado de acumulación de sustancia mucoide extracelular, conteniendo elementos neuronales ocasionalmente binucleados; y presencia de oligodendrocitos y astrocitos (pudiendo ser éstos últimos pilocíticos o fibrilares[14], descritos como el "componente nodular o glial". Han sido descritos tres tipos histológicos[14]: (a) Una forma compleja, con componentes gliales vistos en asociación con elementos específicos glioneuronales y/o focos de displasia cortical; (b) una forma simple, solamente con elementos específicos glioneuronales.

Otros componentes raramente descritos, incluyen vasos hamartomatosos, glomeruloides, focos de necrosis y atipia nuclear o mitosis[14], y (c) una forma no específica[16], que no pueden diferenciarse histológicamente de las categorías convencionales de los gliomas, ya que no presentan ni los elementos específicos glioneuronales, ni la arquitectura multinodular; son más parecidos a un astrocitoma de bajo grado, pero con hallazgos radiológicos más consistentes con DNT[4].

En los DNT las neuronas son maduras, y se asemejan a neuronas piramidales en la corteza; las neuronas pleomórficas son muy raras[7]. Existen reportes que sugieren que los casos reportados de transformación maligna ocurren en condiciones basadas en las formas complejas de los DNT, en cuyo grado de atipia histopatológica presente dentro del componente glial pueda afectar la dicha propensión[11].

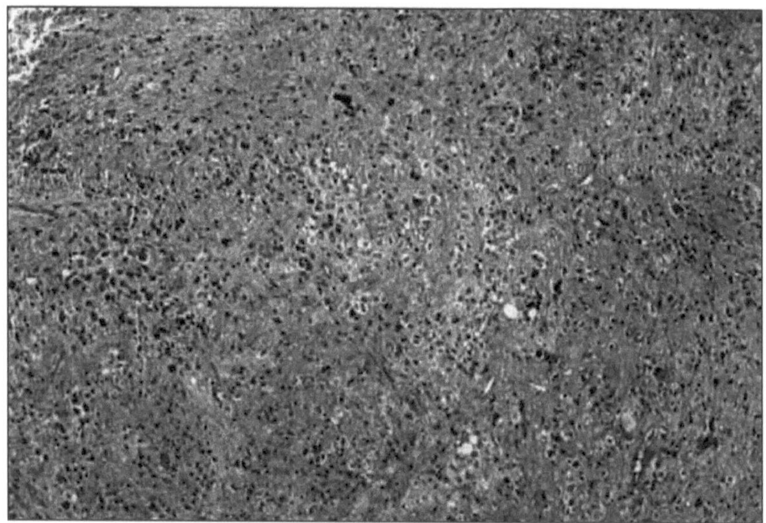

Figura 1. DNT. Se observa en la histología células similares a oligodendrocitos, agrupados en cúmulos. También se observan "neuronas flotantes" dentro de un material "mucoide". En una tinción de Hematoxilina y Eosina (100x). Adaptado de "Dysembryoplastic Neuroepithelial Tumors: What You Need to Know" (p. 261), por Luzzi S, World Neurosurgery, 2019; 127[9].

Las tinciones de inmunohistoquímica para varios marcadores proliferativos y proteínas génicas de supresión tumoral se pueden realizar para determinar el potencial proliferativo de estos tumores[2], entre ellos GFAP que ha mostrado negatividad para células similares a oligodendrocitos, pero positividad para los componentes astrocíticos[2]. S-100 ha evidenciado positividad para células similares a oligodendrocitos en la mayoría de casos, NF-M/H, MAP2, sinaptofisina, y NeuN se reportan positivas para los DNT en la mayoría de estudios[7]. Indices proliferativos como MIB-1 L1 y topo-IIα L1 se han encontrado muy bajos en la mayoría de casos[2]. También se ha encontrado expresión amplificada de NR1 en los oligodendrocitos de los DNT y las subunidades NR2A/B se han encontrado tanto en DNT como en gangliogliomas en más del 60% de las células[7].

En relación a los tejidos adyacentes a los DNT, se ha demostrado incremento de la positividad para NR1, 2A/B, GluR2 en neuronas displásicas, y GluR3 en astrocitos reactivos; estos receptores se asocian al glutamato produciendo una transmisión anormal del mismo y provocando aumento de la excitabilidad en la lesión epileptogénica[7]. La proteína de expresión génica p53 no se ha reportado en ningún caso[2], y los índices de Ki-67 varian entre 0.2% a 2%, relativamente bajos en la mayoría de casos[17].

CLASIFICACIÓN

Luego de su descripción en 1988, estos tumores fueron incluidos en la clasificación de tumores cerebrales de la OMS[15]. Sin embargo, algunos autores han sugerido que, por su posible naturaleza neuronal, deben incluirse como un subtipo dentro de los neurocitomas centrales, ya que es posible que se desarrollen a expensas de células de naturaleza neuroblástica pertenecientes a la capa germinal subpial, ocupando un lugar intermedio de diferenciación entre los típicos neurocitomas y los gangliocitomas[15].

Sin embargo, desde 1993 hasta la última clasificación de tumores cerebrales en el 2016, la OMS los catalogó como un grupo aparte de tumores de grado I dentro de los tumores neuronales y neuronales-gliales mixtos[8]. Los reportes de localizaciones periventriculares apoyan la hipótesis de que los DNT pueden originarse de las capas subependimales cerca del sistema ventrícular y extenderse a la corteza cerebral periférica, en la dirección de la migración de las células precursoras neuronales, con cambios tumorogénicos[6].

Sus diagnósticos diferenciales principales son el ganglioglioma y el oligoastrocitoma mixto, diferenciándose de los primeros en que los gangliogliomas no son intracorticales y no exhiben una arquitectura nodular[3].

Se han descrito raros casos de transformación maligna, el primero fue descrito por Hammond en el 2000, el cual fue tratado con resección quirúrgica donde se reportó un astrocitoma de grado IV[4], estos hallazgos, junto con otros casos reportados, sugieren que estas lesiones tienen cierto potencial para su degeneración maligna, aunque su naturaleza actualmente aún genera cierto debate.

Es importante resaltar que algunas anormalidades genéticas pueden ayudar a distinguir a estos tumores de neoplasias más malignas, en particular, las deleciones del cromosoma 1p-19q vistas en los oligodendrogliomas no están presentes en los

DNT, tampoco la mutación IDH1, típicamente presente en los gliomas de bajo grado, está presente en estas lesiones[11].

HALLAZGOS CLÍNICOS

La ausencia de un síndrome de hipertensión intracraneal y la presencia de síndrome convulsivo de inicio temprano, en forma de crisis parciales complejas y que progresivamente progresan a crisis refractarias[1], son los hallazgos más comunes, presentándose casi en el 100% de los casos[12]. De los casos en que se presentan convulsiones parciales complejas, aproximadamente 1/3 de los pacientes desarrolla generalización secundaria[1].

Normalmente hay ausencia de déficit neurológico, con funciones cognitivas normales. Actualmente en relación a la causa del alto índice de convulsiones en estos tumores en su mayoría benignos, en relación a una incidencia más baja de las mismas en tumores de bajo grado de malignidad, es que la causa de las mismas es multifactorial, más allá del tamaño o localización de los DNT[12].

Varios estudios neurofisiológicos han demostrado que la epileptogenicidad de los DNT no se encuentra en el centro de la lesión sino en las áreas marginales bordeando la lesión[7]. Ondas agudas ictales e interictales como hallazgos electroencefalográficos han sido reportados hasta en un tercio de los pacientes, en algunas series[7]; sin embargo, en la mayoría de casos se detectan descargas epileptiformes desde las regiones tumorales y de localizaciones distantes al tumor.

Estudios de electrocorticografía y electroencefalografía cerebral profunda, han demostrado los beneficios en la resección de la corteza tumoral epileptogénica y la mejoría clínica después de la cirugía en estas series ha sido muy evidente[7].

En estos casos se ha logrado demostrar que la causa subyacente de la epilepsia crónica está incrementada por la excitabilidad de la lesión epileptogénica que puede resultar de la transmisión glutamatérgica debido a la expresión alterada de una subunidad del receptor de glutamina. Algunos autores también han reportado hemorragias intratumorales espontáneas, cefaleas, y déficits neurológicos focales[1].

HALLAZGOS RADIOLÓGICOS

La mayoría de lesiones son corticales supratentoriales, que suelen afectar al lóbulo temporal en aproximadamente el 62% de los casos[16], y en menor medida al lóbulo frontal en un 31% de los casos[16], y raramente de localización parietooccipital y frontoparietal[1]. También se han descrito casos con lesiones multifocales[2], en el núcleo caudado, septum pellucidum, cerebelo y tallo cerebral[2]. La región intra- o periventricular parece ser la localización extracortical más común de los DNT[17], con un porcentaje de 100% de sobrevida libre de enfermedad luego de la resección completa y no se ha reportado en estas localizaciones ningún caso de transformación maligna. El diagnóstico radiológico diferencial más común en los casos de DNT intraventricular es el neurocitoma central[17].

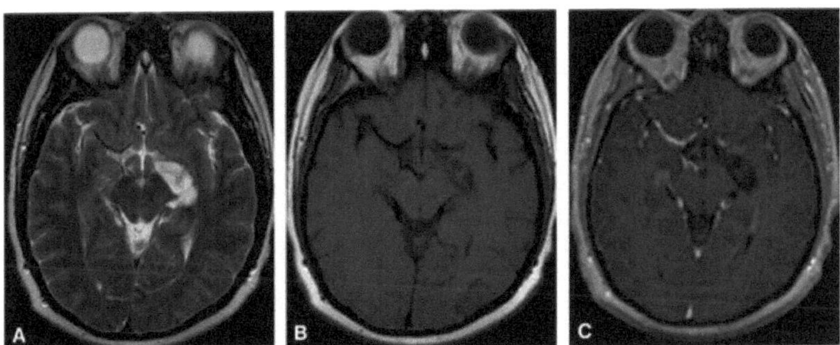

Figura 2. DNT en la región temporal mesial en un paciente adulto joven. a. Se observa un corte axial de RMN en T2 con una lesión hiperintensa en la cara mesial temporal izquierda. b. El mismo corte en T1 sin contraste. c. T1 axial con contraste evidenciando una lesión hipointensa que no refuerza con el gadolinio. Adaptado de "Dysembryoplastic Neuroepithelial Tumor: A Review" (p. 10), por Garret M, Barrow Quarterly, 2008; 24(1).

Presentan una morfología nodular, con un componente quístico o calcificado[15], estas calcificaciones son reportadas hasta en el 25% de los casos[16]. La ausencia de edema perilesional debe ser un hallazgo importante para considerar un DNT en la mayoría de casos[5], aunque muy raramente también se han descrito casos de transformación maligna. Tomográficamente la lesión son hipodensas que no captan contraste, pudiendo mostrar hiperdensidades correspondientes a calcificaciones[15], sin embargo, en contraste con los gangliogliomas, las calcificaciones se encuentran en menos del 20% de los casos[4].

Estas lesiones de apariencia quística pueden tener un patrón triangular de distribución y ocasionalmente asociarse con deformación de las estructuras óseas del cráneo[5]. En resonancia magnética, se muestran hipointensas en T1, hiperintensas en T2, pudiendo reforzar tras la administración de contraste hasta en un 50% de los casos[15]. Es importante mencionar que estos tumores pueden exhibir patrones de RMN cambiantes con el tiempo y tornarse hipercaptantes, esto no significa necesariamente que implique una progresión maligna[5], sin embargo, este hecho si podría relacionarse con un aumento de la actividad epileptógena, como se ha observado en algunos casos[5].

Estas lesiones tampoco presentan efecto de masa, pero son frecuentes los quistes intratumorales[1].Varias técnicas de imágenes han sido poco efectivos para distinguir los DNT de otras neoplasias comunes. Entre ellas la espectroscopia de RMN (MRS, magnetic resonance spectroscopy por sus siglas en inglés), con espectros muy cercanos a lo normal en las áreas de lesión.

Se han evidenciado altos coeficientes en técnicas de difusión por RMN, poco específicos[5]; tampoco los estudios de tomografía con emisión de positrones (PET, positrón emission tomography por sus siglas en inglés) ha resultados útiles. Las descripciones de Bulakbasi et al. han aportado datos relevantes en relación a estos estudios de imágenes y los DNT recientemente[2].

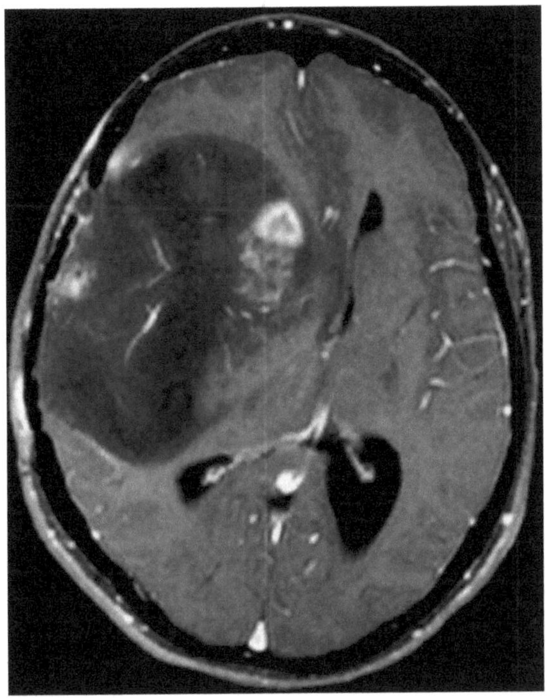

Figura 3. DNT con transformación maligna. Se observa un corte axial de RMN en T1 con medio de contraste y saturación grasa, mostrando una lesión infiltrativa involucrando en lóbulo frontal derecho, ganglios basales y lóbulo temporal derecho con leve reforzamiento de contraste en algunas áreas mediales, también se observa efecto de masa y desviación de la línea media. Adaptado de "Malignant transformation of DNETs: a case report and literature review" (p. 897), por Moazzam A, NeuroReport, 2014; 25(12).

TRATAMIENTO

El tratamiento es eminentemente quirúrgico, con bajas tasas de recidiva. Los abordajes quirúrgicos dependen de la localización de la lesión, sin embargo, debido a que la mayoría se encuentra en el lóbulo temporal, generalmente las opciones quirúrgicas más utilizadas son la lobectomía temporal y la lobectomía temporal anterior con amigdalohipocampectomía debido a la proximidad del tumor con las estructuras mesiales.

En algunos casos donde los tumores son pequeños y no invaden estructuras profundas se puede realizar una lesionectomia o lesionectomías extendidas con resección de la zona epileptógena en caso se demuestre adyacente a la lesión[1]. También se han descrito lesionectomías parciales[10].

La mayoría de estas lesiones se comportan biológicamente como hamartomas, no existiendo indicación para la administración de quimioterapia o radioterapia tras la cirugía, siempre que no se detecte un comportamiento atípico, por lo que es necesario un control evolutivo[15]. Sin embargo, si luego de la cirugía aún persisten las crisis convulsivas, debe evaluarse la posibilidad de una reintervención para resecar la lesión residual[1], esto dependerá del tipo y frecuencia de convulsiones, generalmente estadificadas en la clasificación de Engels, de la propuesta medicamentosa por parte de neurología, y de un consenso con el paciente.

En algunos centros, se ha utilizado la tomografía de emisión de positrones, magnetoencefalografía y electroencefalografía invasiva (con electrodos subdurales), para definir los límites de la zona epileptógena y su relación con el tumor, como estrategia de la resección quirúrgica[10, 2].

Las complicaciones reportadas en su mayoría son directamente relacionadas con el involucro de la lesión a estructuras neurovasculares centrales y profundas, y la estrategia quirúrgica utilizada para la resección de la misma.

PRONÓSTICO

Finalmente, la mayoría de estudios concluyen que los pacientes sin convulsiones generalizadas antes de la cirugía tienen un mejor control y mayor alivio de las crisis convulsivas después del tratamiento. También son importantes factores predictivos como una menor edad al momento de la cirugía, menor duración de los episodios convulsivos antes de la cirugía y una resección completa de la lesión[10].

En general, se reporta que el índice de pacientes libres de convulsión en las series de adultos o adultos y niños, con DNT, varía desde el 53% hasta el 100%[12], estos datos son directamente relacionados con el grado de resección, siendo las resecciones subtotales las que menor índice de alivio evidenciaron.

Estos últimos hechos convierten a la resección total en el mejor predictor para el control y la desaparición de las crisis convulsivas en la mayoría de pacientes reportados en la mayoría de series en relación a los DNT[12]. El comportamiento biológico de los DNT aún no ha sido completamente comprendido, por lo que es necesario mantener una vigilancia clínica y de neuroimagen a largo plazo en estas interesantes lesiones.

Referencias:

Aguilera, D., Janss, A., Mazewski, C., Castellino, R., Schniederjan, M., Haynes, L., . . . MacDonald, T. (2016). Successful Retreatment of a Child with a Refractory Brainstem Ganglioglioma with Vemurafenib. *Pediatr Blood Cancer, 63*, 541-543.

1. Baussard, B., Di Rocco, F., Garnett , M., Boddaert, N., Lellouch, A., Grill, J., . . . Sainte-Rose, C. (2007). Pediatric Infratentorial Gangliogliomas: A retrospective Series. *J Neurosurg, 107*(4 Suppl Pediatrics), 286-291.

2. Bilginer, B., Yalnızoglu, D., Soylemezoglu, F., Turanlı, G., Cila, A., Topçu, M., & Akalan, N. (2008). Surgery for epilepsy in children with dysembryoplastic neuroepithelial tumor: Clinical spectrum, seizure outcome, neuroradiology, and pathology. *Childs Nerv Syst, 25*(4), 485-491.

3. Bonfield, C., & Steinbok, P. (2015). Pediatric cerebellar astrocytoma: A review. *Childs Nerv Syst, 31*(10), 1677-1685.

4. Cavalcante, A., Fernandes, I., Ramina, R., & Borges, G. (2007). Vestibular Schwannoma: Surgical results on 240 patients operated on dorsal decubitus position. *Arq Neuropsiquiatr, 65*(3-A), 605-609.

5. Chadderton, R., West, C., Schulz, S., Quirke, C., Gattamaneni, R., & Taylor, R. (1995). Radiotherapy in the treatment of low-grade astrocytomas. *Child's Nerv Syst, 11*(8), 443-448.

6. Chamberlain, M. (2016). Recurrent Ganglioglioma in Adults Treated with BRAF Inhibitors. *CNS Oncology, 5*(1), 27-29.

7. Chand, M., Jain, D., Gupta, A., Sarkar, C., Suri, V., Garg, A., . . . Chandra , S. (2009). Dysembryoplastic neuroepithelial tumor: a clinicopathological study of 32 cases. *Neurosurg Rev, 32*(2), 161-170.

8. Charbel K. Moussalem, E. M. (2020). Spinal sarcomas and immunity: An undervalued relationship. *Seminars in Cancer Biology, 64*, 36-50.

9. Compton, J., Issa, N., Eckel, L., Schomas, D., Giannini, C., & Meyer, F. (2012). Long-Term Outcomes for Low-grade Intracranial Ganglioglioma: 30-year Experience from the Mayo Clinic. *J Neurosurg, 117*, 825-830.

10. Daumas-Duport, Catherine, Scheithauer, B., Chodkiewicz, J.-P., Laws, E., & Vedrenne, C. (1988). Dysembryoplastic Neuroepithelial Tumor: A Surgically Curable Tumor of Young Patients with Intractable Seizures. *Neurosurgery, 23*(5), 545-556.

11. Di Rocco, C., & Tamburrini, G. (2006). Ganglioglioma. In C. Tonn, S. Grossman, J. Rutka, & M. Westphal, *Neuro-Oncology of CNS Tumors* (S. 394-400). Germany: Springer.

12. Dirven, C., Mooij, A., & Molenaar, M. (1997). Cerebellar pilocytic astrocytoma: A treatment protocol based upon analysis of 73 cases and a review of the literature. *Child's Nerv Syst, 13*(1), 17-23.

13. Dorward, I., Luo, J., Perry, A., Gutmann, D., Mansur, D., Rubin, J., & Leonard, J. (2010). Postoperative imaging surveillance in pediatric pilocytic astrocytomas. *J Neurosurg Pediatrics, 6*(4), 346-352.

14. Dudley, R., Torok, M., Gallegos, D., Mulcahy, J., Hoffman, L., Liu, A., . . . Hankinson, T. (2015). Pediatric Low-Grade Ganglioglioma: Epidemiology, Treatments, and Outcome Analysis on 348 Children From the Sourveillance, Epidemiology, and End Resuts Database. *Neurosurgery, 76*(3), 313-320.

15. Due-Tonnessen, B., Lundar, T., Egge, A., & Scheie, D. (2013). Neurosurgical treatment of low-grade cerebellar astrocytoma in children and adolescents: a single consecutive institutional series of 100 patients. *J Neurosurg Pediatrics, 11*(3), 245-249.

16. Dulce D Uribe-Rosales, C. C.-A.-M. (Enero - Marzo 2014). Aspectos biológicos y clínicos para comprender mejor al osteosarcoma. *Investigacion en Discapacidad , 3*(1), 33-40.

17. Enneking WF, S. S. (1980). A system for the surgical staging of musculoskeletal sarcoma. *Clin Orthop Relat Res, 153*, 106-120.

18. Garrett, M., Eschbacher, J., & Nakaji, P. (2008). Dysembryoplastic Neuroepithelial Tumor: A Review. *Barrow Quarterly, 24*(1), 9-13.

19. Gerganov, V., & Samii, M. (2012). Giant Vestibular Schwannomas. *World Neurosurgery, 77*(5), 627-628.

20. Gerganov, V., Klinge, P., Nouri, M., Stieglitz, L., Samii, M., & Samii, A. (2009). Prognostic clinical and radiological parameters for immediate facial nerve function following vestibular schwannoma surgery. *Acta Neurochir, 151*(6), 581-587.

21. Geyer, R., Finlay, J., Boyett, J., Wisoff, J., Yates, A., Mao, L., & Packer, R. (1995). Survival of Infants with Malignant Astrocytomas. *CANCER, 75*(4), 1045-1050.

22. Harati, A., Scheufler, K., Schultheiss, R., Tonkal, A., Harati , K., Oni, P., & Dietmer, T. (2017). Clinical features, microsurgical treatment, and outcome of vestibular schwannoma with brainstem compression. *Surgical Neurology International, 8*(45).

23. Haydon, D., Dahiya, S., Smyth, M., Limbrick, D., & Leonard, J. (2014). Greater Extent of Resection Improves Ganglioglioma Recurrence-Free Survival in Children: A Volumetric Analysis. *Neurosurgery, 75*(1), 37-42.

24. Jensen, R., Caamano, E., Jensen, E., & Couldwell, W. (2006). Development of Contrast Enhancement After Long-term Observation of a Dysembryoplastic Neuroepithelial Tumor. *Journal of Neuro-Oncology, 78*(1), 59-62.

25. Jurkiewicz, E., Pakula-Kosciesza, I., Chelstowska, S., Nowak, K., Roszkowski, M., Grajkowska, W., & Szary, C. (2010). Infratentorial tumors in children -value of ADC in prediction of grade of neoplasms. *Pol J Radiol, 75*(4), 18-23.

26. Kawataki, T., Sato, E., Kato , T., Sato, T., Horikoshi, T., & Kinouchi, H. (2010). A cortical dysembryoplastic Neuroepithelial tumor initially occurring in the periventricular white matter. *J Neurosurg Pediatrics, 6*(6), 600-603.

27. Kehler, U., Arnold, H., & Müller, H. (1990). Long-term follow-up of infratentorial pilocytic astrocytomas. *Neurosurg. Rev., 13*, 315-320.

28. Khashab, M., Gargan , L., Margraf, L., Koral , K., Nejat, F., Swift, D., . . . Bowers, D. (2009). Predictors of Tumor Progression among Children with Ganglioglioma. *J Neurosurg Pediatrics*(3), 461-466.

29. Koerbel, A., Gharabaghi, A., Safavi, S., Tatagiba, M., & Samii, M. (2005). Evolution of vestibular schwannoma surgery: the long journey to current success. *Neurosurg Focus, 18*(4), E10:1-6.

30. Lapras, C., Patet, J., Lapras , C., & Mottolese, C. (1986). Cerebellar astrocytoma in chilhood. *Child Nerv Syst, 2*, 55-59.

31. Lee, M.-C., Kang, J.-Y., Seol, M.-B., Kim, H.-S., Woo, J.-Y., Lee, J.-S., . . . Kim, S.-U. (2006). Clinical features and epileptogenesis of dysembryoplastic neuroepithelial tumor. *Childs Nerv Syst, 22*(12), 1611-1618.

32. Lin, E., & Crane, B. (2017). The Management and Imaging of Vestibular Schwannomas. *Am J Neuroradiol, 38*(11), 2034-2043.

33. López-Aguilar, E., Sepúlveda, A., Rivera, H., Cerecedo, F., Valdés, M., Delgado, S., . . . Romo, H. (2003). Preirradiation ifosfamide, carboplatin and etoposide (ICE) for the treatment of high-grade astrocytomas in children. *Childs Nerv Syst, 19*(12), 818-823.

34. Louis, D., Perry , A., Reifenberger, G., von Deimling, A., Figarella-Branger, D., Cavenee, W., . . . Ellison, D. (2016). The 2016 World Heatlh Organization Classification of Tumors of the Central Nervous System: a summary. *Acta Neuropathol, 131*, 803-820.

35. Luzzi, S., Elia, A., Del Maestro, M., Elbabaa, S., Carnevale, S., Guerrini, F., . . . Galzio, R. (2019). Dysembryoplastic Neuroepithelial Tumors: What You Need to Know. *World Neurosurgery, 127*, 255-265.

36. M. Akhtar Anwara, C. E.-B. (2020). Novel therapeutic strategies for spinal osteosarcomas. *Seminars in Cancer Biology, 64*, 83-92.

37. M. Ciftdemir, M. K. (2016). Tumors of the spine. *World J. Orthop, 7*(2), 109-116.

38. Matthies, C., & Samii, M. (1997). Management of 1000 Vestibular Schwannomas (Acoustic Neuromas): Clinical Presentation. *Neurosurgery, 40*(1), 1-10.

39. Matthies, C., Samii, M., & Krebs, S. (1997). Management of Vestibular Schwannoma (Acoustic Neuromas): Radiological Features in 202 Cases-Their Value for Diagnosis and Their Predictive Importance. *Neurosurgery, 40*(3), 469-482.

40. Minkin, K., Klein, O., Mancini, J., & Lena, G. (2008). Surgical strategies and seizure control in pediatric patients with dysembryoplastic neuroepithelial tumors: A single-institution experience. *J Neurosurg Pediatrics, 1*(3), 206-210.

41. Moazzam, A., Wagle, N., & Shiroishi, M. (2014). Malignant Transssformation of DNETs: a case report and literature review. *NeuroReport, 25*(12), 894-899.

42. Odia, Y. (2016). Gangliocytomas and Gangliogliomas: Review of Clinical, Pathologic and Genetic Features. *Clinics in Oncology, 1*(1017), 1-6.

43. Ogiwara, H., Bowman, R., & Tomita, T. (2012). Long-term Follow-up of Pediatric Bening Cerebellar Astrocytomas. *Neurosurgery, 70*(1), 40-48.

44. P. López Roldána, S. Á. (211). Actualización del osteosarcoma para el médico de familia. *Semergen, 37*(1), 22-29.

45. Patibandla, M., Ridder, T., Dorris , K., Torok, M., Liu, A., Handler, M., . . . Hankinson, T. (2016). Atypical Pediatric Ganglioglioma is Common and Associated with a Less Favorable Clinical Course. *J Neurosurg Pediatr, 17*, 41-48.

46. Pencalet, P., Maixner, W., Sainte-Rose, C., Lellouch, A., Cinalli, G., Zerah, M., . . . Renier, D. (1999). Benign cerebellar astrocytomas in children. *J Neurosurg, 90*(2), 265-273.

47. Prasad, L., Kumar, R., Kurwale, N., & Suri, V. (2016). Intraventricular Gangliogliomas: A Review. *World Neurosurgery, 87*, 39-44.

48. Raimondi, A., & Tomita, T. (1981). Hydrocephalus and Infratentorial Tumors. *J Neurosurg, 55*(1), 174-182.

49. Ranger, A., & Diosy, D. (2015). Seizures in children with dysembryoplastic neuroepithelial tumors of the brain. A review of surgical outcomes across several studies. *Childs Nerv Syst, 31*(6), 847-855.

50. Rivera-Luna, R., Zapata-Tarrés, M., Medina-Sansón, A., López-Aguilar, E., Niembro-Zúñiga, A., Amador, J., . . . Bornstein-Quevedo, L. (2007). Long-term survival in children under 3 years of age with low-grade astrocytoma. *Childs Nerv Syst, 23*(5), 543-547.

51. Rogelio Cortés-Rodríguez, G. C.-P.-Q. (Mayo - Agosto 2010). Guía de diagnóstico y tratamiento para pacientes pediátricos con osteosarcoma. *Archivos de Investigación Materno Infantil, II*(2), 60-66.

52. Rosember, S., & Fujiwara, D. (2005). Epidemiology of Pediatric tumors of the Nervous System According to the WHO 2000 classification: A report of 1,195 cases from a single institution. *Childs Nerv Sys, 21*(11), 940-944.

53. Roser, F., & Tatagiba, M. (2010). The first 50s: Can we achieve acceptable results in vestibular schwannoma surgery from the beginning? *Acta Neurchir, 152*(8), 1359-1365.

54. S. Boriani, J. W. (1997). Primary bone tumors of the spine. Terminology and surgical staging. *Spine, 22*(9), 1036-1044.

55. Saad, M., Shata, H., Younis, M., & Taha, A. (2020). Microsurgical Management of Vestibular Schwannomas with Brainstem Compression: Surgical Challenges and Outcome. *Open Journal of Modern Neurosurgery, 10*(1), 122-134.

56. Salles, D., Laviola, G., de Moraes, A., & Stávale, J. (2020). Pilocytic Astrocytoma: A Review of General Clinical, and Molecular Characteristics. *Journal of Child Neurology, 35*(12), 852-858.

57. Samii, M., & Matthies, C. (1997). Management of 1000 Vestibular Schwannoma (Acoustic Neuromas): Surgical Management and Results with an Emphasis on Complications and How to Avoid Them. *Neurosurgery, 40*(1), 11-23.

58. Samii, M., & Matthies, C. (1997). Management of 1000 Vestibular Schwannomas (Acoustic Neuromas): The Facial Nerve Preservation and Restitution of Function. *Neurosurgery, 40*(4), 684-695.

59. Samii, M., Gerganov, V., & Samii, A. (2006). Improved preservation of hearing and facial nerve function in vestibular schwannoma surgery via the retrosigmoid approach in a series of 200 patients. *J Neurosurg, 105*(4), 527-535.

60. Sampetrean, O., Maehara, T., Arai, N., & Nemoto, T. (2006). Rapidly Growing Dysembryoplastic Neuroepithelial Tumor: Case Report. *Neurosurgery, 59*(6), E1337-E1338.

61. Sathyakumar, K., Mani, S., Harshe, G., Prabhu, K., Chacko, A., & Chacko, G. (2020). Neuroimaging of pediatric infratentorial tumors and the value of diffusion-weighted imaging (DWI) in determining tumor grade. *Acta Radiológica.* doi:https://doi.org/10.1177%2F0284185120933219

62. Schneider, J., Viola, A., Confort, S., Ayunts, K., Le Fur, Y., Viout, P., . . . Girard, N. (2007). Tumeurs de la fosse postérieure de l'enfant: apport des techniques d'imagerie avancées. *Journal of Neuroradiology, 34*(1), 49-58.

63. Simonova, G., Kozubikova, P., Liscak, R., & Novotny, J. (2016). Leksell Gamma Knife treatment for pilocytic astrocytomas: long-term results. *J Neurosurg Pediatr, 18*(1), 58-64.

64. Somaza, S., Kondziolka, D., Lunsford, D., Flickinger, J., Bissonette, D., & Albright, L. (1996). Early Outcomes after Stereotactic Radiosurgery for Growing Pilocytic Astrocytomas in Children. *Pediatr Neurosurg, 25*(3), 109-115.

65. Sommer, B., Wimmer, C., Coras, R., Blumcke, I., Lorber, B., Hamer, H., . . . Roessler, K. (2015). Resection of Cerebral Gangliogliomas Causing Drug-Resistant Epilepsy: Short- and Long-term Outcomes Using Intraoperative MRI and Neuronavigation. *Neurosurg Focus, 38*(1), 1-8.

66. Spoerri, O., Demierre, B., Stichnoth, F., & Hori, A. (1986). Intracerebral Ganglioglioma. *J Neurosurg, 65*, 177-182.

67. Sposto, R., Ertel, I., Jenkin, R., Boesel, C., Venes, J., Ortega, J., . . . Hammond, D. (1989). The effectiveness of chemotherapy for treatment of high grade astrocytoma in children: Results of a ramdomized trial. *Journal of Neuro-Oncology, 7*(2), 165-177.

68. Starnoni, D., Giammattei, L., Cossu, G., Link, M., Roche, P.-H., Chacko, A., . . . Daniel, R. (2020). Surgical management for large vestibular schwannomas:

a systematic review, meta-analysis, and consensus statement on behalf of the EANS skull base section. *Acta Neurochirurgica, 162*(11), 2595-2617.

69. Tatke, M., Sharma, A., & Malhotra, V. (1998). Dysembryoplastic Neuroepithelial Tumour. *Child's Nerv Syst, 14*, 293-296.

70. Vaquero , J., Zurita, M., Coca, S., Oya, S., & de Prado, F. (1996). Tumor Neuroepitelial Disembrioplásico: Una Causa de Epilepsia Curable Quirúrgicamente. *Neurocirugía, 7*(1), 19-26.

71. Varshneya, K., Sarmiento, M., Nuño, M., Lagman, C., Mukherjee, D., Nuño, K., . . . Patil, C. (2016). A National Perspective of Adult Gangliogliomas. *Journal of Clinical Neuroscience, 30*, 65-70.

72. Villarejo, F., Álvarez-Sastre, C., Martínez-Quiñones, J., Colomar, P., Pascual, A., & Pérez-Díaz, C. (1999). Tumores neuroepiteliales disembrioplásicos. *Rev Neurol, 29*(9), 810-814.

73. Yuan, J., Sharma, N., Choudhri, H., Figueroa , R., & Sharma, S. (2011). Intraventricular dysembryoplastic neuroepithelial tumor in a pediatric patient: is it the most common extracortical location for DNT? *Childs Nerv Syst, 27*(3), 485-490.

74. Zhang, S., Wang, X., Liu, X., Ju, Y., & Hui, X. (2013). Brainstem Gangliogliomas: A Retrospective Series. *J Neurosurg, 118*, 884-888.

GLIOBLASTOMA EN PACIENTES PEDIÁTRICOS

INTRODUCCIÓN

Iniciar enunciando que "el Glioblastoma es el tumor maligno primario más común en adultos con una mortalidad casi del 100% (sin hacer referencia a casos excepcionales), y que en ninyos es igual de agresivo, constituyendo aproximadamente el 6% de todas las neoplasias del sistema nervioso central en pacientes entre 0 y 21 anyos" resume la relevancia neuroquirúrgica y multidisciplinaria del capítulo siguiente.

Antanyo también llamado "multiforme", pués describe una heterogeneidad celular donde destacan células madre gliales (de las ingles "stem-like glioblastoma cells") con un entramado epigenético, metabólico y del transcriptoma, que hasta ahora aún nos es particularmente complejo. Las diferencias de la variante pediátrica con su homólogo adulto complican desde el principio la idea de un abordaje universal. Es decir, las características histológicas tanto del glioblastoma pediátrico (pGBM) como las del glioblastoma adulto (GBM), no reflejan la variabilidad molecular y la diversidad biológica intrínsica de ambos; con consecuencias a nivel molecular, aún por resolver, que son cruciales en su clasificación, tratamiento y pronóstico. (Aldape et al., 2015; Gimple et al., 2019)

Las terapias actuales son complejas y multimodales. Estas inician con una resección quirúrgica agresiva y a continuación una radio- y quimioterapia adyuvante. Ambas terapias han sido bien justificadas en el tratamiento de adultos, pero aún con muchos puntos por discutir en el caso del pGBM. Teniendo ambos casos -GBM y pGBM- un pronóstico sombrío con una mortalidad cerca del 100% y un avance científico lento: específicamente el esquema Stupp, un progreso definitivo en la terapia de GBM - pero no en pGBM- durante las últimas décadas. (Stupp et al., 2005)

EPIDEMIOLOGÍA

El GBM es el tumor propio del sistema nervioso central más frecuente en adultos, englobando el 50%. Tiene una mortalidad cercana al 100% y una esperanza de vida de aproximadamente 14 meses. En contraste, el pGBM constituye el 3 al 15% de tumores primarios del sistema nervioso central en ninyos, es decir un suceso raro y con escasa información. Se estima que la supervivencia media oscila entre los 13 a 73 meses, con una supervivencia a los 5 anyos menor del 20%.

El pGBM se presenta usualmente en la seguda década de vida (aúnque no exclusivamente, pués ha habido reporte de casos hasta in utero), teniendo un pico máximo entre los 15 y 19 anyos. Se acepta una predilección masculina (con un radio masculino/femenino de 3.3:1), cuyo origen e influencia en el pronóstico no son claros.

En contraste, la edad si podría jugar un rol más evidente, pués en pacientes menores de 5 anyos se tiende observar un mejor pronóstico. (Das & Kumar, 2017; Mahvash et al., 2011). En cuanto a su localización -excluyendo al mesencéfalo- tiene una predilección supratentorial y hemisferal en el 50% de los casos.

La tendencia hacia la línea media, cerebelo y espina dorsal es escasa (como por ejemplo en la variante epiteloide, a mencionar en los siguientes párrafos). Casos *in domo*, publicados por Mahvesh et al. 2011, describen una manifestación infratentorial exclusivamente en ninyos de 0 a 10 anyos (mesencéfalo y rombencéfalo) y supratentorial entre los 11 a 21 anyos (siendo en éste ultimo grupo el lóbulo frontal el predilecto).

La mayoría de pGBM aparecen de modo esporádico y sin predisposición. Sin embargo, se debe indagar en la historia clínica para excluir factores de riesgo como radiación ionizante, neurofibromatosis-1, síndromes de Li-Fraumeni y Turcot, entre otros.

En éstos casos, una anamnesis positiva se asocia directamente con la aparición de gliomas de alto grado. Factores genéticos específicos como mutaciones de p53, PDGF y H3K27M, entre otros, juegan un rol indiscutible. (Das & Kumar, 2017)

CLASIFICACIÓN

La organización mundial de la salud "OMS" (del inglés "World Health Organisation" o WHO) incluye al GBM/pGBM entre los tumores de grado IV (WHO IV), es decir con una mortalidad de casi 100% y una esperanza de vida de aproximadamente 2 anyos en adultos y hasta 74 meses en ninyos.

La OMS define al glioblastoma como un glioma de infiltración difusa y lo clasifica en (Louis et al., 2016):

Glioblastoma, IDH Wildtype:

- GBM de células gigantes

- Gliosarcoma

- Glioblastoma epiteloide

Glioblastoma, IDH Mutante

Glioblastoma no específico (del inglés "not otherwise specified" o NOS)

Es obvio que la clasificación del GBM/pGBM de la OMS es una continuación de los análisis histopatológicos y moleculares establecidos, permitiéndonos clasificarlo sobre todo en cuanto a su valor pronóstico y terapéutico - haciendo una reverberación de los análisis a mencionarse en los siguientes párrafos-. Por ejemplo, las mutaciones de las isoenzimas de IDH tienen un valor pronóstico y terapeútico: pacientes con mutaciones IDH1/2 han mostrado un aumento significativo en el tiempo de supervivencia comparado con los pacientes con el wild type IDH1 (presente en un 5% de GBM primarios). (Lee et al., 2018). Siempre se hace hincapié en que la metilación del promotor MGMT nos ayuda a clasificar al GBM de acuerdo a su resistencia terapéutica a agentes alquilantes (específicamente la temozolamida). La metilación de promotores MGMT es positiva en 45% de los GBM. Está metilación resulta en un silenciamiento de MGMT y se asocia con un aumento del tiempo sin progression, es decir predice un tiempo de supervivencia más largo tras la terapia adyuvante con el esquema Stupp. (Lee et al., 2018; Stupp et al., 2005)

Una subclasificación en cuanto a la amplificación de EGFR ha generado discusión en cuanto al desarrollo de posibles terapias (por ejemplo: inhibidores de la tirosin quinasa, anticuerpos monoclonales, vacunas, RNA, etc). Sin embargo, los resultados aún son objeto de estudio. (Lee et al., 2018)

Para una clasificación a nivel del transcriptoma nos referimos a los datos publicados por Lee et al., 2018 donde describe los avances en el estudio del material genético en el GBM, haciendo obvia la posibilidad del desarrollo de terapias personalizadas a futuro próximo. Ejemplo de ello, son los esfuerzos de nuestro departamento en el desarrollo de métodos diagnósticos intra-operativos que nos permitan tomar decisiones *in situ* e *in vivo*, basados en nuestra experiencia en el análisis de expression genética y otras tecnologías en boga (Müller et al., 2008).

Cómo es evidente, la clasificación y las características moleculares e histopatológicas del GBM/pGBM son áreas hermanas aún en desarrollo y es difícil separlas.

HALLAZGOS HISTOPATOLÓGICOS

El GBM y el pGBM comparten ciertas características histopatológicas, hipercelularidad, atipia nuclear, necrosis pseudofibrilar, y proliferación celular y endotelial/vascular. Distintas observaciones sugieren entidades diferentes con morfología diversa, por lo que se ha tratado de subcategorizar al GBM: por ejemplo los fenotipos raboide y epiteloide (eGBM) han sido descritos, y ambos presentan células ovales o redondas con una membrana celular y núcleos prominentes y lateralmente posicionados (similares al del melanoma), citoplasma eosinofílico y típicamente positivos para BRAF V600E (sugiriendo un precursor glial de bajo grado) (Das & Kumar, 2017; Korshunov et al., 2015).

Aparte del eGBM, la OMS reconoce dos tipos más: GBM de células gigantes y el gliosarcoma. De entre éstas tres variantes el eGBM es el más frecuente en niños. Aquí es interesante mencionar a Broniscer et al. 2014, quienes al estudiar esta variante epiteoloide reportaron progresiones fuera del sistema nervioso central, las cuales per sé, son muy raras.

Durante el diagnóstico microscópico se deben mencionar componentes primitivos neuro-ectodermales y diferenciar las variantes de células pequenyas de las de células granulares. Éstas características no definen una subclasificación, pero son patrones aceptados por WHO que confirmarían un pGBM.

Con el desarrollo tecnológico actual se ha tratado de establecer nuevas variantes basándose en comparaciones genómicas y epigenéticas.

Por ejemplo, mutaciones somáticas a nivel de H3F3A (que codifica la variante histónica H3.3) y de genes de H3.1 (HIST1H3B y HIST1H3C) son frecuentes en aproximadamente el 40% de los pGBM, pero muy raras en el GBM. La expresión de PDGFRα también se encuentra elevada en el pGBM (en contraste con su homólogo adulto).

Otras observaciones sugieren que las amplificaciones de EGFR son comunes en adultos e infrecuentes en pGBM, sin embargo, la expresión de EGFR en pGBM sigue siendo elevada si la comparamos con la expression de EGFR en gliomas de bajo grado pediátricos.

Por el contrario, alteraciones observadas en GBM primarios (como la amplificación de EGF, deleciones homocigotas en CDKN2A/B y mutaciones en PTEN entre otras) son raras en el pGBM. De modo similar, una activación de la cascada de Akt a través de mutaciones de PTEN son infrecuentes en el pGBM, mas sin embargo existe una tendencia en cuanto al pronóstico negativo y la activación de Akt (por la pérdida de expression de PTEN) en el pGBM. Así mismo, una sobre expresión de p53 se asocia con peor pronóstico y las mutaciones de TP53 se correlacionan con la agresividad del tumor (mientras que la sobre expresión de p53 no). (MacDonald et al., 2011) Muy importante es mencionar que las mutaciones en IDH1 y IDH2 en GBM secundarios son raras en el pGBM, pero forman parte del diagnostico en el 90% del GBM. (Korshunov et al., 2015)La metilación del promotor de MGMT es parte crucial del diagnóstico de GBM -y pGBM- pués es un predictor de gran sensitividad hacia terapias alquilantes en adultos, específicamente del estándar actual: temozolamida.

Lamentablemente la relevancia de temozolamida en el manejo del pGBM es menor - como se explica más adelante-; aún así el diagnóstico de la metilación del promotor de MGMT en el pGBM no deja de ser importante y obligatorio.

En un esfuerzo para entender a la enfermedad se ha ahondado en marcadores moleculares. Este tipo de investigación está en progreso y aún más escasos son los avances que se refieren al estudio de pGBM. (Lee et al., 2018)

Durante éste proceso diagnóstico se deben considerar al glioma de bajo grado y al astrocitoma pleomórfico como diagnósticos diferenciales. (Korshunov et al., 2015)

HALLAZGOS CLÍNICOS

La sintomatología es variable y depende de la arquitectura del insulto. Se puede presentar como consecuencia del incremento de presión intracraneana (por ejemplo: cefaleas, afección de los pares craneales, hyperemesis, etc.), tanto como causa directa del incremento de la masa misma o en caso de una hemorragia intra tumoral o edema.

Los síntomas pueden ser similares a un episodio convulsivo y esta situación se debe de tomar siempre en cuenta, con aproximadamente el 30% de los casos se manifiestan con convulsions, sobre todo si consideramos afecciones fronto-temporales y de pGBM secundarios (caso frecuente entre pacientes pediátricos, pues en adultos es usualmente primario). Es importante recordar que, en el grupo de pacientes pediátricos, los síntomas de alarma varían según la edad y que letargia, macrocefalia, etc. deben de investigarse siempre, sobre todo en el grupo de lactantes, infantes y niynos pequenyos. (Das et al., 2012)

DIAGNÓSTICO POR IMAGEN

En nuestro departamento, y en general, es la resonancia magnética el axis imagenológico. Otras clínicas, sin embargo, no descartan el uso de la tomografía axial computarizada.

En ambos casos se observa una masa intra-axial irregular, con adquisición e incremento de contraste y edema invasivo peri focal o alrededor de la lesión. Hemorragias, necrosis e incremento en los patrones de contraste de garland son característicos; y aunque la tomografía con medio de contraste es, en sí misma, usualmente también particular, la resonancia magnética libra de los excesos de radiación y describe detalles muy importantes para la discusión del abordaje quirúrgico y adyuvante. Por ejemplo, y entre otros detalles, la secuencia DWI es útil para diferenciar la restricción de difusión en áreas de celularidad y no en las de necrosis; la secuencia con medio de contraste demuestra la disrupción de la barrera hematoencefálica y ayuda a delimitar la lesión y su vascularidad; finalmente, la secuencia FLAIR delimita y diferencia las áreas con absorción de medio de contraste de las de edema. Un diagnóstico más específico se discute dependiendo del diagnóstico diferencial y la topografía de la lesión, e incluye una espectroscopía en donde un incremento de N-acetil-aspartato en las áreas de celularidad del tumor nos orienta hacia su malignidad o WHO IV. Dependiendo de la situación del tumor (por ejemplo, en áreas elocuentes) y el tratamiento a discutir (por ejemplo, resección), se debe considerer una explayación diagnóstica a través de una tractografía o una resonancia functional, entre otras.

El diagnóstico diferencial del pGBM incluye masas con aspecto cístico que se resumen en el mnemotécnico DR. MAGICAL (D: demielinizantes, enfermedades; R: radiación, lesiones post; M: metastasis; A: absceso; G: GBM; I: infarto cerebral, inflamación, infección (tuberculosis, neurocisticercosis); C: contusión, hematoma; A: HIV (del inglés AIDS), L: linfoma) y deben incluir al glioma de bajo grado como al astrocitoma pleomórfico, donde de nuevo la anamnesis juega un rol crucial. (Korshunov et al., 2015).

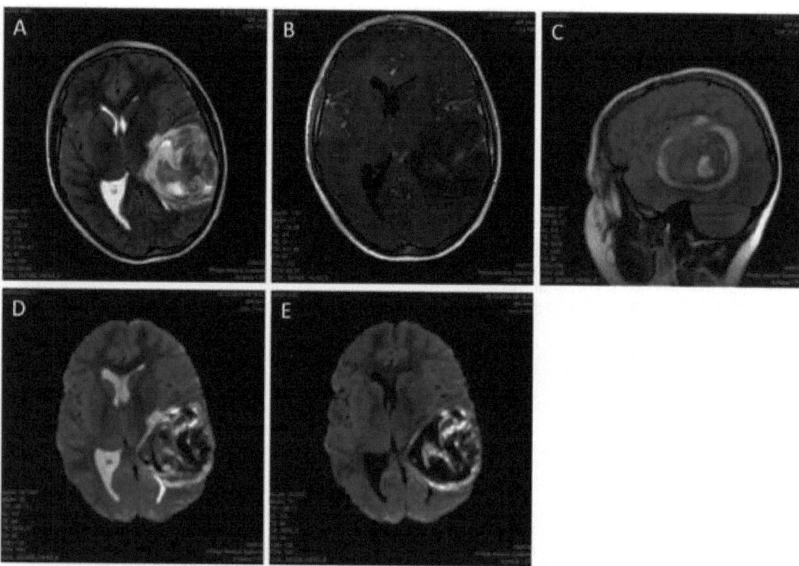

FIGURA 1. RESONANCIA MAGNÉTICA DE UN PGBM EN UN PACIENTE DE 10 ANYOS DE EDAD. A. SECUENCIA T2 QUE MUESTRA ÁREAS HIPERINTENSAS SUGERENTES DE EDEMA VASOGÉNICO. B. SECUENCIA T1 CON MEDIO DE CONTRASTE EVIDENCIANDO ÁREAS DE HIPERINTENSIDAD IRREGULAR Y SUGIERIENDO ÁREAS DE NECROSIS (EN COMPARACIÓN CON T2, DWI/ADC). C. SECUENCIA FLAIR QUE DIFERENCIA ÁREAS DE EDEMA DE ÁREAS DE NECROSIS CUANDO SE COMPARA CON T2 Y DWI/ADC. D, E. SECUENCIAS DWI/ADC EN DONDE SE PUEDEN DIFERENCIAR LAS ÁREAS DE NECROSIS DE LOS COMPONENTES CÍSTICOS.

CIRUGÍA

Tal y como en su homólogo adulto, la máxima resección microquirúrgica del pGBM es la primera línea terapéutica: una prima decisiva para el tiempo libre de progresión y una mayor esperanza de vida. (MacDonald et al., 2011; Yang et al., 2012).

Aunque no existe una definición estándar, la máxima resección se define a partir de las imágenes diagnósticas, es decir como un abordaje en el que se resecciona al tumor más allá de su área de toma de contraste al mismo tiempo que se protege al paciente de un déficit neurológico post operativo (Haj et al., 2017; Mahvash et al., 2011). Reportes de nuestro servicio publicados por Mahvash y colegas en 2011, reportan un promedio de esperanza de vida de hasta 202 semanas tras una pronta y agresiva cirugía del pGBM (obviamente con radio- y quimoterapia adyuvantes).

La extension de la resección, al igual que en adultos, se va a ver delimitada por la localización del tumor y su relación con áreas elocuentes.

En estos casos el éxito de la intervención quirúrgica debe ser evaluado – escala de Karnofsky, por ejemplo- y maximizado a través de neuronavegación. Otras ayudas in vivo incluyen al ultrasonido intra-operatorio, resonancia magnética intra-operatoria, tractografía, mapa cortical intra-operatorio, fluorescencia, etiquetado arterial y susceptibilidad dinámica de la perfusion.

Cabe mencionar que aún la propia decompresión a través de una resección parcial, propicia y potencia las terapias adyuvantes. (Lindner et al., 2018; Mahvash et al., 2011)

El desarrollo de métodos diagnósticos como los microfluidos (con identificacón de mutaciones de IDH) y otros análisis genéticos -como los esfuerzos actuales de nuestro servicio en la codificación de ADN intra operatorio- prometen influir aún más en la maximización de la resección quirúrgica, siendo simultáneos a su ejecución, y ayudando a tomar decisiones intraoperatorias inmediatas respecto a la explayación y agresividad del abodarje, influyendo así en la esperanza de vida de los pacientes. (Aibaidula et al., 2017).

Tras cada intervención quirúrgica se recomienda realizar un control imagenológico -idealmente una resonancia magnética- en el primer día post operatorio. Los controles trimestrales de por vida son obvios y detectan la inflanqueable recidiva lo antes posible.

En cuanto a las recidivas (y el manejo post-operatorio), cada caso clínico se debe de abordar de modo individual y ser discutido en una sesión multidisciplinaria. Aquí se deben discutir cada uno de los aspectos clínicos propios del paciente y su entorno (Karnofsky, por ejemplo), la localización del tumor y la recidiva y sus manifestaciones clínicas, así como la situación del paciente en la terapia actual y la de la herida operatoria (post radiación, Stupp esquema, etc.), entre otros.

El equipo de expertos que discuta los casos debe reaccionar pronto a las recidivas y excluir otros diagnósticos diferenciales como una pseudo progresión y pseudo respuesta. En casos de lesiones pequeñas y de dudosa malignidad, se puede repetir una resonancia magnética a las pocas semanas o evaluar la realización de una biopsia por estereotaxia.

Éstas circunstancias se repetirán durante todo el tratamiento y de nuevo, las decisiones a tomar deben ser individualizadas e inter-disciplinarias, hasta confrontar a un concepto paliativo.El equipo multidisciplinario debe ser capaz de discutir los hallazgos histopatológicos, neuro-radiológicos, neuro-quirúrgicos, hemato-oncológicos, radio-terapéuticos, psico-terapéuticos y paliativos de cada paciente.

RADIOTERAPIA

La radioterapia se considera casi exclusivamente en niños mayores de 3 años, de lo contrario se corre el riesgo de afectar el desarrollo cerebral y tener consecuencias cognitivas. Otro punto importante es la suposición que los tumores en los primeros años son indolentes y con menor respuesta a la radiación. Luego de la radiación se esperan secuelas endócrinas, neurocognitivas, psico-sociales y de personalidad, ototoxicidad, de crecimiento, e incremento en el riesgo de desarrollar alguna malignidad secundaria. (Das & Kumar, 2017)La radioterapia estándar es una radioterapia adyuvante de 50-60 Gy a 1.8-2 Gy/fracción diaria por 6 semanas al lado de la quimioterapia. Es importante mencionar que los intentos por intensificar las dosis de radiación, en conjunto con una hiperfracción, han fallado en mostrar un impacto positivo. (Braunstein et al., 2017)Como en su contraparte adulta, en el pGBM, la radioterapia hipofraccionada se reserva para pacientes con una peor respuesta y una esperanza de vida más reducida; llegando a considerar una dosis total de 39 Gy en 13 fracciones en estos casos. (Braunstein et al., 2017)

Actualmente la delimitación de los márgenes del área a irradiar no es un problema (en el pasado se daba una carga adicional 2cm más allá de los márgenes), se realiza basado en modelos 3D, radioterapia de intensidad modulada, estereotaxia y terapia de protones. (Das & Kumar, 2017)

QUIMOTERAPIA

La efectividad de la terapia citotóxica adyuvante -en conjunto con la radioterapia- en el tratamiento del pGBM es aún controvertida y contrastante con la bien aceptada terapia alquilante en adultos. En el tratamiento del pGBM la aplicación de temozolamida aún se discute, dada su contrastada baja eficacia en la población pediátrica, en parte debido a la baja frecuencia de hipermetilación del promotor de MGMT en el pGBM (haciendo hincapié de nuevo en la relevancia de un explayado diagnóstico molecular). Es decir, que se observa y prevé una mayor actividad de temozolamida en poblaciones de pacientes con tumores enriquecidos de estados metilados de MGMT (de nuevo, específicamente cuando hablamos de GBM, más no necesariamente en pGBM) (Braunstein et al., 2017; MacDonald et al., 2011). Aún así se sugiere, como mencionado anteriormente, una terapia MGMT dependiente con temozolamida. Esta consiste en una dosis de 75mg/m2 diaria durante la radioterapia, seguida de una pausa de 1 mes. El siguiente ciclo es de 150mg/m2 (durante el día 1-5) seguido de una pausa de 23 días. Dependiendo de la tolerancia se incrementará a 200mg/m2 en el siguiente ciclo por un mínimo de 6 ciclos cada 4 semanas (en general se acepta un máximo de 8 ciclos y dependiendo de los controlos radiológicos y la clínica, se podría discutir una terapia más prolongada).

Alternativamente, el uso concomitante de vincristina y ocho ciclos adyuvantes de procabazina, CCNU y vincristina, pueden prolongar la sobrevida de los pacientes pediátricos con al menos una resección parcial del pGBM. Sin embargo, así como en la terapia pediátrica con temozolamida, los resultados del esquema PVC también han sido inconstantes y discutidos.

A pesar de ello, este esquema alternativo aún es aceptado en varios centros y sobre todo utilizado como una terapia de rescate luego de una recurrencia. (Das & Kumar, 2017; R et al., 1989).

La dexametasona es un corticoesteroide sintético que sigue siendo un estándar en el manejo del edema cerebral. El mecanismo exacto es desconocido, sin embargo, se acepta que suprime la inflamación y reduce el edema vasogénico restaurando la barrero hemato-encefálica. Es también aceptado que su uso es efectivo y ayuda a controlar los efectos adversos de la radio- y quimioterapia. (Pitter et al., 2016). La dosis máxima es de 24mg/día, distribuídos en 3 dosis diarias. Debe ser reducida tan pronto posible o mantenerse en dosis paliativas según el plan terapéutico.

Terapias con bevacizumab (por ejemplo, 10mg/kg cada 2 semanas) se consideran en casos paliativos. Su aplicación es también controversial y su uso de primera línea se evaluó en el estudio Herby. (Grill et al., 2016)

Así mismo vale la pena mencionar el beneficio observado en nuestros pacientes a través de la terapia de campos tumorales (TTF Optune; Novocure ™), es decir la aplicación transcraneal continua de campos eléctricos a través de un dispositivo portátil.

Estos campos eléctricos interfieren en la división tumoral, prolongando la esperanza de vida del paciente. Los datos respecto a la prolongada supervivencia en pacientes entre 10 a 20 años aún son limitados (Al et al., 2017). La evidencia definitiva en pacientes adultos de nuestro servicio aún está siendo documentada.

"GBM State-Of-The-Art": los esfuerzos científicos actuales buscan respuestas en observaciones del comportamiento genético y molecular de la enfermedad.

Sin embargo, la heterogeneidad propia del pGBM/GBM sigue siendo uno de los mayores obstáculos: terapias anti-angiogénesis se consideran prometedoras pero aún no han mostrado su efectividad en niños (dígase bevacizumab solo o con irinotecan, por ejemplo). (Das & Kumar, 2017; Grill et al., 2016) Otro ejemplo, es nuestro equipo, que participa en el desarrollo de nuevas terapias disecando las diferentes cascadas de muerte celular del GBM a través del rol de las células neuronales precursoras y -entre otros- el receptor TRPV1, y la apoptosis tumoral consecuente, invitando a pensar en futuras terapias. (K et al., 2012).

Esta línea de investigación, basada en el trabajo de Azmitia & Capetian et al. 2016 sobre reprogramación celular, incita a pensar que, en un futuro próximo seremos capaces de desarrollar no solo un modelo de estudio, sino eventualmente la oferta de una terapia individual y personalizada (Azmitia & Capetian, 2018; Capetian & Azmitia et al., 2016)

DIAGNÓSTICO POR IMAGEN Y SEGUIMIENTO

Luego de haber llevado a cabo el abordaje terapéutico inicial (respectivamente quirúrgico y/o adyuvante), existen términos importantes que se deben de acuñar durante el seguimiento del paciente: seudo progresión y seudo regresión. Una seudo progresión se define como un incremento transitorio de la toma de contraste en el área del tumor. Dicho fenómeno se observa principalmente en el 20 al 30% de los casos tras la primera sesión de radioterapia y es más frecuente en pacientes con una elevada metilación del gen promotor MGMT.Cambios muy similares son evidentes tras la resección, específicamente entre las 48 a 72 horas post op, es decir, en el obligado control postoperatorio: imágenes que serán el nuevo pilar durante todo el seguimiento. La sospecha de una seudo progresión no debe ser subestimada y es siempre un diagnóstico diferencial de una progresión verdadera.   (Wangaryattawanich et al., 2015; Wen et al., 2010). Por consiguiente, se realizará un control en cuatro semanas y, si los hallazgos permanecen constantes, se confirmará la malignidad. De lo contrario, se deben realizar controles trimestrales de por vida. Específica – y técnicamente- se debe sospechar de una pseudo-progresión en las secuencias T2, FLAIR y DWI, que muestran un área hiperintensa y sin contraste, en comparación la restricción de difusión constante, característica de un tumor residual. En el caso de una verdadera progresión, es de mucha ayuda observar la elevación de colina (radio de colina: creatinina > 2) y una reducción de N-acetil aspartato en la espectroscopía.

Obviamente un hipermetabolismo y alto flujo sanguíneo confirmado a través de una PET y/o resonancia magnética con perfusión también confirmaría la persistencia del tumor. (Das & Kumar, 2017). En caso de sospecha se debe repetir el estudio radiológico 4 semanas después, y de ser constante se confirmaría la presencia de los fenómenos discutidos. De modo similar, tratamientos específicos como bevacizumab y cediranib, pueden inducir un decremento en la toma de contraste en el área del tumor, definiendo el término de seudo respuesta; y se le atribuye la influencia de una terapia anti-angiogénica, específicamente a un efecto en los vasos sanguíneos tumorales -que son anormalmente permeables. Esta situación puede ser confusa para el tratante y se debe tener claro que no necesariamente indica un efecto anti-pGBM/GBM (Wen et al., 2010). Tanto en la seudo progresión como en la seudo regresión, la espectroscopía, la resonancia magnética (en particular las secuencias con DWI y su homóloga con perfusión) y la PET pueden ser de gran utilidad y orientar al tratante a diferenciar entre una recidiva y los dos fenómenos previamente discutidos.

CUIDADOS PALIATIVOS

Los cuidados paliativos en pacientes pediátricos con padecimientos del sistema nervioso central conforman una especialidad médica por separado. Los pacientes y sus familias, son ambos, el núcleo a tratar, y se asisten estableciendo metas en el cuidado del paciente, la comprensión y tratamiento del dolor y el resto de complicaciones.

La academia americana de pediatría resume los siguientes principios básicos a tomarse siempre en cuenta: 1. Los beneficios de toda intervención deben sobrepasar los riesgos,

2. Se debe establecer un compromiso y la obligación de incrementar la calidad de vida a pesar de la inevitable trayectoria de la enfermedad, 3.

El cuidado paliativo se enfocará en los síntomas y la condición del paciente y 4. El equipo de cuidados paliativos debe trabajar en torno a un concepto de duelo familiar saludable.

El equipo ideal cuenta con médicos, enfermeros, trabajadores sociales, consejeros espirituales y terapistas de vida. Es claro que la buena comunicación disminuye la incertidumbre, aumenta la esperanza y reduce la sensación de arrepentimiento en la toma de decisiones, como la consideración de un hospicio y el establecimiento de fronteras terapéuticas (DNR, etc.), entro otros. (Baenziger & Moody, 2018)

Los síntomas se preverán dependiendo de la localización de la enfermedad - en este caso el pGBM- y abarcan convulsiones, alteraciones del estado mental, alteraciones de la vigilancia hasta coma, nausea y vómito, ataxias y diferentes problemas motores y sensitivos, nutricionales y de hidratación, comunicación, conflictos familiares, etc.

De nuevo, hay que enfatizar, que cada terapia debe ser enfocada a mejorar la calidad de vida del paciente sin sobrepasar los riesgos. Es obvio que las decisiones deben ser empáticas, honestas y con atención y respeto a los valores y emociones familiares. (Baenziger & Moody, 2018)

Las decisiones paliativas se establecerán a través de la discusión del caso en la junta multidisciplinaria previamente descrita.

Referencias:

1.Aibaidula, A., Chan, A. K.-Y., Shi, Z., Li, Y., Zhang, R., Yang, R., Li, K. K.-W., Chung, N. Y.-F., Yao, Y., Zhou, L., Wu, J., Chen, H., & Ng, H.-K. (2017). Adult IDH wild-type lower-grade gliomas should be further stratified. *Neuro-Oncology*, *19*(10), 1327–1337. https://doi.org/10.1093/neuonc/nox078

2.Al, G., Jm, M. L., R, V., M, H., J, M., N, F., & K, D. (2017, Juli). *Tumor treating fields in pediatric high-grade glioma*. Child's Nervous System : ChNS : Official Journal of the International Society for Pediatric Neurosurgery; Childs Nerv Syst. https://doi.org/10.1007/s00381-017-3431-0

3.Aldape, K., Zadeh, G., Mansouri, S., Reifenberger, G., & von Deimling, A. (2015). Glioblastoma: Pathology, molecular mechanisms and markers. *Acta Neuropathologica*, *129*(6), 829–848. https://doi.org/10.1007/s00401-015-1432-1

4.Azmitia, L., & Capetian, P. (2018). Single-Step Plasmid Based Reprogramming of Human Dermal Fibroblasts to Induced Neural Stem Cells. *Methods in Molecular Biology (Clifton, N.J.)*, *1842*, 31–41. https://doi.org/10.1007/978-1-4939-8697-2_2

5.Baenziger, P. H., & Moody, K. (2018). Palliative Care for Children with Central Nervous System Malignancies. *Bioengineering*, *5*(4). https://doi.org/10.3390/bioengineering5040085

6.Braunstein, S., Raleigh, D., Bindra, R., Mueller, S., & Haas-Kogan, D. (2017). Pediatric high-grade glioma: Current molecular landscape and therapeutic approaches. *Journal of Neuro-Oncology*, *134*(3), 541–549. https://doi.org/10.1007/s11060-017-2393-0

7.Capetian, P., Azmitia, L., Pauly, M. G., Krajka, V., Stengel, F., Bernhardi, E.-M., Klett, M., Meier, B., Seibler, P., Stanslowsky, N., Moser, A., Knopp, A., Gillessen-Kaesbach, G., Nikkhah, G., Wegner, F., Döbrössy, M., & Klein, C. (2016). Plasmid-Based Generation of Induced Neural Stem Cells from Adult Human Fibroblasts. *Frontiers in Cellular Neuroscience, 10*. https://doi.org/10.3389/fncel.2016.00245

8.Das, K. K., & Kumar, R. (2017). Pediatric Glioblastoma. In S. De Vleeschouwer (Hrsg.), *Glioblastoma*. Codon Publications. http://www.ncbi.nlm.nih.gov/books/NBK469983/

9.Das, K. K., Mehrotra, A., Nair, A. P., Kumar, S., Srivastava, A. K., Sahu, R. N., & Kumar, R. (2012). Pediatric glioblastoma: Clinico-radiological profile and factors affecting the outcome. *Child's Nervous System: ChNS: Official Journal of the International Society for Pediatric Neurosurgery, 28*(12), 2055–2062. https://doi.org/10.1007/s00381-012-1890-x

10.Gimple, R. C., Kidwell, R. L., Kim, L. J. Y., Sun, T., Gromovsky, A. D., Wu, Q., Wolf, M., Lv, D., Bhargava, S., Jiang, L., Prager, B. C., Wang, X., Ye, Q., Zhu, Z., Zhang, G., Dong, Z., Zhao, L., Lee, D., Bi, J., … Rich, J. N. (2019). Glioma Stem 11.Cell-Specific Superenhancer Promotes Polyunsaturated Fatty-Acid Synthesis to Support EGFR Signaling. *Cancer Discovery, 9*(9), 1248–1267. https://doi.org/10.1158/2159-8290.CD-19-0061

12.Grill, J., Hargrave, D., Massimino, M., Bouffet, E., Azizi, A., McCowage, G., Cañete, A., Saran, F., Deley, M.-C. L., Varlet, P., Morgan, P., Jaspan, T., Jones, C., Smith, H., Garcia, J., Hilton, M., Abrey, L., Rousseau, R., & Vassal, G. (2016). HG-128BO25041—A PHASE II OPEN-LABEL, RANDOMIZED, MULTI CENTRE COMPARATIVE STUDY OF BEVACIZUMAB BASED THERAPY IN PAEDIATRIC PATIENTS WITH NEWLY

DIAGNOSED SUPRATENTORIAL, INFRATENTORIAL CEREBELLAR, OR PEDUNCULAR HIGH GRADE GLIOMA. *Neuro-Oncology*, *18*(Suppl 3), iii77. https://doi.org/10.1093/neuonc/now073.124

13.Haj, A., Doenitz, C., Schebesch, K.-M., Ehrensberger, D., Hau, P., Putnik, K., Riemenschneider, M. J., Wendl, C., Gerken, M., Pukrop, T., Brawanski, A., & Proescholdt, M. A. (2017). Extent of Resection in Newly Diagnosed Glioblastoma: Impact of a Specialized Neuro-Oncology Care Center. *Brain Sciences*, *8*(1). https://doi.org/10.3390/brainsci8010005

14.K, S., J, K., M, S., S, P., R, I., Es, S., P, W., B, P., Ua, N., U, G., V, M., Jh, W., Sr, C., G, D., Bf, C., S, M., Gr, L., A, L., L, D. P., … R, G. (2012, August). *Neural precursor cells induce cell death of high-grade astrocytomas through stimulation of TRPV1*. Nature Medicine; Nat Med. https://doi.org/10.1038/nm.2827

15.Korshunov, A., Ryzhova, M., Hovestadt, V., Bender, S., Sturm, D., Capper, D., Meyer, J., Schrimpf, D., Kool, M., Northcott, P. A., Zheludkova, O., Milde, T., Witt, O., Kulozik, A. E., Reifenberger, G., Jabado, N., Perry, A., Lichter, P., von Deimling, A., … Jones, D. T. W. (2015). Integrated analysis of pediatric glioblastoma reveals a subset of biologically favorable tumors with associated molecular prognostic markers. *Acta Neuropathologica*, *129*(5), 669–678. https://doi.org/10.1007/s00401-015-1405-4

16.Lee, E., Yong, R. L., Paddison, P., & Zhu, J. (2018). Comparison of glioblastoma (GBM) molecular classification methods. *Seminars in Cancer Biology*, *53*, 201–211. https://doi.org/10.1016/j.semcancer.2018.07.006

17.Lindner, T., Ahmeti, H., Juhasz, J., Helle, M., Jansen, O., Synowitz, M., & Ulmer, S. (2018). A comparison of arterial spin labeling and dynamic susceptibility perfusion imaging for resection control in glioblastoma surgery. *Oncotarget*, *9*(26), 18570–18577. https://doi.org/10.18632/oncotarget.24970

18.Louis, D. N., Perry, A., Reifenberger, G., von Deimling, A., Figarella-Branger, D., Cavenee, W. K., Ohgaki, H., Wiestler, O. D., Kleihues, P., & Ellison, D. W. (2016). The 2016 World Health Organization Classification of Tumors of the Central Nervous System: A summary. *Acta Neuropathologica*, *131*(6), 803–820. https://doi.org/10.1007/s00401-016-1545-1

19.MacDonald, T. J., Aguilera, D., & Kramm, C. M. (2011). Treatment of high-grade glioma in children and adolescents. *Neuro-Oncology*, *13*(10), 1049–1058. https://doi.org/10.1093/neuonc/nor092

20.Mahvash, M., Hugo, H.-H., Maslehaty, H., Mehdorn, H. M., & Stark, A. M. (2011). Glioblastoma multiforme in children: Report of 13 cases and review of the literature. *Pediatric Neurology*, *45*(3), 178–180. https://doi.org/10.1016/j.pediatrneurol.2011.05.004

21.Müller, F.-J., Brändl, B., & Loring, J. F. (2008). Assessment of human pluripotent stem cells with PluriTest. In *StemBook*. Harvard Stem Cell Institute. http://www.ncbi.nlm.nih.gov/books/NBK133282/

22.Pitter, K. L., Tamagno, I., Alikhanyan, K., Hosni-Ahmed, A., Pattwell, S. S., Donnola, S., Dai, C., Ozawa, T., Chang, M., Chan, T. A., Beal, K., Bishop, A. J., Barker, C. A., Jones, T. S., Hentschel, B., Gorlia, T., Schlegel, U., Stupp, R., Weller, M., … Hambardzumyan, D.

(2016). Corticosteroids compromise survival in glioblastoma. *Brain*, *139*(5), 1458. https://doi.org/10.1093/brain/aww046

23.R, S., Ij, E., Rd, J., Cp, B., Jl, V., Ja, O., Ae, E., W, W., & D, H. (1989, Juli). *The effectiveness of chemotherapy for treatment of high grade astrocytoma in children: Results of a randomized trial. A report from the Childrens Cancer Study Group.* Journal of Neuro-Oncology; J Neurooncol. https://doi.org/10.1007/BF00165101

24.Stupp, R., Mason, W. P., van den Bent, M. J., Weller, M., Fisher, B., Taphoorn, M. J. B., Belanger, K., Brandes, A. A., Marosi, C., Bogdahn, U., Curschmann, J., Janzer, R. C., Ludwin, S. K., Gorlia, T., Allgeier, A., Lacombe, D., Cairncross, J. G., Eisenhauer, E., Mirimanoff, R. O., … National Cancer Institute of Canada Clinical Trials Group. (2005). Radiotherapy plus concomitant and adjuvant temozolomide for glioblastoma. *The New England Journal of Medicine*, *352*(10), 987–996. https://doi.org/10.1056/NEJMoa043330

25.Wangaryattawanich, P., Hatami, M., Wang, J., Thomas, G., Flanders, A., Kirby, J., Wintermark, M., Huang, E. S., Bakhtiari, A. S., Luedi, M. M., Hashmi, S. S., Rubin, D. L., Chen, J. Y., Hwang, S. N., Freymann, J., Holder, C. A., Zinn, P. O., & Colen, R. R. (2015). Multicenter imaging outcomes study of The Cancer Genome Atlas glioblastoma patient cohort: Imaging predictors of overall and progression-free survival. *Neuro-Oncology*, *17*(11), 1525–1537. https://doi.org/10.1093/neuonc/nov117

26.Wen, P. Y., Macdonald, D. R., Reardon, D. A., Cloughesy, T. F., Sorensen, A. G., Galanis, E., Degroot, J., Wick, W., Gilbert, M. R., Lassman, A. B., Tsien, C., Mikkelsen, T., Wong, E. T., Chamberlain, M. C., Stupp, R., Lamborn, K. R., Vogelbaum, M. A., van den Bent, M. J., & Chang, S. M. (2010). Updated response assessment criteria for high-grade gliomas: Response assessment in neuro-oncology working group. *Journal of Clinical Oncology: Official Journal of the American Society of Clinical Oncology*, 28(11), 1963–1972. https://doi.org/10.1200/JCO.2009.26.3541

27.Yang, J., Liu, Y.-H., Ma, S.-C., Wei, L., Lin, R.-S., Qi, J.-F., Hu, Y.-S., & Yu, C.-J. (2012). Subtemporal transtentorial petrosalapex approach for giant petroclival meningiomas: Analyzation and evaluation of the clinical application. *Journal of Neurological Surgery. Part B, Skull Base*, 73(1), 54–63. https://doi.org/10.1055/s-0032-1304557

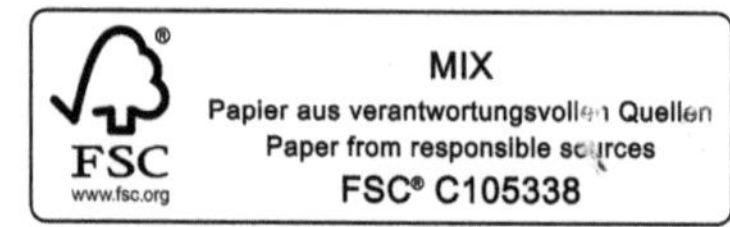

MIX
Papier aus verantwortungsvollen Quellen
Paper from responsible sources
FSC® C105338
FSC
www.fsc.org